HOSPITAL MARKETING

제2판 병원마케팅

유형식 · 권기홍 · 김귀현 · 오지영 · 우영국
윤현경 · 이수재 · 정희라 · 황성완 편저

계축문화사

제2판 머리말

먼저 『병원마케팅』 제2판을 발간하게 되어 매우 기쁩니다.

초판에 대한 많은 성원을 베풀어 주신 독자님들의 관심과 사랑에 깊이 감사드립니다.

이번 제2판을 준비하면서 맨 먼저 고려한 점은 초판에서 다소 부족했던 부분을 보완하는 것이었습니다. 그리고 두 번째는 초판에서 빠졌던 「관계 마케팅」 부분을 새롭게 추가하는 것이었습니다.

제2판에서는 책의 전체 구성을 새롭게 변화를 주었습니다. 즉, 상호 연관성이 있는 장들로 재분류하여 6편으로 구성하였습니다.

제1편에서는 마케팅의 개념과 필요성 그리고 특성을 통해 독자들이 마케팅의 기본적 이해를 쉽게 할 수 있도록 기술하였습니다.

제2편에서는 마케팅의 「STP 전략」만으로 구성하여 시장세분화와 표적시장 선정 그리고 포지셔닝에 대한 이론과 실무사례를 통해 독자들이 스스로 STP 전략을 수립하고 실행할 수 있는 역량을 습득할 수 있도록 구성하였습니다.

제3편에서는 「전통적인 마케팅 믹스 전략」인 4P(제품, 가격, 유통, 촉진)에 대한 개념과 믹스 전략에 대한 이론과 실무 내용을 기술하여 독자들이 이론뿐만 아니라 실제 응용력을 갖출 수 있도록 구성하였습니다.

제4편에서는 오늘날 모든 산업에서 서비스의 중요성이 강조되면서 추가로 등장하게 된 「확장된 마케팅 믹스 전략」인 3P(사람, 물리적 증거, 프로세스)에 대한 개념과 믹스 전략에 대해 이론과 실무 내용을 기술하였습니다.

제5편에서는 특수 마케팅 분야인 「내부 마케팅」, 「관계 마케팅」, 「온라인 마케팅」 그리고 「데이터베이스 마케팅」에 대한 개념과 전략을 기술하였습니다.

마지막으로 제6편에서는 「고객만족도 조사」의 개념과 평가요소 그리고 평가방법 등을 기술하여 병원이 고객만족을 충족하기 위한 방안을 계획하고 실행하는데 필요한 내용들로 구성하였습니다.

제2판이 나올 수 있게 도와주신 독자님의 성원에 다시 한번 깊이 감사드립니다.

그리고 제2판의 발간을 위해 물심양면으로 큰 도움을 주신 계축문화사 주영일 대표님과 최승규 영업부장님 및 이종언 편집부장님의 노고에 깊이 감사드립니다.

2025년 1월

편저자 일동

차례

제1편 병원마케팅의 이해

제2편 병원 STP 전략

제3편 전통적 병원마케팅 믹스 전략

제4편 확장된 병원마케팅 믹스 전략

제5편 병원 특수 마케팅

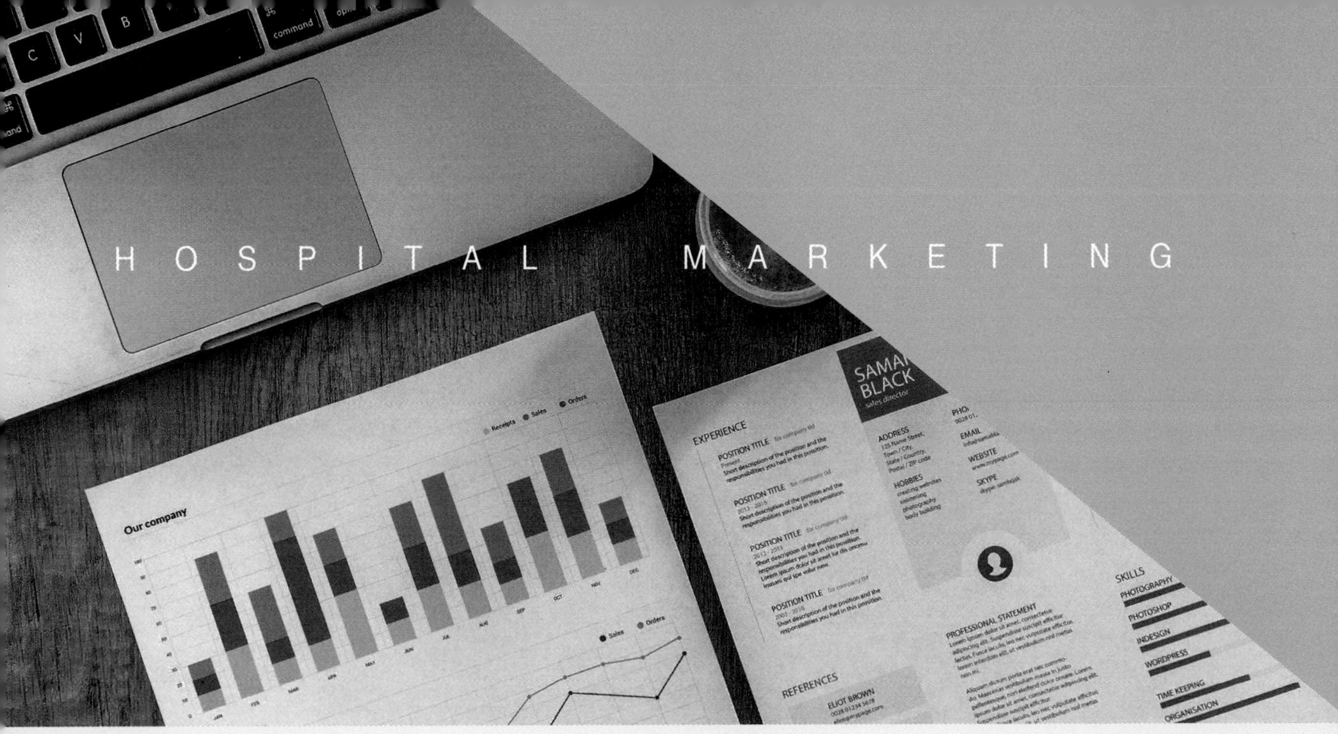

제 1 편

병원마케팅의 이해

제1장 병원마케팅의 개념

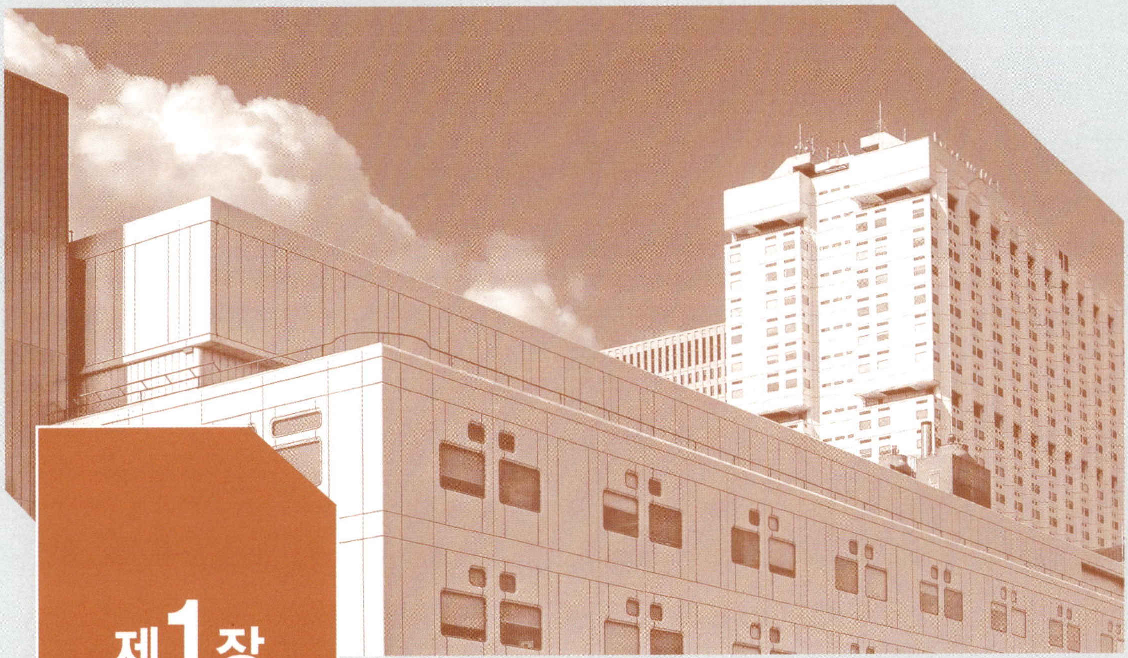

제 1 장

병원마케팅의 개념

제1절

병원마케팅의 개념[1]

학습목표

1. 마케팅의 개념과 핵심 요소를 알 수 있다.
2. 마케팅 개념의 변천 과정을 설명할 수 있다.

키워드

마케팅, 병원마케팅, 마케팅 개념의 변천

1 문상식 외 4인, 「의료서비스마케팅」, 서울:보문각, 2014

1. 마케팅의 개념

1) 마케팅의 개념

마케팅(marketing)이라는 용어는 시장(market)이라는 말에서 왔다. 필립 코틀러(P. Kotler)는 시장(market)은 다양한 고객들의 집단(various groups of customers)이라고 말하였다. 즉, 마케팅에서 시장은 예전의 소비자와 판매자가 서로 만나서 제품을 사고파는 장소 개념이 아니라 고객 즉, 소비자를 의미한다. 고객은 수많은 기업에서 생산하는 제품들을 모두 구매하여 사용한다는 것은 불가능할 뿐만 아니라 비효율적이기 때문에 그들은 그들의 요구에 가장 적합한 제품을 선택하고 이를 구매하여 사용하게 된다. 따라서 기업은 먼저 고객의 요구가 무엇인지를 잘 파악하여 고객의 욕구를 충족시킬 제품을 개발하여 생산해야 고객의 선택을 받을 수 있다.

이처럼 마케팅에서 성공하기 위해 가장 중요한 것은 고객이 원하는 바를 정확히 파악해서 이를 제품개발에 반영하는 것이다. 이때 고객이 원하는 것은 니즈(needs)라고 한다. 이러한 관점에서 마케팅은 고객의 니즈를 파악하여 그들을 만족시켜 주는 일인 것이다. 니즈는 구체적으로 3개의 개념으로 세분화할 수 있는데, 이는 니즈(needs)와 원츠(wants) 그리고 디멘드(demands)로 구분할 수 있다.

미국마케팅협회(American Marketing Association, 2013)에서는 '마케팅(marketing)이란 개인의 목적과 조직의 목적을 충족시키는 교환을 조장하기 위하여 아이디어, 재화 및 서비스들의 개발, 가격 결정, 촉진 및 유통 결정을 계획하고 실행하는 과정'이라 하였다. 그리고 한국 마케팅학회에서는 '마케팅이란 조직이나 개인이 자신의 목적을 달성시키는 교환을 창출하고 유지할 수 있도록 시장을 정의하고 관리하는 과정이다'라고 하였다. 결국 마케팅이란 대상 고객이나 조직의 욕구를 충족시켜 만족을 제공하는 동시에 기업의 목표를 달성하기 위한 경영활동이라 할 수 있다. 그러므로 마케팅은 기업이 표적시장의 고객들이 가진 요구와 욕구를 파악하여 제품이나 서비스를 제공하면서 고객의 욕구와 기업의 목적을 만족시킬 수 있는 가격 결정, 유통, 촉진 등을 계획하고 실행하는 일련의 과정을 행하는 것이라고 할 수 있다.

이상의 마케팅 개념들을 활용해서 병원마케팅의 개념을 정의하면, 병원마케팅(hospital marketing)이란 병원의 고객과 사회 등에 유용한 가치가 있는 의료상품 및 서비스 등을 개발하여 이를 알리고 전달하며 교환하는 활동을 계획하고 실행하는 일련의 과정이라고 할 수 있다(미국마케팅협회 2013, 유형식 외, 2019, p. 571).

오늘날 기업은 자신들이 생산한 제품을 타 기업의 제품보다 더 좋은 이미지로 부각하고, 경쟁력을 부여하여 더 많은 제품을 판매하려고 노력하는 일련의 마케팅에 많은 힘을 기울인다. 과거에 마케팅은 기업이 생산한 제품을 최대한 많이 판매하기 위한 소극적인 개념으로 이해되었지만, 최근의 마케팅 활동은 고객의 요구나 욕구를 충족시키면서 때로는 고객의 요구나 욕구를 자극하여 불러일으키는 적극적인 개념을 포함하여 발전해 왔다. 오늘날 마케팅 개념은 기업뿐만 아니라 의료기관과 학교 심지어는 정부나 지방자치단체 등의 여러 기관이나 분야에서 응용되면서 마케팅의 중요성이 더욱 강조되고 있다.

2) 마케팅의 핵심 요소

마케팅의 이해를 위해 고객의 요구(needs)와 욕구(wants) 및 수요(demands), 고객 만족(satisfaction), 교환(exchange), 그리고 시장(market) 등의 마케팅 핵심 요소를 알아본다.

(1) 요구(needs)와 욕구(wants)

요구(needs)는 만족감에 결핍을 느끼고 있는 상태를 말한다. 인간의 생존에 필수적인 의, 식, 주 등에 대한 결핍은 요구(needs)에 대한 요소를 가지게 한다. 예를 들어 배가 고프면 무엇인가 먹고 싶어지고, 추워지면 따뜻한 옷이나 따뜻한 곳을 찾게 된다. 이와 같은 것이 요구(needs)에 해당한다.

욕구(wants)는 요구(needs)가 구체적인 상태로 표현되는 것을 말한다. 즉 고객의 요구(needs)를 만족시킬 수 있는 구체적인 제품이나 서비스를 의미한다. 예를 들면 척추 디스크가 발생해서 CC척추전문병원에 가고 싶어 하는 마음, 몸살감기가 있어 AI내과의원에 가고 싶어 하는 것 등이 요구(needs)가 특정한 브랜드로 표출된 욕구(wants)이다.

수요(demands)는 어떤 제품이나 서비스를 일정한 가격으로 구매하려고 하는 욕구

(wants)를 말한다. 무더위로 갈증이 심하여 생수를 마시고 싶어 한다는 생각 자체는 단순히 욕구에 지나지 않고 아직은 수요가 아니다. 그 욕구를 충족시키기 위해 일정한 가격을 지급할 때 비로소 수요가 된다. 그러므로 수요(demands)는 욕구(wants)를 가진 자의 구매능력이 뒷받침될 때 발생하게 된다. 예를 들어 백내장 수술을 하고 싶어도 수술비 문제로 안과에 갈 수 없는 상태라면 수요로 이어질 수가 없다. 따라서 마케팅 담당자는 욕구(wants)보다 수요(demands)에 더 많은 관심을 가져야 한다.

(2) 고객 만족(satisfaction)

만족(satisfaction)이란 결핍이 해소되어 충분하고 넉넉하여 모자람이 없는 상태를 말한다. 고객은 제품이나 서비스를 통해 요구와 욕구를 충족시킴으로써 결핍을 해소한다. 예를 들어 갈증을 느낄 때 생수나 주스 등의 음료로 갈증을 해소할 수 있다. 고객은 여러 음료 중 본인의 요구를 가장 잘 만족시켜 줄 수 있는 한 가지 음료를 선택하게 되는데 이때 한편으로는 지급해야 하는 가격도 동시에 생각하게 된다.

이렇듯 고객이 제품을 선택할 때 기준으로 삼는 것은 각각의 제품이나 서비스가 고객에게 제공할 수 있는 가치(value)이다. 구매하려는 어떤 제품이나 서비스에 대한 여러 대안의 가치는 가격(price)을 고려한 각 대안의 고객만족 수준이다. 어떤 고객은 평소 생수보다는 과일주스를 더 선호하지만, 과일주스는 생수보다 비싸서 생수를 선택하는 때도 있기 때문이다.

(3) 교환(exchange)

고객이 어떤 제품이나 서비스를 통해 자신의 요구나 욕구를 충족시키고 만족과 가치를 받을 수 있다 하더라도 그 제품이나 서비스를 제공하는 기업으로서는 어떠한 이득이 발생하지 않는다면 교환(exchange)은 일어나지 않는다. 교환(exchange)은 가치 있는 제품이나 서비스를 그에 대응하는 대가를 내고 획득하는 행위를 말한다. 교환이 실제로 일어나는지 아닌지는 교환(exchange)과 관련된 당사자들이 교환(exchange)의 조건에 동의하느냐 않느냐에 달려있다. 교환(exchange)이 일어나기 위해서는 교환(exchange)의 조건이 각자에게 교환 이전보다 이후에 더 나은 결과를 가져올 수 있어야 한다.

(4) 시장(market)

시장(market)이란 재화와 서비스의 거래가 이루어지는 영역을 의미한다. 과거에는 거래가 이루어지는 특정 장소를 '시장'이라고 불렀던 것에 반해 오늘날 시장의 개념은 동일한 욕구를 가진 고객의 집합을 말한다. 즉, 어떤 제품이나 서비스의 실제 또는 잠재적 구매자들의 집합을 의미한다. 최근 교통과 통신기술의 발달로 기업들은 인터넷이나 TV를 비롯한 다양한 매체를 통해 고객에게 자신들이 판매하고자 하는 제품이나 서비스의 정보를 전달할 수 있게 되었다. 또한, 인터넷이나 전화 등을 활용하여 고객들로부터 주문을 받을 수도 있으며, 판매자와 구매자 간에 물리적인 만남이 발생하지 않아도 제품을 택배나 우편을 통해 고객에게 신속히 전달하여 충분히 교환이 이루어질 수 있다.

2. 마케팅 개념의 변천

오늘날 빠른 속도로 변화하는 세계화 속에서 기업에서 생산하는 제품이나 서비스는 국경 없는 치열한 경쟁을 벌이고 있다. 더구나 정보통신 기술의 눈부신 발전으로 고객들은 일상 생활에서 필요한 모든 제품과 서비스를 온라인을 통하여 실시간으로 손쉽게 구매하여 이용하고 있다. 인간의 편의를 향한 욕구는 앞으로도 계속 증가할 것이며 이에 따라 경제시장의 변화는 계속해서 일어날 것이다.

산업화 초기에는 수요가 공급을 초과하는 생산이 부족한 시기여서 제품생산이 곧바로 소비였다. 따라서 이 시기에는 제품 판매의 관심은 매우 적었다. 그러나 산업화가 가속화되면서 대량생산이 가능해졌고 공급이 수요를 초과하는 시대가 도래하면서 제품 판매의 한계에 이르게 되면서 드디어 고객이 요구하는 제품을 생산하도록 하였다. 따라서 고객이 필요로 하는 제품을 만들기 위해서는 고객들의 요구를 제품생산에 반영하는 고객중심의 마케팅이 출현하게 되었다. 오늘날 기업경영 활동에서 고객만족을 위한 마케팅 활동은 매우 중요한 분야로 인식되고 있다.

이러한 시대적 산업 · 경제적 상황 및 고객의 요구 등에 따라 마케팅의 개념 및 철학은 변화해 왔다. 마케팅의 개념 및 철학은 대체로 생산 개념, 제품 개념, 판매 개념, 마케팅 개념, 사회적 마케팅 개념의 5단계로 변천해 왔다.

1) 생산 개념

생산 개념(production concept)은 제품의 수요가 공급을 초과하는 산업혁명 초기에 제품을 생산하면 그것이 바로 판매로 연결되는 상태를 말한다. 이런 경우 생산은 곧 판매이자 마케팅이 되었다. 생산개념은 산업혁명이 발생하면서 시작되어 19세기 말까지 거의 모든 제품이 수공업을 통해 생산되는 시기에 지배적인 기업경영의 이념이었다. 이 시기의 제품 대다수가 수공업으로 생산되다 보니 제품의 수요가 공급을 초과하였기 때문에 소비자로서는 제품의 정확한 용도나 장점보다는 제품 획득이 우선이므로 기업은 생산량 증대에 최대한으로 노력해야 했다. 따라서 기업이 성공하기 위한 주요 요인은 대량생산 능력을 갖추고 생산성을 향상하는 것이었다.

의료서비스의 경우 수요가 공급보다 월등히 많아 환자가 진료를 한 번 보기 위해서 몇 시간을 기다려야 하는 경우 굳이 마케팅이 필요 없이 생산만 하면 곧 판매되는 경우라고 볼 수 있다.

2) 제품 개념

제품 개념(product concept)은 무조건 좋은 품질의 제품을 만들면 고객은 그것을 필요로 하고 살 것이라는 가정을 토대로 시작하였다. 즉 최고의 품질을 가진 제품을 만들어 판매하면 잘 팔릴 것이라는 마케팅 개념이다.

제품 개념이 기업경영에 주요 경영 개념이던 시기에는 경쟁업체 수가 늘어남에 따라 시장에는 유사제품들이 많이 쏟아져 나왔기 때문에, 고객들은 특정 제품이나 상표가 경쟁업체의 제품과 비교해서 어떤 특성이 있는지를 알게 되었다. 그래서 고객들은 제품지식을 갖고 여러 경쟁업체 제품 중에서 비교 · 평가해서 품질이 가장 높은 제품을 선택하였다. 따라서 제품 개념에 충실한 기업의 핵심 성공 요인은 제품의 품질을 향상하도록 하는 것이 마케팅의 핵심이었다.

3) 판매 개념

판매 개념(sales concept)은 시장의 경쟁이 치열해지면서 시장의 인식이 판매자 시장

(seller's market)에서 구매자 시장(buyer's market)으로 바뀌면서 생겨난 개념이다. 판매자 시장이란 수요가 공급보다 많은 시장을 말하며, 구매자 시장은 공급이 수요를 초과하는 시장을 말한다. 구매자 시장에서 기업은 자사 제품의 판매 증대를 위해 광고와 판매촉진을 강화하고 영업력 확대를 도모한다. 이런 경향은 경영사고의 주요 초점이 제품에서 판매로 이동되었다는 것을 의미한다. 생산 개념이나 제품 개념 시기와 달리 제조업체들은 고객들이 자사의 제품들을 찾게끔 노력하였다. 판매 개념은 기업이 중심되는 판매자 위주의 개념이므로 생산해 놓은 제품을 어떻게 하면 많이 판매해서 이익을 많이 얻을 수 있을까 하는 데 목적을 두고 있을 뿐, 고객의 욕구를 충족시키고 구매 후 만족을 주는 데는 관심이 적었다.

판매 개념은 고객들이 필요하지 않은 제품이나 서비스는 구매를 억제할 것이고, 인적판매나 광고는 고객들에게 구매를 설득할 수 있을 것을 가정하고 있다. 이 시기에는 많은 마케팅 관리자가 판매관리자라는 직함을 가지고 있었다. 따라서 판매 개념에 충실한 기업의 핵심 성공 요인은 강력한 판매 지향적인 사고를 갖고 적극적인 판매원 교육과 판매기법을 도입해서 판매활동을 위해 노력을 집중하는 것이었다.

4) 마케팅 개념

마케팅 개념(marketing concept)은 고객 중심적인 마케팅관리 이념으로, 판매 개념이 판매자의 욕구에 초점을 맞추는 판매자 중심의 시장(seller's market)과 달리 구매자의 욕구에 초점을 둔 구매자 중심의 시장(buyer's market)을 전제로 하였다. 이는 기업들이 단지 제품이나 서비스를 생산하고 판매하는 것만을 의미하는 것이 아니라, 고객의 욕구를 파악하고 이를 충족시켜주어야 한다는 것이다. 판매 개념은 생산한 제품을 판매와 촉진수단을 통해 기업의 이익을 추구하는 데 초점을 두고 있는 반면에, 마케팅 개념은 제품을 생산하기 전에 먼저 고객의 욕구를 파악하고 이에 부합되는 제품을 생산하여 고객의 욕구를 충족시키는 데 초점을 두고 있다.

따라서 마케팅 개념에 충실한 기업의 핵심 성공 요인은 기업이 장기적으로 성장하기 위해서는 기업 전반에 걸쳐서 고객 중심적이어야 한다는 것이다. 이러한 관점에서 볼 때 마케팅 개념에는 고객 중심(customer orientation), 통합적 마케팅(integrated marketing), 고객 만족을 통한 수익창출(profit through customer satisfaction)이라는 의미가 함축되어 있다.

그러나 고객 중심적 마케팅 사고는 고객에게만 집중한 나머지 기업과 고객 간 교환관계에 직·간접적인 영향을 미치는 마케팅 이해관계자(예 : 도매상, 소매상, 대리점 등 유통 관련 집단이나 종사자)를 소홀히 한다는 비판을 받는다.

5) 사회적 마케팅 개념

사회적 마케팅 개념(social marketing concept)은 기업이 이윤을 창출하는 데 사회 전체의 이익을 동시에 고려해야 한다는 개념으로 사회복지와 고객만족 및 기업 목적 실현을 모두 고려하는 것이다. 1980년대 이후 기업의 급격한 대내외적인 환경변화로 새로운 차원에서 출현한 마케팅 개념이다. 최근 들어 친환경 마케팅(green marketing)이라는 용어가 많이 사용되고 있다. 기업의 사회·문화적 환경, 정치·경제적 환경변화뿐만 아니라 지구의 이상기후 변화, 환경오염, 인구증가, 자원 부족, 오존층 파괴, 해양오염 등의 환경문제가 주요 관심사로 부각되었다. 앞으로 이러한 복지 분야를 고려하지 않은 경영활동은 존립하기가 어렵다. 예를 들어 햄버거와 같이 영양가보다 맛에 치중된 즉석 음식은 너무 많은 광고는 자제해야 한다는 주장도 있다.

또한, 의료산업도 이윤만을 추구하는 의료행위가 아닌 의료 소외계층을 돌보는 다양한 의료봉사 활동을 지향하고 있다. 특히 소득 수준의 향상에 따라 환경에 대한 소비자들의 관심은 점차로 높아지고 있다. 따라서 앞으로의 병원은 사회 전체의 장기적인 복지를 생각하는 친환경 마케팅을 염두에 두고 모든 마케팅 활동을 계획하고 추진해야 한다.

마케팅 개념은 기업의 이윤추구뿐만 아니라, 소비자의 욕구를 파악하고 이를 충족시켜 소비자의 만족을 통한 이윤추구가 궁극적인 목적이었지만, 사회적 마케팅 개념은 기업의 이윤과 소비자의 만족뿐만 아니라 기업과 소비자가 속한 사회 전체의 복지를 함께 고려한다는 점이 중요하다.

최근 필립 코틀러 등은 '마켓 3.0' 시대가 왔음을 제시했다. 오래전 산업화 시대를 제품 중심의 시대로 '1.0 시장'으로, 오늘날의 정보화시대를 소비자 지향적인 '2.0 시장'으로, 그리고 단순히 고객만족과 이익 실현을 넘어 사회적 문제들을 해결하는 가치 주도적인 '3.0 시장'이 부상했음을 설명한다. 이제 '사회적 마케팅 컨셉'의 시대가 열리고 있다. 이는 목표시장의 필요와 욕구를 다른 기업이나 제품보다 더 효율적으로 충족시켜줌으로써 장기적으로 개인 소비자와 사회 전체의 복지를 함께 증진시키는 마케팅 철학이라고 할 수 있다.

학습정리

1. 마케팅은 고객들이 가진 요구와 욕구를 파악하여 제품이나 서비스를 제공하면서 고객의 욕구와 기업의 목적을 만족시킬 수 있는 가격 결정, 유통, 촉진 등을 계획하고 실행하는 일련의 과정을 행하는 것이다.
2. 마케팅의 핵심 요소는 소비자의 요구, 소비자의 만족, 교환, 시장이 있다.
3. 일반적으로 마케팅은 기업의 이윤추구뿐만 아니라, 소비자의 욕구를 파악하고 이를 충족시켜 소비자의 만족을 통한 이윤추구가 궁극적인 목적이나 최근에는 사회적 마케팅 개념은 기업의 이윤과 소비자의 만족뿐만 아니라 기업과 소비자가 속한 사회 전체의 복지를 함께 고려해야 한다.

참고문헌

김수배(2012), 실무중심의 병원마케팅 관리, 현문사
문상식 등(2012), 병원경영학, 보문각
문상식 등(2014), 의료서비스마케팅, 보문각
이유재(2008), 서비스마케팅, 학현사
Philip Kotler, Kevin Lane Keller(2012), Marketing Management, Pearson.

제2절

병원마케팅의 필요성[2]

학습목표

1. 병원마케팅의 필요성을 설명할 수 있다.
2. 병원마케팅의 중요성을 설명할 수 있다.

키워드

마케팅의 필요성, 마케팅의 중요성

2 김수배, 「실무중심의 병원마케팅관리」, 서울:에듀펙토리, 2015

1. 병원마케팅의 필요성

요즘 들어 병원마케팅이 미국 내 대부분 의료기관에서 당연한 것으로 여기지만 의료서비스 분야에서의 마케팅은 의료서비스의 공익적, 윤리적 특성상 마케팅 선진국인 미국에서조차 그 필요성에 대해 많은 논란이 있었다. 의료서비스 분야에서 최초로 마케팅의 도입은 1975년 미국 일리노이주 에반스톤(Evanston) 시 에반스톤 병원(Evanston Hospital)에서 마케팅 담당 임원을 공식적으로 임용한 것이 시초이다. 그 후 1994년 JCAHO(미국 의료기관 인증기관)에서 인증기준서에 9가지의 업무수행개선 측정지침을 내놓았는데 그중 하나가 고객만족이었다. 이러한 고객만족을 위한 업무개선은 결국 의료기관의 마케팅 지향적, 소비자 대응적 자세를 유지토록 인식시키는 계기를 마련하게 되었다. 이러한 요인들이 의료서비스 분야에서의 본격적인 마케팅 도입의 배경이 되었다.

우리나라에 병원마케팅의 도입은 1980년대 초라고 할 수 있지만, 실제로는 1990년대 들어서면서 건강에 대한 국민의 관심 증가에 따른 양질의 진료와 쾌적한 병원환경에 대한 욕구가 증대되고 이에 따른 대기업의 의료계 진출로 대형병원이 건립되면서부터 병원마케팅이 시작되었다고 볼 수 있다. 이러한 대형병원의 건립으로 의료기관 간 경쟁이 심화되고 대기업의 경영철학이 병원경영에 영향을 미치게 되면서 전반적인 의료서비스의 향상이 이루어지게 되었다. 다른 한편으로는 의료기관 간의 경쟁 심화로 병원들의 경영수지 악화가 발생하여 결국 병원 스스로 다양한 생존전략을 위한 진료서비스 향상 등을 통한 고객만족 운영이 이루어짐으로써 마케팅의 도입이 시작된 것으로도 볼 수 있다.

이윤창출을 목표로 하는 영리 기업에서 주로 활용하는 마케팅 기법은 비영리기관인 의료기관에서는 사용할 수 없고 서로 양립할 수 없는 것처럼 보이지만 오늘날 의료기관의 경영환경의 변화는 의료기관에서도 기업에서 사용하고 있는 마케팅 활동을 도입하여야 할 필요성이 강하게 제기되고 있으며 다음과 같은 점을 그 이유로 들 수 있다.

1) 의료이용자의 수준 향상

의료이용자들의 의료에 대한 높은 기대와 고급화 경향, 그리고 의학지식의 대중화와 권리

의식의 향상에 따른 의료이용자들의 능동적인 역할 변화는 의료기관에서도 의료서비스에 대한 고객의 욕구를 파악하여 고객이 원하는 의료서비스를 제공하여야만 고객만족을 이룰 수 있게 되었다. 이처럼 고객의 욕구를 파악하고 이를 충족시킬 수 있는 서비스를 개발하여 제공하는 것은 마케팅의 가장 기본적인 활동으로 이제는 의료기관에서도 이러한 활동의 필요성이 강하게 대두되고 있다.

2) 의료기관의 공급 확대

의료기관 수의 양적 증가와 대형 종합병원의 계속적인 설립 등으로 인한 의료공급의 과잉현상은 환자들이 더욱 양질의 의료서비스를 제공하는 의료기관을 찾아다니게 하고 있다. 의료기관의 경쟁력은 고객만족을 통하여 형성되므로 고객의 눈높이에 맞고 고객이 원하는 의료서비스를 제공해야만 고객만족과 경쟁적 우위를 점할 수 있게 된다. 따라서 의료기관이 고객만족과 경쟁력 확보를 위해서는 고객 중심의 사고인 마케팅 개념의 도입이 필연적으로 요구되고 있다.

3) 의료기관의 경영수지 악화

의료기관 간의 치열한 경쟁 심화는 경영수지 악화의 한 요인으로 작용하고 있다. 예전에 의료기관 경영자들은 질보다는 양을 중시하는 관리시스템에 의존하여 수익성 위주의 경영을 크게 신경쓰지 않았다. 그러나 오늘날 의료기관은 고객의 욕구를 충족시킬 수 있는 가치위주의 질적인 관리시스템이 요구되는 시대이며, 이를 위해서는 고객에 대한 철저한 분석을 바탕으로 그들이 원하는 의료서비스를 효율적으로 제공하여야 한다.

4) 의료시장의 세계화

의료시장이 점점 더 세계화되어가는 추세에서 의료기관은 수익성과 생존을 생각하지 않을 수 없다. 의료기관은 외국인 환자의 유치와 외국시장의 진출 등의 글로벌 의료기관으로의 도약을 위해 고객만족 활동 등과 같은 기본적 마케팅 수준을 한 단계 높이는 본격적인 글로벌마케팅 활동이 필요하다.

2. 병원마케팅의 중요성

기업 경영에서 뿐만 아니라 사회 전반에서 마케팅의 중요성은 점차 더 커지고 있다.

1) 마케팅 관련 산업인구의 증가

마케팅과 관련한 직 · 간접적인 산업인구가 점차 증가하고 있다. 매년 수많은 기업에서는 자신의 제품과 서비스의 생산과 관련된 상품개발, 포장, 유통, 광고, 인적판매 등으로 엄청난 금액의 마케팅 비용이 사용되고 있다. 따라서 기업들은 이 같은 마케팅 관련 활동들이 얼마나 효과적이고 효율적으로 수행되었느냐가 기업의 성패를 결정짓는다는 것을 잘 알고 있다. 그만큼 마케팅 관련 직종에 종사하는 사람들의 양적인 측면의 증가와 더불어 그들의 역량과 전문성이 기업에 있어서 매우 중요한 현실로 부각이 되고 있다.

2) 마케팅은 사람들의 생활방식과 사고방식에 큰 영향을 미침

오늘날 마케팅은 사람들의 생활방식이나 사고방식에 크게 영향을 미치고 있다. 마케팅을 통해 고객의 욕구를 반영한 제품이나 서비스가 만들어지고, 고객들이 지급할 수 있는 적정한 가격에 상품들을 제공하려는 노력 등이 계속되고 있다. 고객들의 다양한 욕구를 충족시키기 위해 끊임없이 기능과 성능이 향상되어 생산되는 다양한 제품과 서비스는 일반 고객의 일상생활과 사고방식의 변화를 유도하게 한다.

3) 마케팅은 고객의 생활 질 향상 역할

마케팅은 고객의 생활 질을 높여주는 역할을 한다. 고객들의 다양한 욕구에 따른 다양한 제품과 서비스의 개발은 결국 고객의 생활 질을 향상한다. 이동전화, 인터넷 뱅킹 서비스, 홈 쇼핑, 인터넷 쇼핑 서비스 등으로 고객들은 일상생활이 매우 편리해졌다.

이러한 마케팅은 과거 이윤추구가 목적인 기업에서의 관심 대상이었으나, 최근에는 점차로 그 활용범위가 확대되어 비영리기관을 포함한 많은 조직과 단체에서도 큰 관심의 대상이 되고 있다.

우리나라의 경우 기업에서 광고나 인적판매 등의 활동은 비교적 오래전부터 있었으나 마케팅 활동을 통합적이고 체계적으로 추진하려는 노력은 1980년대에 들어 나타나기 시작했다. 초창기에는 식음료 산업, 제약 산업 등 포장된 비내구재를 생산하는 회사에서 비교적 빠른 속도로 마케팅 개념이 받아들여지기 시작하였고, 최근에는 내구재 및 산업재 생산업체, 서비스업체, 정보기업체들도 마케팅 개념을 적극적으로 도입하고 있다.

최근 대학이나 병원 등과 같은 비영리기관들도 점차 마케팅에 많은 관심을 보인다. 우리나라 병원의 경우는 경제 위기였던 IMF 이후 진료비의 상승으로 인한 경영난 해소를 위한 방안으로 많은 병원이 원가절감과 함께 고객 만족 측면에서 적극적으로 추진하고 있다. 또한, 정부기관과 교회 그리고 노동조합 등의 비영리조직들도 고객에 대한 인식 변화 및 서비스 마인드 정책 차원에서 마케팅 개념을 적극적으로 도입하여 운영하고 있다.

보건의료서비스 분야에서 마케팅은 의료서비스의 특성으로 인해 마케팅에 상당한 제약이 불가피하다. 보건의료서비스 분야는 의료법 등의 관련 규정이나 사회적 및 윤리적 기대 또는 요청에 따라 마케팅 활동을 하는데 많은 제약을 받게 되어 있기 때문이다. 따라서 보건의료서비스 분야는 기업에서 사용하는 마케팅과는 다른 비영리조직이 가지고 있는 특성을 활용하여 고객의 욕구를 충족하면서 의료인의 윤리관이나 법령에 어긋나지 않는 마케팅 기법과 과정을 사용해야 한다.

학습정리

1. 의료기관을 둘러싼 경영환경의 변화는 의료기관에서도 기업에서 사용하고 있는 마케팅 활동을 도입하여야 할 필요성이 강하게 제기되고 있다. 구체적인 필요성으로는 의료이용자의 수준 향상, 의료기관의 공급 확대, 의료기관의 경영수지 악화, 의료시장의 세계화 등을 그 이유로 들 수 있다.
2. 기업에서 마케팅이 중요한 이유는 직·간접적으로 마케팅과 관련한 산업인구가 점차 증가하고 있으며, 오늘날 사람의 생활방식이나 사고방식에 크게 영향을 미치고 있고, 고객들의 생활 질을 높여주는 역할을 하고 있다.

참고문헌

김수배(2012), 실무중심의 병원마케팅 관리, 현문사
문상식 등(2012), 병원경영학, 보문각
문상식 등(2014), 의료서비스마케팅, 보문각
유형식 외 9인(2019), NCS 병원안내 기반 병원코디네이터(제4판), 계축문화사
이유재(2008), 서비스마케팅, 학현사
Philip Kotler, Kevin Lane Keller(2012), Marketing Management, Pearson.

제3절

병원마케팅의 특성

학습목표

1. 병원마케팅의 특성을 설명할 수 있다.
2. 병원마케팅의 접근(대상)을 설명할 수 있다.

키워드

병원마케팅의 특성, 내부마케팅, 외부마케팅, 관계마케팅

1. 병원마케팅의 특성

의료서비스는 인간의 질병, 사고, 분만, 사망 등에 대한 진료와 예방 및 재활 등을 제공하는 서비스이다. 그러므로 의료서비스가 제공되는 의료시설은 국민건강복지 차원에서 의료법령과 의료보장체계 그리고 정부의 각종 규제와 제약을 받고 있다.

또한 의료서비스는 고객에게 단순한 진단이나 진료뿐만 아니라 의료행위로 인해 부가적으로 발생하는 의료 외적인 행위들을 모두 포함하여 제공하는 것이다. 진료행위란 질병이나 부상 및 예방활동을 포함하는 모든 행위를 통칭하므로 병원이용 고객이 병원에 도착하는 시점에서부터 진료신청, 진료, 검사 및 진단, 치료, 진료비 납부, 투약이나 원외처방전 발급, 다음 진료예약까지의 모든 과정을 말한다.

의료서비스에서 진료행위는 서비스제공자인 의료인과 의료시설이나 설비 등의 물리적 환경으로 분류할 수 있다. 의료서비스는 이들 간의 상호작용을 통하여 고객에게 전달되는 서비스시스템이다. 따라서 의료서비스는 의료인과 의료시설 그리고 고객과의 상호작용을 통해서 생산되고 전달되는 복합적인 행위에 해당된다. 이처럼 의료서비스는 전문서비스로써 일반서비스에 비해 몇 가지 특성을 갖는다.

1) 무형성(Intangibility)

의료서비스의 가장 큰 특징 중 하나는 눈으로 보거나 만질 수 없다는 것이다. 일반 제품과는 달리 사용 전에 보거나 만져서 실체를 확인할 수 없다는 것이다. 따라서 가격을 결정하는 기준도 모호하며, 저장이 불가능하여 표본을 추출할 수도 없다. 의료서비스 이용자들은 경험자들의 체험 등의 제한적인 정보를 가질 수밖에 없으며, 국민건강보험공단이나 언론 등에서 제공하는 통계나 발표자료, 의료기관에서 제공하는 홍보물 등으로 제한적이다.

이에 따른 마케팅 전략은 서비스의 가시성을 증대시킬 수 있는 유형적 단서의 제공, 의료기관의 브랜드 인지도 향상 모색, 의료전문 인력에 대한 입소문 확대 등이다.

2) 가변성(Variability)

의료서비스는 그 서비스의 수준이나 질이 항상 동일하지 않다는 특성을 가진다. 의료기관의 수준, 의료장비, 시술방법, 검사의 종류, 환자의 건강상태 및 기대치에 따라 결과에 대한 만족은 모두 다르게 나타난다. 예를 들어 한 의사가 동일한 방법으로 진료와 시술을 제공하더라도 이용자의 건강상태나 체력, 질병의 정도, 체질 등에 따라 그리고 제공자의 심신의 상태나 집중도, 진료환경 등에 따라 서비스 이용 결과는 모두 다르게 나타날 수 있기 때문이다.

이에 따른 마케팅 전략은 서비스 표준을 정하는 표준 진료지침서 제작 및 진료, 유능한 의료인력의 양성, 환자의 불만관리를 해소시킬 수 있는 다양한 맞춤서비스 제공 등이 있다.

3) 소멸성(Perishability)

의료서비스는 일반제품과는 다르게 재고를 저장할 수 없다. 유형의 일반제품은 오늘 판매되지 않은 상품은 다음날 판매하면 되지만, 의료서비스는 오늘 제공하지 않은 서비스를 저장하였다가 다음에 수요가 발생하면 판매하는 것이 불가능하다. 따라서 의료서비스 제공자는 적정한 시기와 장소에서 적정량의 서비스를 제공해야 한다. 많은 인력과 시설, 고가의 장비를 보유하고 있는 의료기관은 이용자가 없을 경우 시간의 경과에 따라 모든 자원은 환원하여 사용할 수 없다.

이에 따른 마케팅 전략은 수요(예약)관리를 통하여 이용 시간대의 분산, 많은 이용 시간대의 추가 인력 투입, 자원의 효율적 분배 등을 통하여 소멸성을 최소화할 수 있다.

4) 비분리성(Inseparability)

의료서비스는 생산과 동시에 소비가 이루어지므로 이를 동시성, 불가분성이라고도 한다. 특히 의료서비스는 의료진의 서비스가 고객의 신체에 직접적으로 이루어지는 제공자와 이용자의 생산과 소비가 동시에 발생하게 된다. 의료서비스는 높은 가치를 가지고 있음으로 구매할 때는 일반 서비스 구매와는 다르게 불편의성에 대해 관대해지는 경향이 있기도 하다. 고객은 지각된 위험 수준이 높은 서비스나 제품의 구매, 혹은 구매의사 결정에 있어서 높은 관여도를 가질 때 고객은 전형적으로 더 많은 시간과 노력을 발휘한다. 그러나 치료결과가 동일한 조건이라면 고객은 치료과정에서의 편의성에 많은 관심을 가지게 된다.

이에 따른 마케팅 전략은 의료서비스 제공 과정에서 이용자를 직접 참여시키고 친절한 서비스를 제공하는 등 서비스 접점관리(MOT)에 중점을 둔다.

2. 병원마케팅의 접근

병원마케팅 활동은 병원과 고객 그리고 내부고객으로 구성된 3자 관계로 이해하여 외부마케팅(External marketing), 내부마케팅(Internal marketing), 관계마케팅(Interactive marketing)의 관점에서 접근하는 것이 필요하다.

그림 1-1

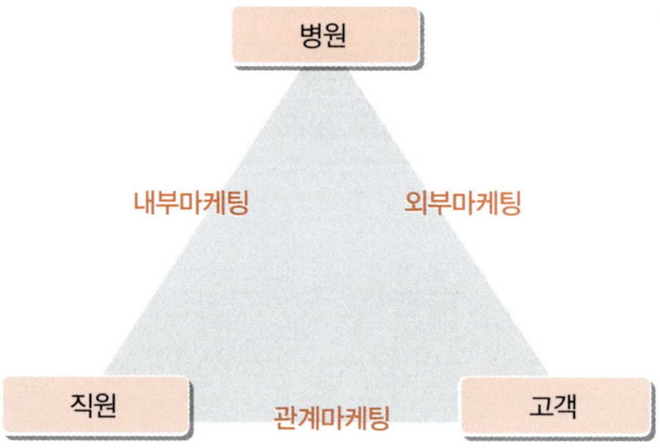

1) 외부마케팅

외부마케팅은 기업이 고객에게 제공할 서비스를 준비하고, 가격을 정하고, 분배하고, 촉진하기 위해 행하는 일상적인 업무이다. 외부마케팅을 통해서 기업은 고객들에게 그들이 기대할 수 있고 그 서비스가 어떻게 제공될 것인지에 대해서 약속을 하게 된다. 전통적으로 제조업 분야에서는 광고, 판매, 촉진, 홍보활동 등을 통해서 이러한 형태의 마케팅을 활성화해 왔다.

병원마케팅에서의 외부마케팅은 의료기관을 이용하는 고객에 대하여 의료서비스를 제공하고 이용자의 만족을 통하여 가치를 창출시키는 역할을 한다. 의료기관이 제공하는 대부분의 마케팅 활동이 이에 해당되며, 고객의 기대를 설정하고 고객에게 제공되는 핵심 의료서비스를 포함하여 의료서비스의 수가, 의료서비스 제공방법, 의료서비스 촉진방법, 직원의 활동, 물리적 설비, 의료서비스 체계 등이 해당한다.

2) 내부마케팅

의료기관이 내부고객인 직원을 대상으로 관리하고 의사소통하는 것으로 직원들을 통하여 마케팅 활동이 이루어진다. 직원들이 고객과의 관계형성이나 고객만족을 위해 더 좋은 성과를 내도록 동기부여하고 교육 등으로 업무능력을 강화하는 등의 전략이 필요하다. 내부마케팅의 성공은 직원의 역할과 중요성을 인식하는 것에서 시작한다.

내부마케팅은 일종의 경영전략으로 이해되며 서비스 문화의 유지와 개발이 목표이다. 직원들이 교육받지 못하고 자신의 직무와 고객에 대해서 긍정적인 태도를 갖지 못하면 의료기관의 발전을 기대하기 어렵다. 직원이 자신의 직무환경과 조직 내의 다양한 관계에 만족해야 고객을 만족시키고자 하는 마인드가 발휘될 것이다.

3) 관계마케팅

타 의료기관과의 경쟁우위를 확보하기 위한 수단으로 기존 고객이나 충성도 높은 고객을 유지시키고 더욱 강화시키는 활동이다. 과거 마케팅이 주로 일회적인 거래나 교환의 형태였음에 비해 관계마케팅은 직원과 의료기관 이용자가 장기적으로 지속적인 관계를 통해 서로에게 이익이 될 수 있는 마케팅 전략으로 의료기관과 고객과의 인간적인 관계에 중점을 둔다. 즉 관계마케팅은 의료기관과 이용자 사이의 지속적인 관계형성과 강화를 핵심으로 하는 마케팅 접근 방식으로 고객과 끊임없이 관계를 강화하고 원하는 의료서비스를 정확하게 파악해 고객만족도를 높이는 대응전략이 관계마케팅의 핵심이다.

학습정리

1. 병원마케팅의 특성은 무형성, 가변성, 소멸성, 비분리성 등이 있다.
2. 병원마케팅의 접근대상은 내부고객인 직원을 대상으로 하는 내부마케팅, 고객을 대상으로 하는 외부마케팅, 기존 고객이나 충성도가 높은 고객을 유지하고 강화하는 관계마케팅이 있다.

참고문헌

김수배(2012), 실무중심의 병원마케팅 관리, 현문사

문상식 등(2012), 병원경영학, 보문각

문상식 등(2014), 의료서비스마케팅, 보문각

유형식 외 9인(2019), NCS 병원안내 기반 병원코디네이터(제4판), 계축문화사

이유재(2008), 서비스마케팅, 학현사

Philip Kotler, Kevin Lane Keller(2012), Marketing Management, Pearson.

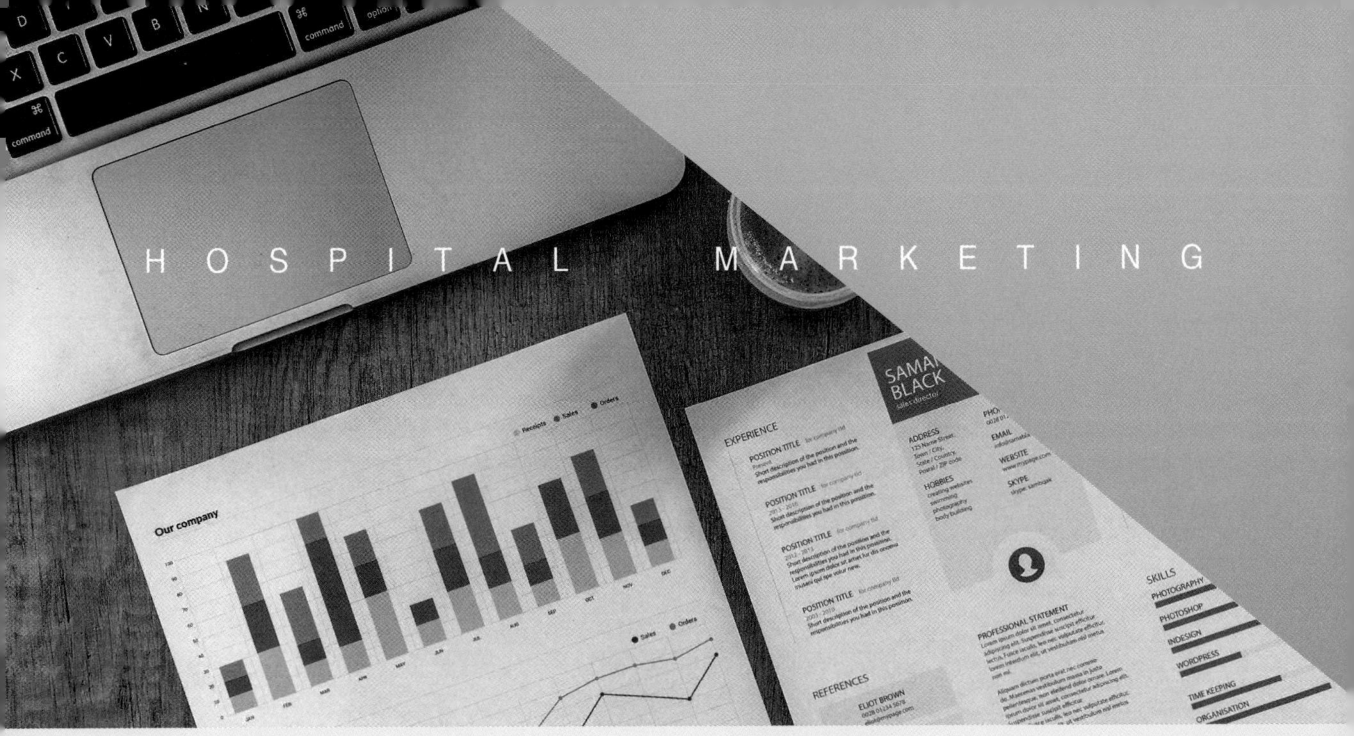

제2편

병원 STP 전략

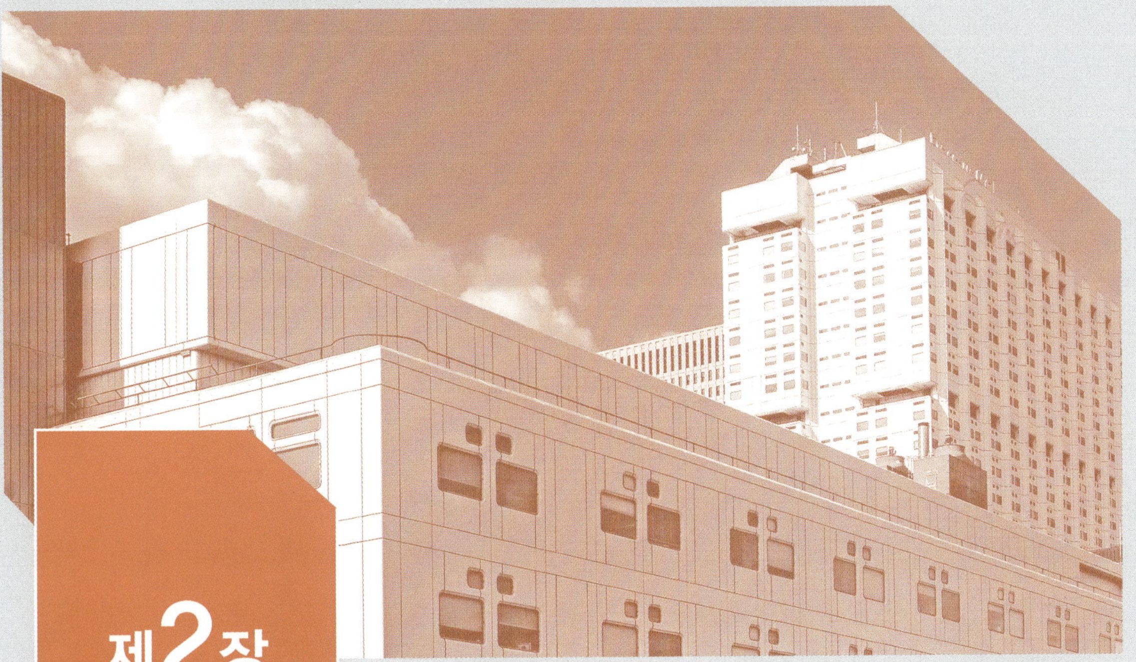

제2장

병원 STP 전략

제1절

병원 STP 전략

학습목표

1. 병원의 SWOT 분석을 실시할 수 있다.
2. 병원 STP 전략을 설명할 수 있다.

키워드

시장, SWOT 분석, STP 전략

1. STP 전략의 이해

일반적으로 시장(market)이란 상품이나 서비스에 대한 판매와 교환이 이루어지는 일정한 장소를 말한다. 그러나 마케팅에서 시장(market)이란 전통시장이나 마트와 같은 공간적 개념이 아니라 동일하거나 유사한 요구(needs)를 가진 잠재고객들의 집합을 의미한다. 이와 같이 시장은 동일하거나 유사한 요구를 가진 잠재고객들의 집합으로 이루어지게 되는 데 이들 각각의 집단을 세분시장이라고 한다.

병원 STP 전략은 의료시장의 시장세분화(Segmentation), 표적시장의 선정(Targeting) 그리고 포지셔닝(Positioning)의 단계로 진행하게 된다. 따라서 병원 STP 전략은 먼저 전체 시장을 동일하거나 유사한 요구를 가진 고객집단별로 세분화 한 다음에 이어서 이들 여러 개의 세분시장들 중에서 해당 병원에 가장 매력적이고 가장 효과적으로 공략할 수 있는 세분시장을 표적시장으로 선정한 후에, 마지막으로 선정된 표적시장 내의 고객들의 마음 속에 해당 병원의 상품이나 서비스의 우수성 및 우호적인 브랜드 이미지를 각인시키는 포지셔닝 전략을 수립하는 것이다.

2. SWOT 분석

병원 STP 전략을 수립하기 위해서는 먼저 병원의 내 · 외적인 분석을 실시하여 이를 활용하면 보다 실제적이고 효과적인 전략을 수립하는 데 도움이 될 수 있다. 병원의 내 · 외적인 분석방법은 다양한 방법들이 있지만 일반적으로 SWOT 분석을 주로 많이 활용한다.

SWOT 분석이란 조직 내부의 강점(Strength)과 약점(Weakness) 그리고 외부환경에 의한 기회요인(Opportunity)과 위협요인(Threat)을 함께 분석하여 조직경영전략을 효과적으로 수립하는 방법이다. SWOT 분석을 통해 도출된 강점은 지속적으로 살리고 약점은 보완하며, 기회요인은 활용하고 위협요인은 최소화 하는 SO전략, ST전략, WO전략, WT전략들을 각각 수립하게 된다. 이와 같은 SWOT 분석을 통해서 도출된 전략들은 병원 STP 전략

수립과 마케팅 전략을 개발하는데 활용되어 병원의 경쟁력 향상에 효과적으로 기여할 수 있다(유형식 외, 2017, p.571).

[표 2-1]은 K안과 의원을 대상으로 SWOT 분석을 실시한 사례이다. K안과의 SWOT 분석을 위해서 먼저 K안과의 강점(S)과 약점(W)을 분석하고, 이어서 기회요인(O)과 위협요인(T)을 분석한 후 각각의 4개 요인들을 서로 매칭하여 K안과의 경쟁력을 향상시킬 수 있는 SO전략, ST전략, WO전략, WT전략들을 수립하였다.

[표 2-1] K안과 의원의 SWOT 분석 사례

		기회요인(O)	위협요인(T)
		• 스마트폰 사용자 증가로 시력 약화 인구 계속 늘어남 • 고령화 시대로 백내장 등의 안과 질환 증가 • 라식/라섹 수술에 대한 긍정적 인식 증가	• 경쟁병원의 진출 계속 증가 • 수술 안전성 및 수술 후 부작용의 염려 존재 • 고가의 수술비용 부담
강점(S)	• SNS, 카페, 블로그 등의 접근성 용이 • 1:1 전담 상담자 운영 • 최첨단 수술장비 보유 • 수술실명제 운영 • 다양한 수술 후 관리 프로그램 운영	① SO전략 • 최첨단 수술 장비 보유와 우수한 의료진 확보로 최고의 수술 능력을 가춘 병원임을 인식시킨다. • 1:1 전담 상담자 운영으로 고객 맞춤형 진료시스템을 구축한다. • 안과 질환별 시장세분화를 통해 의료서비스를 전문화 한다.	② ST전략 • SNS 홍보 강화로 병원 브랜드의 우수성을 널리 알려 병원의 경쟁력을 향상시킨다. • 수술실명제 시스템 운영으로 고객의 수술 안전성에 대한 우려를 줄여준다. • 다양한 수술 후 관리 프로그램을 운영하여 고객의 수술 후 부작용에 대한 염려를 줄여준다.
약점(W)	• 진료 대기시간 긴 편임 • 고객수 증가로 1:1 상담 지연 발생 • 진료비가 상대적으로 비싼 편임 • 병원 홍보 기능 약함 • 병원 이벤트 전략 약함	③ WO전략 • 의료진의 TV방송 등의 출연 자료를 SNS 등으로 홍보하여 고객에게 브랜드 인지도를 높인다. • 안과 질환관리방법 및 수술방법 등을 짧은 영상이나 웹툰으로 제작하여 병원의 전문성 및 우수성을 알린다.	④ WT전략 • 다양한 이벤트 방법을 개발하여 고객의 비용부담을 완화함으로써 구매를 촉진한다. • 고객과의 소통방법을 활성화하여 고객의 요구를 파악하여 안심과 신뢰를 형성한다. • 진료 프로세스를 개선하여 대기시간을 단축시킨다.

학습정리

1. 마케팅에서 시장의 개념을 설명하시오.
2. 특정 병·의원을 선택하여 SWOT 분석을 실시하시오.
3. 병원 STP 전략의 개념을 설명하시오.

제2절

시장세분화 (Segmentation)[1]

학습목표

1. 시장세분화 개념을 설명할 수 있다.
2. 시장세분화 기준을 설명할 수 있다.
3. 시장세분화 방법을 활용할 수 있다.

키워드

시장세분화, 시장세분화 기준, 시장세분화 방법, 세분시장

1 유형식 외 6인, 『NCS 병원안내 기반 병원코디네이터(제3판)』 서울 : 계축문화사, 2017

1. 시장세분화(Segmentation)의 개념

고객들의 요구나 특성에 따라 전체 의료시장을 세분화하여 여러 개의 세분시장으로 나누고 이 중에서 해당 병원의 특성과 역량을 고려하여 가장 적합하고 매력적인 시장을 표적시장으로 선정한 후에 병원 마케팅 전략과 전술을 집중하여 실행하는 것이 더욱 효과적이다.

왜냐하면 대부분의 병원들은 자신이 현재 보유하고 있는 인력의 규모나 시설 및 장비수준으로 볼 때 전국의 전체 의료시장을 대상으로 의료서비스를 제공하는 데는 한계가 있으므로 전체 의료시장의 고객집단별 특성 및 요구에 따라 여러 개의 시장으로 세분화한 후 해당 병원의 보유 자원을 가장 효율적으로 사용하여 특정 세분시장의 고객집단을 공략하는 전략을 수립하여 추진하는 것이 효과적이기 때문이다.

이와 같이 의료시장에서 시장세분화(segmentation)란 병원이 자신의 상품이나 서비스를 구매할 가능성이 높은 목표고객을 찾기 위해서 전체 의료시장에서 고객의 요구(needs) 및 트렌드(trends) 등을 분석하여 동일한 요구 및 특성을 갖는 고객집단별로 여러 개의 세분시장으로 나누는 것을 말한다. 따라서 시장세분화를 통해서 쪼개진 여러 개의 세분시장의 고객은 동일하거나 유사한 요구를 가진 고객집단으로 구성되게 된다.

2. 시장세분화(Segmentation)의 기준

의료시장에서 시장세분화(segmentation)를 실시할 때 시장세분화의 기준이 되는 변수는 다양하다. 일반적으로 시장세분화의 기준은 주로 구매행동적 기준, 인구통계적 기준, 심리형태별 기준, 지리적 기준, 고객행동적 변수 등을 자주 사용한다(이해종 외, 1999, p.219).

[표 2-2]는 의료시장의 시장세분화 기준과 이에 대한 세부 변수들을 정리하여 제시한 것이다.

[표 2-2] 의료시장의 시장세분화 기준 및 세부 변수의 예

시장세분화 기준	세부 변수
구매행동적 기준	의료서비스 이용의 편익, 의료기관 충성도, 고객 기대가치 및 기대수준, 의료서비스의 이용 시기, 이용 장소, 이용 계기, 이용 상태, 이용량, 이용 상품, 이용 경험
인구통계적 기준	성별, 연령, 직업, 소득수준, 교육수준, 질병
심리형태별 기준	라이프 스타일, 개성, 사회계층
지리적 기준	지역, 도시 규모, 인구밀도, 지역 특성, 기후

1) 구매행동적 기준

구매행동적 기준이란 고객이 의료서비스를 통해 얻고자 하는 편익, 이용현황, 이용량, 브랜드 충성도, 고객가치, 고객반응단계 등으로 의료시장을 구분하는 것을 말한다. 의료시장을 세분화할 때 구매행동적 기준의 세부 변수는 의료서비스 이용의 편익, 고객의 기대가치 및 기대수준, 의료기관 충성도, 의료서비스의 이용 시기, 이용 장소, 이용 계기, 이용 상태, 이용량, 이용 상품, 이용 경험 등이 있다. 예를 들어 자동차를 구매하고자 할 때 어떤 고객은 가격을 중요시하고, 어떤 고객은 안전성을 중요시하고, 어떤 고객은 디자인을 중요시한다. 이와 같이 고객의 구매행동은 고객이 추구하는 편익이나 가치에 따라 크게 달라지므로 고객의 구매행동을 기준으로 시장을 세분화할 수가 있는 것이다.

(1) 의료서비스 이용 계기

고객들이 의료기관을 이용하는 계기는 질병의 증상이 있어서 내원하기도 하지만, 질병의 증상이 없어도 건강증진이나 건강유지를 위해 건강검진을 목적으로 병원을 방문하기도 한다(이해종 외, 1999, p.226). 또한 미용 목적이나 비만 개선을 목적으로 방문을 하는 고객도 있다. 이와 같이 고객이 의료서비스를 이용하는 계기는 고객의 요구에 따라 다양하게 나타나므로 의료서비스 이용계기를 시장세분화 변수로 활용할 수 있다.

(2) 의료서비스 이용량

고객들이 의료서비스를 이용하는 서비스 양은 보통 20%의 고객이 전체 매출의 80%를 차지한다는 연구들이 있다(이해종 외, 1999, p.227). 따라서 의료서비스를 자주 이용하는 고객에 대한 관리는 병원의 수익 증대에 매우 중요하다고 할 수 있다. 따라서 의료서비스의 이

용량을 의료시장 세분화 변수로 효과적으로 활용할 수가 있는 것이다.

(3) 의료기관 충성도

고객들 중에서는 어떤 특정 병원을 일관성 있게 선호하여 계속적으로 방문하는 충성고객이 있고, 반면에 몇 개의 의료기관을 번갈아가며 이용하는 고객도 있다. 그리고 비용이 저렴한 의료기관을 찾아다니거나 매번 새로운 의료기관을 찾아서 이용하는 고객도 있다(이해종 외, 1999, p.227). 병원은 고객들을 충성고객으로 만들어 지속적으로 자신의 병원을 이용하도록 하는 마케팅 전략의 개발과 실행이 매우 중요하므로 이와 같이 고객의 충성도를 시장세분화 변수로 활용할 수가 있다

2) 인구통계적 기준

인구통계적 변수는 의료서비스의 이용과 유의한 관계가 있는 것으로 알려져 있으며, 이 변수들은 고객의 요구 및 구매행동과 관련성이 높은 것이 특징이다(이해종 외, 1999, p.221). 의료시장의 시장세분화에 활용되는 인구통계적 변수는 연령, 성, 직업, 소득, 교육수준, 질병 등의 변수들이 있다.

(1) 연령 변수

연령에 따른 의료에 대한 요구 내용은 노화, 생활습관, 위해환경에 대한 노출 정도 등의 차이에 따라 달라질 수 있다. 20~30대는 주로 사회생활이 시작되는 시기로 불규칙한 식생활, 운동부족, 음주와 흡연, 업무 스트레스 등으로 인한 건강문제가 발생하기 쉬운 특징을 갖는다. 40~50대는 신체의 노화가 시작되는 시기여서 이에 따른 고혈압, 당뇨, 고지혈증 등으로 인한 심 · 뇌혈관 질환에 유의해야 할 연령이다. 그리고 60대 이상은 치매와 뇌졸중, 퇴행성질환 등의 위험이 높아지는 시기이다.

이와 같이 연령에 따른 특징적인 요인들이 의료시장 시장세분화의 주요 기준으로 사용될 수 있으므로 연령 변수를 잘 분석하여 시장세분화에 활용한다면 각 세분시장 내의 고객의 요구에 적합한 의료서비스나 상품개발을 통해 병원 마케팅을 성공적으로 수행할 수 있을 것이다.

(2) 성별 변수

일반적으로 남성에게 발생률이 높은 암은 위암, 대장암, 폐암, 간암이 있고, 여성의 경우는 갑상선암, 유방암, 위암, 대장암이 있다고 알려져 있다. 그리고 남녀 상관없이 유의해야 할 질병으로는 고혈압, 당뇨, 고지혈증 등이 있다. 이와 같이 성별에 따라 발생률이 높거나 요구하는 의료서비스가 차이가 있으므로 성별 변수는 병원에서 유사한 요구를 가진 고객집단별로 시장을 세분화하고 고객집단별 요구를 정확히 파악하여 만족시키는 데 유용한 기준으로 활용할 수가 있다.

(3) 소득 변수

일반적으로 소득이 높을수록 의료서비스 이용률이 높으며, 소득이 낮을수록 의료이용률이 낮은 것으로 알려져 있다. 특히, 소득수준은 의료기관 및 병실의 선택, 질병과 직접적인 관련이 없는 성형수술이나 비급여 종합건강검진 등의 이용에 영향을 미칠 수 있어 의료시장의 시장세분화 변수로 활용할 수 있다.

3) 심리형태별 기준

(1) 라이프 스타일(life style)

라이프 스타일은 개인이나 집단의 생활구조, 생활의식, 생활행동의 세 요소가 결합된 생활체계를 말한다. 또한 라이프 스타일은 타인과 구별되는 특정한 문화와 가치관, 생활양식, 행동양식을 가리킨다. 이와 같은 특징을 갖는 라이프 스타일은 고객의 관심과 활동 및 가치관을 기준으로 시장을 세분화할 수 있다. 특히, 의료서비스에 있어서도 고객의 음식 및 음주 습관, 평소 즐기는 운동의 유형에 따라 고객의 구매 욕구를 이해하고 파악하는 데 매우 유용하게 활용할 수가 있다.

최근 기업은 상품의 존재 가치를 고객의 라이프 스타일과 연결시켜 자연스럽게 고객의 구매 욕구를 자극시키는 마케팅을 활용하고 있다. 이와 같이 기업은 상품이나 서비스를 고객의 라이프 스타일을 지원하는 하나의 수단으로 제공하는 마케팅 활동을 통해 효과적으로 시장을 창출해 낼 수도 있는 것이다.

(2) 개성

개성은 한 개인이 가지는 고유한 취향이나 특성을 말하며, 개성은 개인의 행동에 영향을 주고 유동적으로 변화할 가능성도 있다. 이와 같이 개성도 시장의 세분화 기준으로 활용할 수 있다.

4) 지리적 기준

시장세분화에 활용되는 지리적 기준은 거주 지역, 도시 규모, 인구밀도, 지역 특성, 기후 등의 변수들이 있다. 지리적 특성에 따라 고객의 기본적인 욕구(needs)나 선호도 및 구매 형태에서 차이가 나기 때문에 이를 시장세분화의 기준으로 활용하여 고객의 요구에 적합한 상품이나 서비스를 개발하여 제공하게 된다면 시장 공략에 더욱 효과적일 수가 있다.

예를 들어, 서울의 강남역이나 압구정 지역은 주로 젊은 층의 고객들이 많이 찾게 되는 지리적 특성을 갖게 되므로 젊은 층을 대상으로 한 성형수술이나 라식 및 라섹수술 등을 주요 상품으로 내세우는 병 · 의원들이 이 지역을 중심으로 많이 분포해 있으며 개원하려는 병 · 의원들도 계속 증가하는 추세이다.

그리고 국제적인 의료마케팅 활동에서도 해당 국가의 민족성, 관습 등의 지역적 특성을 고려하여 그 지역의 특성에 적합한 맞춤형 서비스를 개발하여 제공한다면 더욱 큰 효과를 기대할 수 있을 것이다.

3. 시장세분화(segmentation) 방법

의료시장의 시장세분화(segmentation)는 다음과 같은 절차로 진행하면 효과적인 결과를 얻을 수 있다.

① 시장세분화 변수를 활용하여 의료시장 내의 고객들의 요구(needs) 파악
② 동일하거나 유사한 요구(needs)를 가진 고객집단별로 구분하여 세분시장 결정
③ 각 세분시장들의 특성 분석 및 정리

의료시장에서 고객의 요구를 파악하기 위한 방법으로는 먼저 고객이 어떤 의료서비스를 이용하고 싶어 하는지를 알아보고, 동일하거나 유사한 요구를 가진 고객들별로 시장을 세분화한 후에 이어서 고객이 왜 이 의료서비스를 구매하려는 지에 대한 이유를 분석하여 정리해보면 고객집단별 요구를 쉽게 이해할 수 있다. 이에 따라 의료기관에서도 어떤 세분시장을 선택하여 어떤 의료서비스를 제공할 것인지에 대해 명확하게 결정을 내리는 데 좋은 자료가 될 수 있는 것이다.

1) 연령 변수를 활용한 시장세분화 예시

안과 질환 치료 대상자의 연령 변수를 기준으로 시장세분화 예시

① 의료시장 내 고객들의 요구(needs) 파악

② 동일하거나 유사한 요구를 가진 고객집단별로 구분하여 세분시장 결정

㉠ 최근 스마트폰이나 태블릿 PC 등의 디지털 기기는 거의 모든 사람들의 생활필수품이 되고 있다. 이러한 기기들을 과도하게 사용한 결과 시력저하 및 안구건조증 등의 다양한 안과 질환을 겪는 사람들이 늘고 있다.

㉡ 특히, 디지털 기기에서 나오는 블루라이트(청색광)는 눈의 각막이나 수정체에 흡수되지 않고 망막까지 도달하여 안구에 피로를 느끼게 하며 시력저하, 안구건조증, 난시, 눈의 피로, 심할 경우 백내장과 황반변성과 같은 안구 질환을 일으킬 수 있다.

㉢ 이에 따라, 안구 질환을 겪는 사람들의 치료요구 상황을 질환별로 분류해 보면, 크게 드림렌즈 착용 희망 고객층, 라식이나 라섹수술을 원하는 고객층, 백내장 수술을 원하는 고객층 등으로 구분할 수가 있다.

③ 각 세분시장들의 특성 분석 및 정리

[표 2-3] **안과 질환 치료 대상자의 연령 변수를 기준으로 시장세분화 사례**

세분시장 명칭	고객 니즈(needs)	고객 특성
드림팀	드림렌즈 착용을 통해 시력 개선을 희망하는 고객	10대 초중고 청소년
라섹팀	라식 및 라섹 수술을 통해 안경을 벗고 시력 개선과 외모 개선도 희망하는 고객	20~30대 대학입학생 및 대학생, 젊은 직장인
백세팀	백내장 치료를 통해 시력 개선을 희망하는 고객	50~60대 장년 및 노년층

[표 2-4] 치과 질환 치료 대상자의 연령 변수를 기준으로 시장세분화 사례

세분시장 명칭	고객 니즈(needs)	고객 특성
교정	**"가지런하고 바르게"** 이가 보여도 부담없이 환하게 웃고 싶어하는 고객, 최대한 안전하고 적합한 부작용 없는 치아교정을 희망하는 고객층, 저가격 고품질 희망	10~20대 청소년 및 대학생
미백	**"하얀 치아, 환한 미소, 당당한 내 모습!"** 누런 이를 빠르고 간편한 시술(치아 미백, 스케일링)로 단시간 효과를 보길 원하는 고객층	30~40대 직장인
음식의 맛	**"아프고 불편했던 지난 날들, 이젠 안녕"** 치아 손상을 복원하여 통증과, 불편함 없이 음식물을 편안하게 씹고 싶어하는 고객, 안전하고 확실한 기술을 받아 불편함을 없앴으면 하는 고객	50~60대 이상 장년층 및 노년층

2) 연령/성별/심리/행동 변수를 활용한 시장세분화 예시

미용개선을 위해 성형수술 희망 고객을 심리/행동 변수로 시장세분화

① 의료시장 내 고객들의 요구(needs) 파악

② 동일하거나 유사한 요구를 가진 고객집단별로 구분하여 세분시장 결정

㉠ 자신의 외모에 만족하지 못하여 미용 개선에 관심이 높은 사람들이 많다.

㉡ 특히, 20~30대 여성들이 미용 개선을 목적으로 코나 안면 윤곽 성형수술, 비만치료에 관심이 많다.

㉢ 성형수술 시기는 대체로 방학(학생)이나 휴가기간(직장인)을 이용한 여름철이나 겨울철에 많이 희망한다.

③ 각 세분시장들의 특성 분석

[표 2-5] **미용개선을 위해 성형수술 희망 고객을 심리/행동 변수로 시장세분화 사례**

세분시장 명칭	고객 니즈(needs)	고객 특성
오똑한 코	코성형 수술을 통해 코를 크고 예쁘게 개선하려는 고객	20~30대 대학생 및 젊은 직장 여성
V라인	안면 윤곽수술을 통해 V라인으로 얼굴형을 개선하려는 고객	20~30대 대학생 및 젊은 직장 여성
S라인	비만치료를 통해 몸매를 아름답게 개선하려는 고객	20~30대 대학생 및 젊은 직장 여성

[표 2-6] **안면 미용개선 희망 고객을 연령/심리/행동 변수로 시장세분화 사례**

세분시장 명칭	고객 니즈(needs)	고객 특성
필러	단기간 저렴한 비용으로 높은 퀄리티를 누리고 오랜 지속기간을 원하며 되도록이면 자신의 피부에 맞는 안전한 시술을 찾는 미용에 관심이 많은 고객 "내가 원하던 얼굴로!"	20~30대 젊은 여성 고객 (수능 끝난 수험생, 면접 앞둔 취업준비생) 수능이 끝난 수험생 면접을 앞둔 취준생 결혼을 앞둔 예비 신부 (=젊은 여성고객)
리프팅	최대한 시술은 고통없이 빠른시간에 높은 퀄리티와 티가 나지 않는 자연스러운 효과를 보길 원하며 노화와 피부처짐, V라인에 관심이 많은 고객 "빠른 시간 내 자연스럽게"	40~50대 중년층 여성고객 주름이 고민인 50대 여성 노화가 고민인 40대 여성 (=중년층 여성고객)
레이저	갈수록 강해지는 자외선과 심한 미세먼지 때문에 생긴 피부 트러블과 스트레스로 인해 칙칙하고 민감해진 피부를 걱정하는 고객 "처음처럼 맑고 깨끗한 피부"	10~20대 피부가 예민하고 관리에 민감한 젊은 여성 고객 피부가 예민한 10대 관리에 민감한 20대 (= 젊은 여성고객)

학습정리

1. 시장세분화의 정의를 설명하시오.
2. 시장세분화의 기준이 되는 변수들을 설명하시오.
3. 특정 병·의원을 선택하여 시장세분화를 실시하시오.

제3절

표적시장 선정 (Targeting)[2]

학습목표

1. 표적시장 선정 개념을 설명할 수 있다.
2. 표적시장 선정 방법을 설명할 수 있다.
3. 표적시장 선정 유형을 설명할 수 있다.

키워드

표적시장, 표적시장 선정 방법, 표적시장 선정 유형

2 유형식 외 6인, 『NCS 병원안내 기반 병원코디네이터(제3판)』 서울 : 계축문화사, 2017

전체 의료시장을 대상으로 시장세분화(segmentation)를 실시하여 여러 개의 세분시장으로 쪼갠 후에 어느 한 병원이 이 모든 세분시장을 대상으로 마케팅 활동을 추진한다는 것은 매우 어렵고 힘든 일이다. 왜냐하면, 아무리 큰 대형 병원이라 하더라도 병원이 활용할 수 있는 자체의 역량과 보유 자원은 일정한 한계가 있으므로 전체 세분시장 모두를 대상으로 마케팅을 실시한다는 것은 실현 가능성 자체가 어려울 수 있을 뿐만 아니라 효율성도 떨어질 수가 있다. 따라서 병원의 특성과 전문 분야의 역량 및 가용 자원의 수준을 고려하여 투입 대비 효과가 가장 큰 세분시장을 선택하여 마케팅 활동을 집중하는 것이 더욱 효율적이고 바람직하기 때문이다.

이와 같이 시장세분화를 통하여 각각의 세분시장이 구분되고 나면, 그 다음으로 표적시장을 선정하게 되는 데 표적시장을 선정하는 기준으로는 시장의 규모, 기대 성장률, 경쟁상황, 자신 병원의 특성 등을 고려할 수 있다. 이와 같이 표적시장 선정(targeting)이란 병원이 의료시장의 규모, 기대 성장률, 경쟁상황, 자신 병원의 특성 등을 고려하여 자신의 병원에 가장 매력적이고 효과적인 최적의 마케팅 대상 고객을 선정하는 것을 말한다.

1. 표적시장 선정 방법

의료시장에서 표적시장 선정을 위한 과정은 다음과 같이 진행할 수 있다.

① 각 세분시장의 매력도를 분석한다.

② 분석결과를 검토하여 가장 효과적으로 공략할 수 있는 세분시장을 표적시장으로 선정한다.

[표 2-7]은 표적시장의 선정 방법을 예시로 보여준 것이다. 여기에서 표적시장의 선정 기준으로 각 세분시장의 매력도(시장규모, 성장성, 수익성)와 병원의 경쟁상황(서비스 경쟁력, 마케팅 능력), 병원의 고객 편의성(예약시스템, 접근성) 등으로 하고 이들 기준에 각각 가중치를 부여하여 점수로 평가한 후 점수 합계가 높은 세분시장을 표적시장으로 선정하였다.

[표 2-7] 표적시장 선정 방법의 예

구분	시장 매력도 (50)			시장 경쟁상황 (30)		고객편의성 (20)		평가 점수 합계 (100)	평가 순위	표적시장 선정
	시장 규모 (20)	성장성 (15)	수익성 (15)	서비스 경쟁력 (15)	마케팅 능력 (15)	예약 시스템 (10)	접근성 (10)			
세분시장 A	12	11	10	9	10	7	6	65	3	×
세분시장 B	17	14	13	13	14	8	8	87	2	제2 표적시장
세분시장 C	19	14	14	14	14	9	8	92	1	제1 표적시장
세분시장 D	10	10	10	8	9	6	5	58	4	×

2. 표적시장 선정 유형

그림 2-1 표적시장의 선정 유형

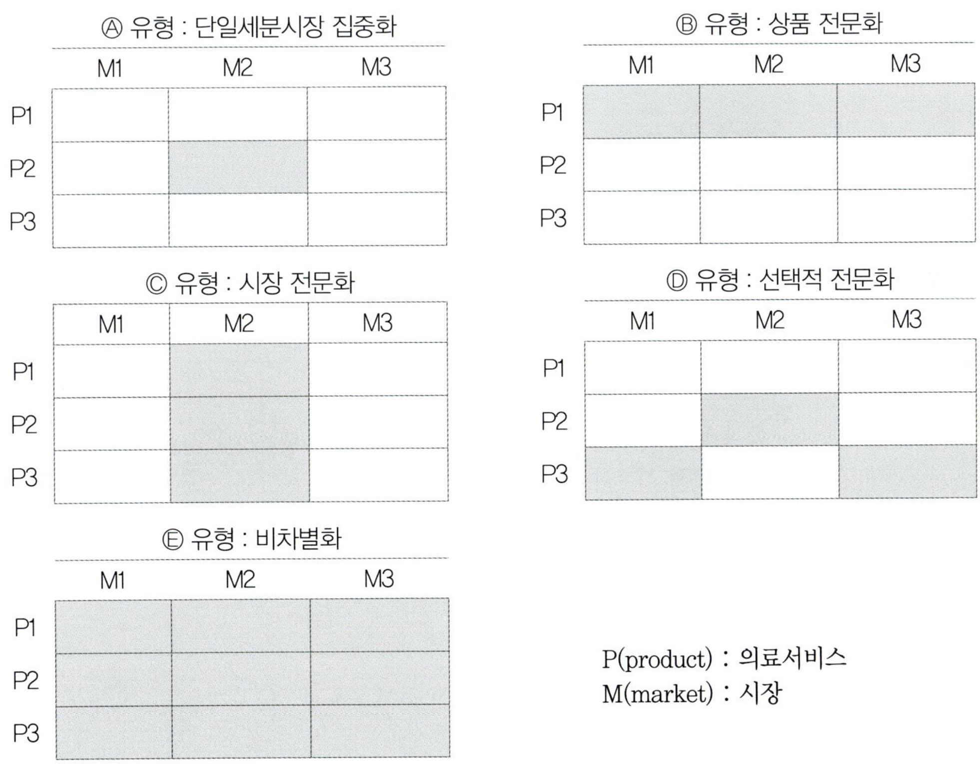

표적시장의 선정 유형은 Ⓐ 단일세분시장 집중화 유형, Ⓑ 상품 전문화 유형, Ⓒ 시장 전문화 유형, Ⓓ 선택적 전문화 유형, Ⓔ 비차별화 유형으로 이와 같이 5가지 유형으로 분류할 수 있다.

따라서 병원은 먼저 자신의 특성과 역량 및 투입 자원능력을 고려하고 시장의 규모, 시장의 경쟁상황, 시장의 성장성 등을 기준으로 해서 5가지의 표적시장 선정 유형 중에서 이중 한 가지나 또는 두 가지 정도의 표적시장을 선정하게 된다(이해종 외, 1999, p.234).

[표 2-8] **표적시장의 선정 방법의 예**

표적시장 선정 기준	표적시장의 예
Ⓐ 단일세분시장 집중화 유형	여러 세분시장 중에서 하나의 세분시장에 하나의 의료서비스만을 집중함
	① 20~30대 여성 대상 안면윤곽성형수술 단일시장에 집중하는 성형외과 ② 소아만을 대상으로 한 한의원
Ⓑ 상품 전문화 유형	다수의 세분시장에 단일 상품만을 제공함
	① 양악수술 상품만을 전문적으로 수술하는 성형외과 ② 임플란트시술 상품만을 전문적으로 시술하는 치과 ③ 성대질환 상품만을 전문적으로 진료하는 이비인후과
Ⓒ 시장 전문화 유형	특정 세분시장에 광범위한 상품을 제공함
	① 성형외과에서 안면성형 세분시장에서 코성형, 눈쌍커플, 안면윤곽성형수술 상품 등을 전문화한 경우 ② 정형외과에서 관절질환 세분시장에 척추관절, 무릎관절, 수지관절 상품 등을 전문화한 경우 ③ 노인요양 전문병원
Ⓓ 선택적 전문화 유형	전문적 상품을 취급하는 세분시장을 선택
	① 치과에서 청소년 치아교정치료, 50대 이상 임플란트 시술로 시장을 선택적으로 전문화 함 ② 안과에서 어린이는 사시교정 치료, 20~30대는 라식/라섹수술, 50~70대는 백내장 수술로 시장을 선택적으로 전문화 함 ③ 탈모방지 및 모발이식 병원
Ⓔ 비차별화 유형	전체 세분시장에 모든 상품을 제공
	① 상급종합병원 및 종합병원에서 전체 의료시장을 대상으로 여러 진료과를 함께 운영하는 경우

학습정리

1. 표적시장 선정 개념을 설명하시오.
2. 표적시장 선정 방법을 설명하시오.
3. 표적시장 선정 유형을 설명하시오.

제4절

포지셔닝 (Positioning)[3]

학습목표

1. 포지셔닝의 개념을 설명할 수 있다.
2. 포지셔닝 방법을 이해하고 실시할 수 있다.

키워드

포지셔닝, 포지셔닝 실시 방법

3 유형식 외 6인, 『NCS 병원안내 기반 병원코디네이터(제3판)』 서울 : 계축문화사, 2017

1. 포지셔닝(positioning)의 개념

포지셔닝(positioning)이란 병원이 전체 의료시장을 세분화한 후에 여러 개의 세분시장 중에서 공략하기에 가장 매력적이고 적합한 표적시장을 선정한 후, 그 표적시장 내의 목표고객들의 마음 속에 병원의 상품이나 서비스의 가장 핵심적인 특성과 가치를 고객에게 심어주는 활동이다. 그리고 포지셔닝은 자신 병원의 상품이나 서비스가 경쟁병원에 비해 차별적인 특성과 우위가 있음을 인식시키기 위해 마케팅 믹스(Marketing Mix) 전략을 활용한다.

병원의 경우 '진료'라는 상품은 제조업의 공산품과는 달리 미리 제작하여 보여주거나 저장하여 보관하기가 거의 불가능하고, 의료상품은 고객의 첫인상이나 인식이 구매 여부를 결정할 때 매우 중요한 요인으로 작용할 수 있기 때문에 포지셔닝(positioning)을 통해서 고객의 마음 속으로 파고드는 전략을 잘 계획하여 운영해야 한다. 이에 따라 최근에 많은 병원들이 친절마케팅, 감각마케팅, 체험마케팅 등을 통해 자신 병원의 이미지를 긍정적으로 각인시키고자 노력을 하고 있는 것이다.

2. 포지셔닝(positioning)의 실시 방법

병원에서 포지셔닝(positioning)을 실시하는 과정은 다음과 같이 진행할 수 있다.

① 고객의 마음 속에 인식시키고자 하는 병원의 이미지를 결정한다.
② 병원이 지향하는 병원의 이미지를 고객의 마음 속에 가장 효과적인 마케팅 믹스 전략을 활용해서 각인시킨다.
③ 고객의 마음 속에 각인된 병원의 이미지를 지속적으로 축적하고 관리한다.

일반적으로 포지셔닝은 지각도(perceptual map)를 통해서 고객이 어떤 상품이나 서비스에 대해서 인식하고 있는 수준을 나타낼 수가 있다.

[그림 2-2]는 리프팅 시술 병원들에 대한 가격과 품질을 기준으로 지각도로 나타낸 것이다. 지각도에서 X축은 리프팅 시술의 가격을 표시하고 있으며 왼쪽은 낮은 가격을 오른쪽은 높은 가격을 나타고 있다. 그리고 Y축은 품질을 나타낸 것인데 위쪽은 질 높은 품질, 아래쪽은 낮은 품질을 나타낸다.

A병원의 리프팅 시술의 포지셔닝은 고가격 고품질로 가격은 상대적으로 높지만 최고의 서비스로 고객의 가치를 충족시켜 준다고 고객들이 인식하고 있다는 의미이다. 반면에 D병원은 가격은 낮은 데 서비스의 수준은 상대적으로 좋은 편이라고 고객들이 인식하고 있다는 것을 말한다.

그림 2-2 리프팅 시술 병원들의 지각도 예시

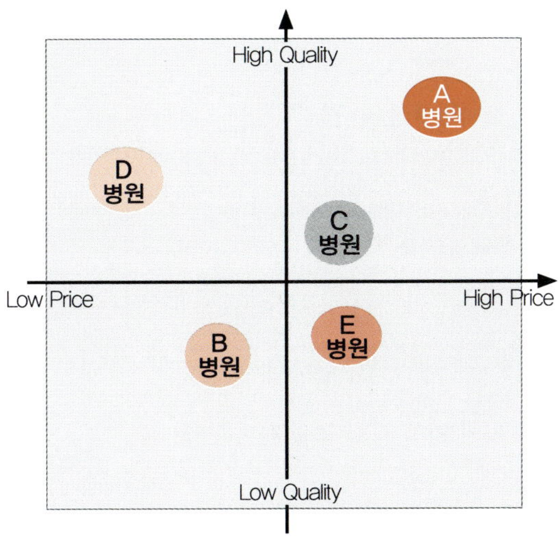

그리고 포지셔닝 전략은 우리 병원의 상품과 서비스가 고객에게 어떠한 가치를 제공하는지를 고객에게 문장으로 표현되어야 한다. 즉, 우리 병원의 상품과 서비스를 이용하는 고객에게 "어떤 가치를 어느 정도 가격에 제공하겠다."라는 메시지를 전달해야 한다. 예를 들어, A치과에서 임플란트 시술을 원하는 고객에게 "우리 치과는 원래 치아와 99% 동일한 수준으로 복원하여 음식물을 씹고 섭취할 때 불편함과 통증이 전혀 없이 안전하고 확실한 기술로 시술하여 중저가의 가격으로 제공하겠다." 라고 포지셔닝 메시지를 전달할 수 있다.

[그림 2-3]은 A안과의 포지셔닝 사례를 제시한 것인데, 사례에서 보는 바와 같이 A안과는 "국내 일등! 국내 최고!! 국내 최초!!!" 라는 메시지를 고객들에게 홍보하여 국내의 안과 중에서 최고 브랜드임을 내세우고 있다. 즉, 수술 건수에서 국내 최다임을 알려서 수술의 자신감과 안전성을, 국내 최초 소비자 대상 3관왕으로 선정되었음을 알려서 고객의 만족도가 1위인 점을, 최첨단 수술장비를 국내 최초로 도입했음을 알려서 가장 높은 품질의 수술을 제공한다는 것을 고객의 머릿속에 인식시키려는 포지셔닝 전략을 제시하고 있다.

그림 2-3 『A안과 』 포지셔닝 사례

국내 일등! 국내 최고!! 국내 최초!!!

1. 국내 일등 : 수술 건수 1위
- 시력교정술 수술 건수 국내 최다 1위
- 아마리스 수술 건수 1위

2. 국내 최고 : 안과의원 최초 소비자대상 3관왕
- 대한민국소비자대상, 한국소비자만족지수 1위, 소비자 신뢰 착한 브랜드 대상 수상

대한민국 소비자 대상 | 한국 소비자 만족지수 1위 | 소비자 신뢰 착한 브랜드 대상

- 소비자 어워드 시력교정술(라식/라섹 부문) 모두 대상 선정

3. 국내 최초 : 아마리스 레드 라식/라섹 장비 국내 최초 도입

학습정리

1. 포지셔닝의 개념을 설명하시오.
2. 포지셔닝의 방법을 설명하시오.
3. 특정 병원을 선정하여 포지셔닝을 실시하시오.

참고문헌

유형식 외 6인, 『NCS 병원안내 기반 병원코디네이터(제3판)』 (서울 : 계축문화사, 2017)
이해종 외 3인, 『의료서비스 마케팅』 (서울 : 퇴설당, 1999)

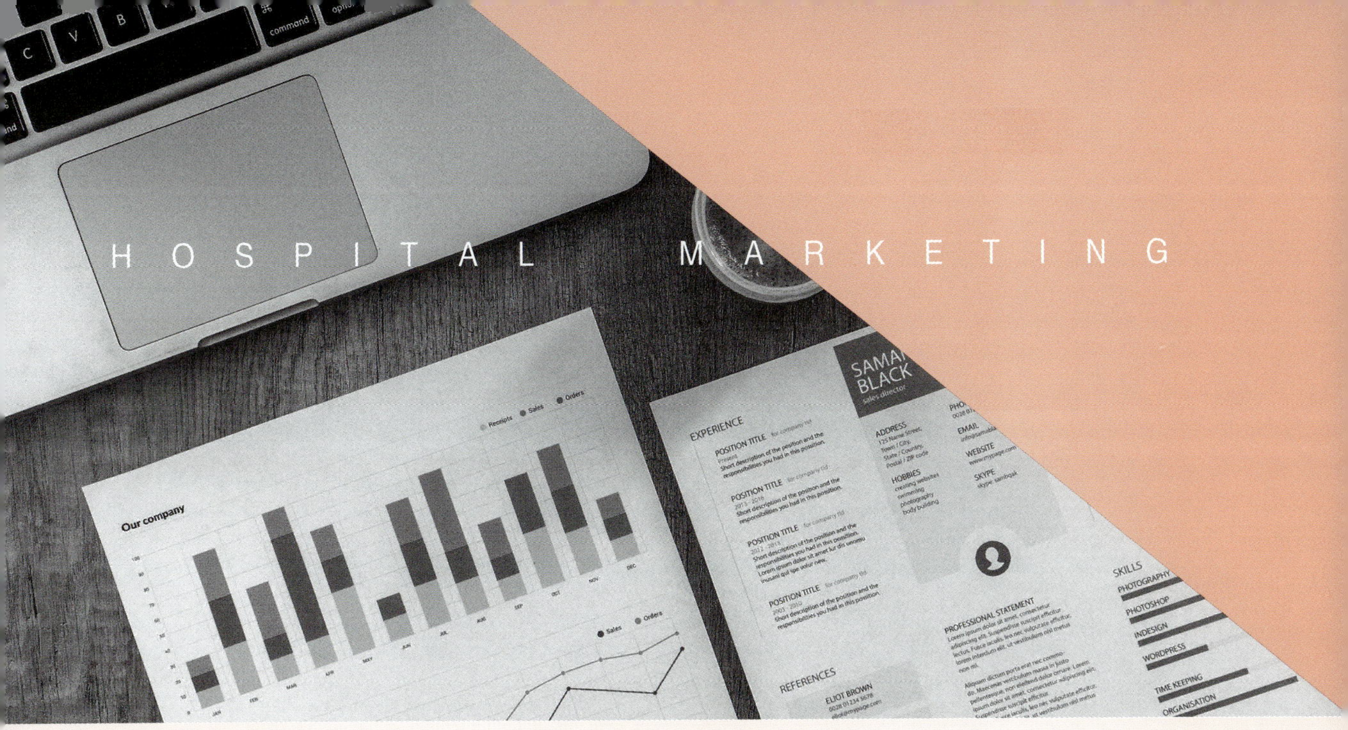

HOSPITAL MARKETING

제3편

전통적 병원마케팅 믹스 전략

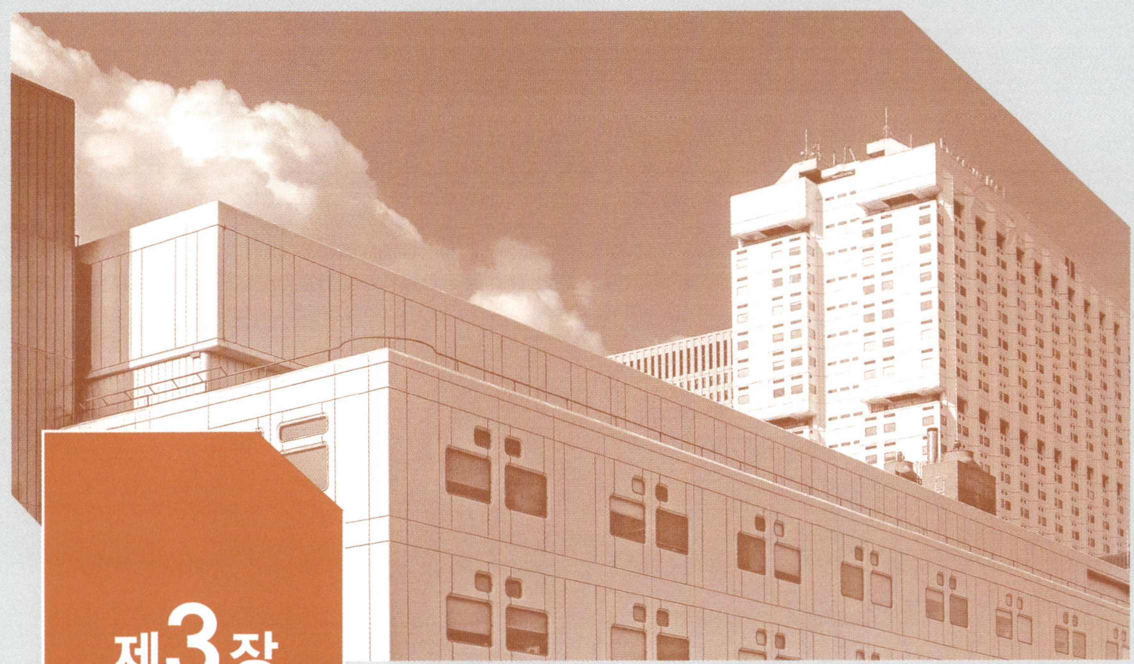

제3장

의료서비스 제품

제1절

의료서비스 제품의 개념

학습목표

1. 의료서비스 제품의 기본개념에 대해서 알 수 있다.
2. 의료서비스 특성에 따라 분류할 수 있다.
3. 의료서비스 제품항목을 3가지 영역에서 구분할 수 있다.
4. 의료서비스 제품전략의 중요성을 이해한다.

키워드

의료서비스 제품, 핵심제품, 유형제품, 확장제품, 의료서비스 제품전략

의료기관이 고객에게 제공하는 제품은 진단과 처치, 물리치료 그리고 검사 등과 같은 대부분 서비스라고 할 수 있다. 물론 각종 의료장비와 의료용구 그리고 약품 등과 같이 서비스 외적인 다양한 제품들도 있지만 의료기관의 주요 핵심적인 제품은 대부분 서비스 형태로 이뤄진다. 그러므로 일반 유형의 제품을 마케팅하는 제조업과 달리 서비스만이 갖는 특성들 때문에 의료기관의 의료서비스 제품에 대한 마케팅 전략은 다소 차이가 있다. 그러나 마케팅 분야에서 활용되는 기본 원칙들은 대체로 서비스 분야에서도 그대로 적용될 수 있으며, 의료서비스 제품 전략도 의료서비스의 독특한 특성을 마케팅의 기본 틀에 반영하여 창의적으로 응용하고 재해석하는 것이 의료서비스마케팅 전략의 성공적인 요인이라 하겠다.

1. 의료서비스 제품의 기본 개념

Kotler(1987)는 "서비스란 공급자가 대상자에게 제공하는 편익 또는 일련의 행위로서 기본적으로 눈에 보이지 않으며 특정인이 소지할 수 없는 특성을 지닌다. 또한 서비스의 제공은 물리적 제품과 연결되거나, 서비스 독자적으로 이루어진다."라고 정의하였다. 특히 의료서비스는 이러한 서비스의 개념 중 제공 목적이 대상자의 건강문제를 해결하거나 건강을 향상시킬 수 있는 편익을 제공한다는 점에서 다른 서비스와 구별된다. 서비스 제품으로서 의료서비스는 일반 유형제품과 구분되는 다음과 같은 몇 가지 특성들을 가지고 있다(Kotler, 1987: Berkowitz, 1996).

1) 무형성(intangibility)

의료서비스는 치료과정이 진행되기 전에는 감각으로 인지할 수 없다. 즉, 의료서비스는 행위이고 성과이기 때문에 유형의 제품과 달리 미리 만질 수 있거나 느껴질 수 없다.

2) 비분리성(inseparability)

의료서비스는 고객과 의료서비스 공급자가 서비스가 제공되는 환경으로부터 분리될 수 없으며 서비스의 생산과 소비가 동시에 일어난다. 즉, 유형의 제품처럼 이미 만들어져서 전달되는 것이 아니라 진료와 치료 과정 속에서 의료서비스가 생산되면서 소비가 동시에 이뤄진다.

3) 이질성(heterogeneity)

의료서비스는 제공자가 어떤 태도를 가진 사람인지, 언제 제공하는지, 그리고 서비스 경험이 얼마나 많은지에 따라 달라질 수 있다. 즉, 의료서비스를 제공하는 의사의 숙련도, 의료기관의 규모, 환자의 상태에 따라서 같은 질환이라도 다르게 치료할 수 있다.

4) 소멸 가능성(perishability)

의료서비스는 생산과정에서 서비스 제품을 분리하여 따로 저장할 수도 없다. 비분리성에서 설명했던 것처럼 생산과 소비가 동시에 이뤄지기 때문에 유형의 제품처럼 저장하였다가 의료서비스를 제공할 수 없는 특징을 가지고 있다. 따라서 고객의 기대에 부응하는 서비스 제품을 계획하기 위해서는 이러한 특성들을 충분히 고려하여 제품전략을 수립하여야 한다.

[표 3-1] **재화와 서비스의 특성 비교**

재화	서비스	관리적 의미
유형	무형	서비스는 저장할 수 없다. 서비스는 쉽게 특허를 낼 수 없다. 서비스는 쉽게 전시되거나 소통할 수 없다. 가격책정이 어렵다.
생산과 소비가 분리	생산과 소비가 동시(비분리성)	고객이 거래에 참여하거나 영향을 미친다. 고객이 서로에게 영향을 미친다. 직원이 서비스 성과에 영향을 미친다. 분산화가 필수적이다. 대량생산이 어렵다.
표준	이질	서비스 제공과 고객만족은 직원과 고객의 행위에 달렸다. 서비스 품질은 많은 통제 불가능한 요인에 달렸다. 제공된 서비스가 계획되거나 촉진된 것과 일치하는지를 확실히 알기 어렵다.
비소멸	소멸	수요와 공급을 맞추기 어렵다. 서비스는 반품되거나 재판매될 수 없다.

출처 : Parasuraman A, Zeithaml A and Berry LL (1985), "A Conceptual Model of Service Quality and It's Implications for Future Research." Journal of Marketing 49, 41–50 Zeithaml VA, Bitner NJ and Gremler DD (2013), 서비스마케팅, 청람 재인용

2. 의료서비스 분류

의료서비스를 서비스 제공과정의 핵심에 따라 분류하면, 서비스 제공 인력(예; 정신분석요법)과 서비스에 사용되는 장비(예; X-ray)를 기준으로 구분할 수 있다(Thomas, 1978). 이 중에서 인력 중심의 서비스는 다시 전문가 서비스(예; 의사), 숙련노동이 필요한 서비스(예: 간호사), 비숙련 노동 서비스(예; 세탁부) 등으로 세분할 수 있다. 그리고 장비 중심의 서비스는 자동화 장비(예; 혈액분석기), 숙련 노동인력에 의해 운영되는 장비(예; 심도자 장비), 비숙련 노동인력에 의해 운영되는 장비(예; 증기소독기)로 구분할 수 있다. 이러한 의료서비스의 분류는 서비스 제공 특성을 반영하기 때문에 각 범주에 대한 마케팅 전략 수립 시 고려해야 할 사항에 차이가 있을 수 있다. 예를 들어 전문인력 중심의 서비스는 인력의 질이 서비스 계획에 가장 중요하게 고려되어야 하며, 그 외 인력에 의한 서비스는 서비스 인력의 태도나 환자에 대한 배려에 관심을 가져야 한다. 장비의 경우에서 숙련 노동이 필요한 장비는 장비의 성능이나 내구성 외에도 운영자의 기술을 향상시키는 데 노력을 기울일 필요가 있다.

[표 3-2] 의료서비스 분류

제공과정의 핵심	구분	마케팅 전략 수립 시 고려 사항
인력	전문가 서비스(의사 등)	인력의 질
	숙련노동이 필요한 서비스(간호사 등)	
	비숙련 노동 서비스(세탁부 등)	인력의 태도나 환자에 대한 배려와 관심
장비	자동화 장비(혈액분석기 등)	장비의 성능, 내구성 운영자의 기술 향상시키는 노력
	숙련 노동인력에 의해 운영되는 장비(심도자 장비 등)	
	비숙련 노동인력에 의해 운영되는 장비(증기소독기 등)	장비의 성능, 내구성

3. 의료서비스 제품항목 결정

의료서비스 제품은 서비스 제품을 어떻게 볼 것인가에 따라 핵심제품, 유형제품, 확장제품과 같이 3가지 영역으로 구분한다.

1) 핵심제품(core product)

고객인 환자가 의료서비스 제품의 구입에서 얻으려고 하는 가장 근본적인 서비스나 효용으로 서비스 제품으로 형상화된 이면에 내재되어 있는 소비자들의 근본적인 욕구를 충족시켜주는 기능, 편익, 특성 등을 핵심제품이라고 할 수 있다. 예를 들어 수술을 해야 하는 경우, 의료기관에서 수술서비스를 제공하지만 환자들이 실제로 가장 원하는 것은 수술을 비롯한 다른 서비스보다 자신의 고통을 감소시키는 것이 핵심제품이다.

의료기관은 수술서비스에서 이 핵심제품에 대한 고객의 욕구를 충분히 충족시키는지를 충실히 고려해야 한다.

자동차의 경우에는 편리함(convenience)이다. 자동차를 운전하는 사람이 자신이 가고자 하는 곳 그리고 자신이 원하는 시간에 쉽게 갈 수 있는 것이 가장 핵심제품이다.

2) 유형제품(actual product)

고객이 의료서비스로부터 추구하는 가장 근본적인 편익이나 기능인 핵심제품을 가시적인 형태로 표현하여 실제 서비스로 실행시키는 것을 말한다. 의료기관에서 분만서비스의 경우 핵심제품은 산모가 편안하고 안전하게 분만하는 것이라고 할 수 있다. 일반적인 유형제품으로서의 분만서비스는 진통이 시작된 산모를 운반차나 휠체어로 분만실의 진찰대로 옮기고 필요한 처치를 하여 분만을 진행하는 것이 전통적인 서비스의 내용이다. 그리고 의사와 간호사가 분만과정을 진행하는 동안 남편과 가족은 분만실 밖에서 불안과 초조함으로 대기하면서 분만과정이 빨리 끝나기만을 기다리게 된다.

동일한 기능이나 편익을 제공하는 핵심제품도 다양한 형태의 유형제품으로 표현될 수 있다. 이러한 유형제품의 다양성은 다음과 같은 5가지 특성의 차이로부터 기인한다.

첫째, **스타일(styling)**

서비스의 독특한 외양이나 느낌을 의미하며, 따뜻하고 쾌적하며 집안 같은 병실의 분위기가 이에 해당된다. 많은 내구재에서의 경쟁은 스타일에 의한 경쟁이라고 할 만큼 스타일은 제품의 특성을 결정짓는 중요한 요소이다. 의료기관의 경우 진료실이나 의료기관의 시설, 나아가서는 의사가 제공하는 서비스의 내용까지도 스타일에 포함될 수 있다.

둘째, **품질(quality)**

서비스의 질은 고객이 서비스의 성과에 대해 인식하는 수준을 의미하며, 서비스의 제공을 누가 하는지 또는 서비스 제공인력의 서비스 수준을 조직이 얼마나 잘 관리하는지에 따라 달라질 수 있다. 특히 의료서비스는 고도의 전문성을 갖는 서비스이며 인간의 생명을 다룬다는 점에서 어느 서비스 제품보다도 품질의 중요성이 강조된다. 그러나 의료서비스의 무형성과 전문성으로 인해 현실적으로 의료서비스의 질을 평가하기란 무척 어렵다. Donabedian(1981)에 따르면 의사의 경우는 의료서비스의 기술적 측면과 과학적 합리성을 가장 중요한 질의 판단요건으로 보는 데 비해, 환자는 의사의 기술적 측면을 판단하기 어렵기 때문에 의사와의 관계나 서비스 제공 환경 등에 근거하여 서비스 질을 판단하는 경향이 있다고 한다.

셋째, **특징(features)**

특징은 스타일이나 품질의 속성을 변화시키는 것 외에 쉽게 추가하거나 제외할 수 있는 유형제품의 개별 구성요소를 의미한다. 예를 들어, 산모가 자유롭게 병실 안에서 이동하거나 남편이 분만장소에 들어오는 경우가 이에 해당한다. 특징은 의료기관이 소비자 욕구에 잘 부합될 수 있는 세분시장을 개발하는 데 활용할 수도 있고, 추가하거나 없애더라도 큰 비용이 들지 않으며 서비스의 차별화를 확보할 수 있는 중요한 아이디어가 될 수 있다.

넷째, **상표명**(brand name)

상표란 특정 조직의 제품과 서비스를 다른 조직의 제품이나 서비스와 식별하고 차별화시킬 목적으로 사용되는 명칭, 말, 기호, 상징, 디자인 또는 이들의 결합을 말한다. 의료서비스 역시 상표명의 가치나 평판에 따라 고객들의 이용에 차이가 있을 수 있다.

다섯째, **포장, 패키징**(packaging)

포장은 제품을 둘러싼 용기나 포장용품을 말한다. 똑같은 제품이라도 용기나 포장상태에 따라 제품의 가치가 다르게 인식될 수 있다. 가장 대표적인 경우가 향수나 화장품으로 이들 제품은 포장이나 용기에 대한 원가가 전체 원가의 40% 수준에 이른다고 하며 포장에 따라 매출이 크게 달라지기 때문에 이 분야에 쏟는 노력은 제품생산에 버금간다. 의료서비스의 경우 서비스가 제공되는 환경이나 서비스의 묶음형태가 이에 해당될 수 있다. 예를 들어 동일한 서비스라도 대도시의 상급종합병원에서 제공하는 서비스는 지방의 지역병원보다 전문적이고 복잡한 기술의 서비스로 인식될 수 있다.

3) 확장제품(augmented product)

확장제품은 기본적인 서비스 외에 추가적인 편익을 제공하는 것으로 지불시기의 연장, 충분한 보증, 사후 서비스 등이 이에 해당한다. 의료서비스의 대표적인 확장제품의 예는 의료서비스(외래 또는 입원) 이용 후 전화상담 서비스나 가정방문 서비스 등이 해당한다. 확장제품은 유형제품 외에 소비자의 선택을 유도할 수 있는 중요한 제품전략이 된다. 따라서 각 서비스 제품마다 다양한 속성과 구성요소들을 잘 종합하여 대상고객에 적합한 서비스를 개발하는 것이 제품전략의 핵심이라고 할 수 있다.

그림 3-1 제품의 유형

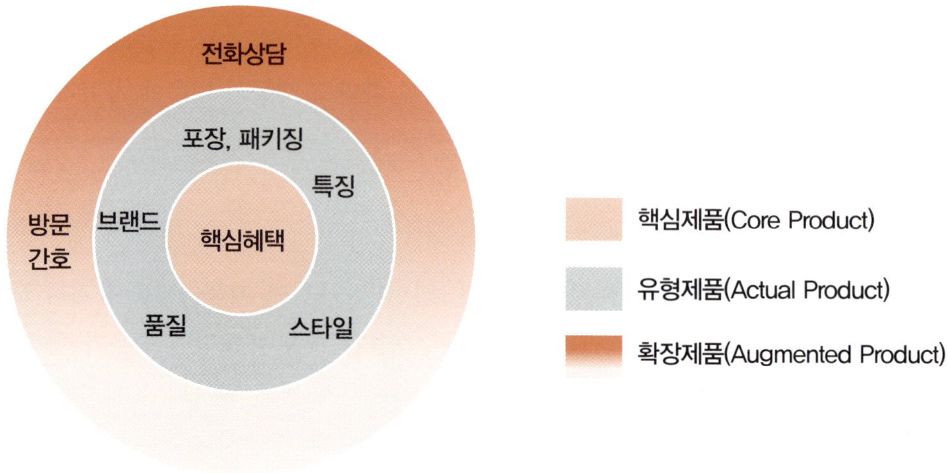

4. 의료서비스 제품 전략의 중요성

의료기관은 다양한 전문 직종들로 구성되어 있어 업무과정이 매우 복잡하게 수행하는 조직이지만 궁극적인 최종 산출물은 의료서비스이며, 의료서비스는 의사(공급자) 개인의 전문성에 크게 의존하는 대표적인 전문 서비스이다. 따라서 의료기관의 모든 활동은 의료서비스 제공이라는 핵심적 가치를 고객에게 제공하기 위한 지원과정에 속한다. 의료서비스 제품전략은 의료서비스를 어떤 고객에게 어떤 수준과 내용으로 제공할 것인지를 결정하는 것으로 전체 의료기관의 경영전략에서 다음과 같은 중요한 의미를 지닌다.

첫째, 의료서비스는 전체 의료기관의 수익성을 결정한다.

의료서비스는 외부고객과 의료기관이 최종적으로 거래하는 산출물로 의료기관의 수익성에 영향을 미친다. 따라서 어떤 제품전략을 사용하느냐에 따라 고객의 기대에 부응하거나 부응하지 못하게 되며, 고객과 교환에 성공하지 못하는 경우 의료기관의 존망에 영향을 미친다.

둘째, 의료서비스를 생산하기 위해서는 인력과 장비에 대한 고가의 자본비용이 투입된다.
따라서 한 번의 투자 결정이 이뤄지면 쉽게 바꾸기 어렵기 때문에 신중하고 합리적인 의사결정이 필요하다.

셋째, 의료서비스의 내용은 의료기관의 이미지를 결정짓는 가장 핵심적인 요소이다.
어떤 내용의 서비스를 제공하느냐에 따라 전체 의료기관의 신뢰도에 영향을 미칠 수 있다.

넷째, 의사는 의료서비스의 질과 내용을 결정하기 때문에 의료기관에서 미래의 조직경쟁력을 갖는 가장 중요한 자원이다.

학습정리

1. 향후 자신이 취업하고자 하는 의료기관을 사례로 핵심제품, 유형제품, 확장제품을 조사하시오..

제2절

의료서비스 제품믹스 전략

학습목표

1. 의료서비스 제품믹스 전략 개념에 대해서 알 수 있다.
2. 의료서비스 제품믹스를 결정하는 요인들을 알 수 있다.
3. 새로운 의료서비스 제품 개발전략을 수립할 수 있다.

키워드

의료서비스 제품믹스 전략, 핵심서비스, 지원서비스

1. 의료서비스 제품믹스 전략의 개념

의료서비스 제품믹스 전략이란 의료기관이 의료이용자인 고객들에게 어떤 내용의 의료서비스를 어떤 제공과정을 거쳐 어떤 이미지로 전달할 것인지를 계획하는 것이다.

의료서비스 제품믹스를 이해하기 위해서는 우선 그 개념과 구성요소를 살펴볼 필요가 있다.

1) 의료서비스 제품항목(product item)

의료서비스 제품항목은 의료서비스 제품의 목적, 대상 시장, 가격, 의료서비스 속성들이 구분되는 개별 의료서비스 제품단위를 의미한다. 예로 내과, 외과, 정형외과, 외래진료, 외과수술, 물리치료 등이 있다.

2) 의료서비스 제품계열(product line)

의료서비스 제품의 기능, 대상 소비자, 마케팅 접근경로 등의 특성들이 유사한 의료서비스 제품항목들의 집합을 의미한다. 예로 입원서비스, 외래서비스, 건강증진서비스 등을 들 수 있다.

3) 의료서비스 제품믹스(product mix)

의료기관이 의료소비자에게 제공할 수 있는 모든 제품계열과 제품항목들의 총칭을 말한다.

4) 의료서비스 제품믹스 결정

각 의료서비스 제품계열을 어떤 내용으로 구성하고 서비스 제품항목은 어떤 형태로 구성할 것인지를 결정하는 것이다.

이 중 서비스 제품믹스는 세 가지 측면에서 세분하여 살펴볼 수 있는데, 의료서비스 제품계열의 넓이(product line width), 의료서비스 제품믹스의 길이(product mix length), 의료서비스 제품의 깊이(depth of product) 등이 이에 해당한다. [그림 3-2]는 세브란스병원의 제품믹스 구조를 보여주고 있다. [그림 3-3]은 일반 제품에서의 제품믹스를 보여주고 있다.

그림 3-2 세브란스병원의 제품믹스 구조

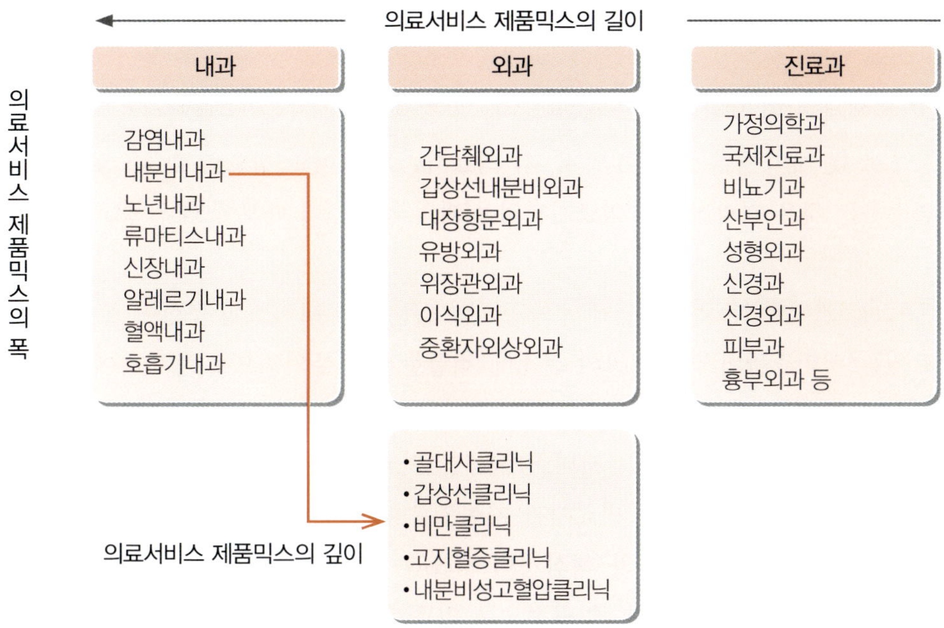

그림 3-3 LG생활건강 제품믹스의 구조

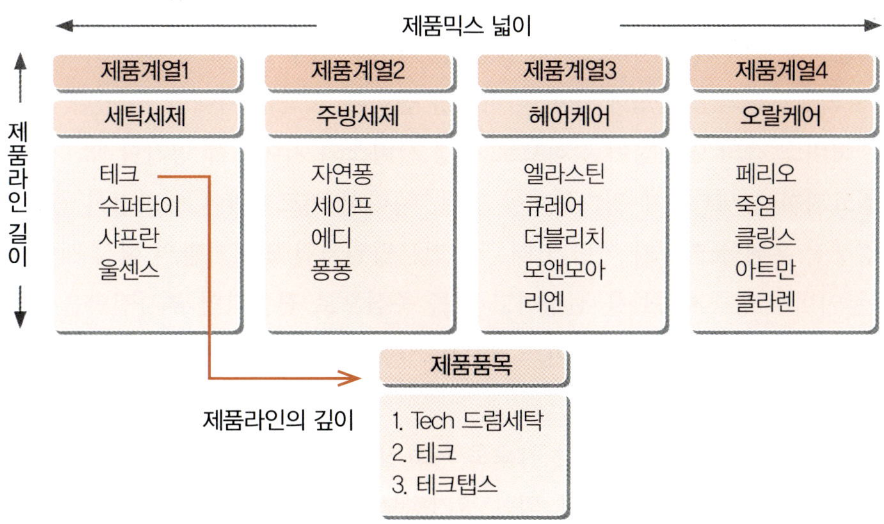

2. 의료서비스 제품믹스 결정

의료기관에서 어떤 의료서비스 제품믹스를 가질 것인지, 또는 의료서비스 제품계열은 어떤 내용으로 몇 개의 종류로 할 것인지, 각 의료서비스는 어느 정도의 수준으로 제공할 것인지를 결정하는 것은 결과적으로 의료기관의 성과와 관련되기 때문에 매우 중요하다.

제품믹스를 결정할 때 의료기관에서 제공하고 있는 의료서비스의 조합이 좋은지, 이미 제공하고 있는 서비스들이 의료기관의 목적에 적합한가를 주기적으로 평가하여 성과가 나쁜 의료서비스 제품항목이나 제품계열의 경우 축소 또는 폐지를 검토할 수 있다. 따라서 의료서비스 제품믹스를 결정할 때 그 서비스가 해당 의료기관에 기여하는 바를 합리적으로 분석, 평가하여야 한다. 서비스의 의료기관 기여도를 평가에서 가장 우선적으로 고려해야 할 사항은 그 서비스가 의료기관의 핵심서비스(core service)인지, 지원서비스(ancillary service)인지를 평가하는 것이다. 일반적으로 의료기관의 핵심서비스는 외래서비스와 입원서비스이고, 건강증진이나 진단서비스 등은 지원 또는 부가서비스일 수 있다. 그러나 핵심서비스와 지원서비스 여부는 의료기관의 설립목적이나 기능 및 역할에 따라 달라질 수 있다. 해당 의료기관에서 환자유치에 결정적인 기여를 하는 서비스를 '제품선도자(product leader)' 또는 '최고제품(flagship product)' 이라고 한다. 이러한 역할을 하는 서비스에는 첨단의 복잡하고 전문적인 서비스들이 속한다. 이처럼 일부 서비스는 첨단화와 전문화를 통하여 전체 의료기관의 전문성에 대한 이미지를 높이는 효과를 기대할 수 있다. 그러나 의료서비스는 서비스 간의 연계성이 강하므로 특정 서비스의 기여도를 평가할 때 다른 서비스에 대한 간접효과까지 세심하게 평가하여야 한다. 따라서 의료기관은 백화점식 진료과목의 배열로는 경쟁적 우위를 점하기 어렵기 때문에 전문병원처럼 의료기관의 핵심 서비스, 제품선도자 또는 이미지 상승제품들을 선정하고 이를 중심으로 집중적인 투자전략을 실시하는 경향이 증가하고 있으며 효과적인 서비스 제품믹스 결정이 중요한 전략적 과제가 되고 있다.

서비스 제품믹스를 결정하기 위한 자료로 의료기관의 성과나 생산성 등과 같은 객관적인 자료를 이용할 수도 있지만, 고객에 의한 평가정보도 중요하다. 고객에게 서비스별 인지도나 질을 경쟁 의료기관들과 비교, 평가하게 하였을 때 경쟁 의료기관보다 우월한 평가를 받는 서비스는 그 의료기관의 제품선도자나 이미지 상승제품의 역할을 할 수 있는 가능성이 높다. 또한 고객들에게 인지도가 높거나 기대수준이 높은 서비스 중에서 고객들의 평가 결과가 만족스럽지 못하거나 불만이 많이 제기되는 의료서비스에 대해서는 우선적으로 개선 전략을 실시해야 한다.

3. 새로운 의료서비스 제품 개발전략

일반 제조업 분야에 비해 의료 분야에서는 새로운 서비스 개발에 대해 전략적 의미를 부여하거나 서비스를 개발하는 정형화된 과정이 상대적으로 적었다. 그러나 환경의 급변과 경쟁 심화로 의료기관에서 새로운 의료서비스가 실패하는 사례가 늘어나고 있으며, 이로 인한 투자오류가 증가하면서 합리적인 의사결정에 의한 의료서비스 개발 계획의 필요성이 높아지고 있다. 새로운 서비스를 개발하여 제공하는 것은 투자비용의 지출이라는 측면 외에도 의료기관의 전체 이미지나 신뢰도에 영향을 줄 수 있으며, 이러한 영향이 장기적으로 지속된다는 점에서 신중한 접근이 요구된다.

1) 새로운 의료서비스 개발영역

의료분야에서 '새로운 서비스 도입'을 검토하고자 할 경우, 흔히 새로운 의학기술(예, 왓슨)이나 장비에 의한 서비스만을 새로운 서비스라고 생각하는 경우가 많다. 그러나 앞서, 의료서비스 제품의 특성에서 살펴본 바와 같이 기존 서비스 제품의 핵심제품, 유형제품, 확장제품 등을 어떻게 개발하고 조합하느냐에 따라 고객이 인지하는 의료서비스 제품은 얼마든지 달라질 수 있다. 따라서 신제품의 유형은 다음과 같이 나눌 수 있다.

(1) 세계 초유의 신제품

세계 최초의 자동차, 레이저프린터, 팩스, PC 등과 같은 제품 발명

(2) 신제품군 진입

특정 기업에는 새롭지만, 세계적으로는 그렇지 않은 경우로, 예를 들어 삼성의 자동차, 진로의 맥주, LG전자의 휴대폰 등

(3) 제품계열 확장

특정기업의 기존 제품계열을 확장하는 것으로 현대자동차의 경승용차, 제일제당의 고농축 세제, 삼성전자의 갤럭시 노트 등

(4) 제품개선

기존 제품의 질적 향상을 말하는데, 오늘날 시장에 출시되고 있는 대다수 제품들이 계속하여 질적으로 향상되고 있음

(5) 재 포지셔닝

기존 제품을 새로운 용도 또는 고객층을 대상으로 재 포지셔닝

의료서비스 분야에서 신제품을 분류하면 다음과 같다.

(1) 새로운 의학기술의 도입

새롭게 개발된 의학기술이나 의료장비를 사용하여 서비스를 제공하는 것으로, 전통적인 의미에서 의료 분야의 새로운 서비스 개발에 속하는 대표적인 영역이다.

(2) 유능한 의사인력의 확보

의료산업은 대표적인 노동집약적 산업이며, 이 중 의사는 가장 결정적인 역할을 수행하는 인력이다. 동일한 내용의 의료서비스도 의료서비스 제공자인 의사의 기술수준과 환자관리 능력에 따라 서비스의 질적 수준이 천차만별일 수 있다. 환자들은 의료이용 시 비가시적이고 전문적인 의료서비스의 특성으로 인해 정보에 의한 합리적인 선택이 어렵기 때문에 이미 이용한 경험자의 평가와 이러한 평가가 공론화된 대중적인 평판에 의존하는 경우가 많다. 그 결과, 때로 유능한 한 명의 의사에 대한 상표 이미지가 전체 의료기관의 이미지를 높이는 경우를 종종 볼 수 있다.

(3) 기존 서비스의 개발

이미 제공하고 있는 의료서비스 내용 중 핵심적 편익을 유지하거나 일부를 변화시키면서 유형제품이나 확장제품의 내용을 변화시키는 것을 말한다. 이는 고객의 욕구 중 의료서비스 제공과정의 편의성이나 쾌적성을 강화시키기 위한 것으로 업무과정의 개선, 서비스의 특성

이나 묶음형태의 변화 또는 재배열, 핵심 서비스에 대한 사후관리 서비스 강화, 그리고 다른 지원서비스 제공으로 가능하다. 이러한 노력은 상대적으로 적은 재원을 투자하면서 서비스에 대한 인식이나 이미지를 변화시키는 전략이다. 예로써 최근 많은 의료기관에서 활발하게 운영되고 있는 특수 클리닉들을 들 수 있다.

2) 새로운 서비스 개발과정

새로운 서비스 개발과정은 다양하며, 다음의 과정은 논리상의 흐름에 따라 개념화한 것이다. 이 개발과정은 의료기관에 따라 동시에 몇 단계를 진행함으로써 단계의 구분이 모호할 수도 있고, 일부 단계들이 생략될 수도 있다. 특정 제품의 구체적 개발과정은 의료기관 및 의료서비스 제품의 유형에 따라 차이가 있는 것이다.

[표 3-3] **의료서비스 개발과정**

1단계	환경 파악 및 정의	의료기관이 직면하고 있는 대내외 환경의 변화와 향후 전망을 분석하고 의료기관의 사명과 목표를 비교하여 의료기관이 외적 변화에 적절하게 대응하고 있는지를 분석
2단계	새로운 서비스 개념 개발	외적 환경의 변화와 내부, 외부고객의 욕구를 분석하는 과정에서 욕구에 부응하지 못하거나 새로운 욕구의 존재를 확인하게 되면 새로운 서비스 개발의 필요성이 제기
3단계	서비스 개념의 테스트 및 가능성 분석	개발되어야 할 새로운 서비스 개념이 제시되면 이들 개념의 타당성과 실제 필요성을 재검토
4단계	이해 당사자들의 타당성 검토	새로운 서비스의 가능성을 바탕으로 예상되는 의료공급자(의사, 간호사, 관련 직원), 서비스의 직접적인 수요자들로 하여금 새로운 서비스 필요성과 현실성을 검토
5단계	서비스 개념의 정리 보완, 정교화	이전 단계에서 제시된 각 욕구와 개념들을 세밀하게 재정의하고 종합된 의견을 반영하여 애초의 개념을 보완
6단계	서비스 계획 수립	서비스 개념을 실현할 수 있는 새로운 서비스 프로그램, 즉 의사, 간호사, 직원들이 각각 어떤 역할을 수행하면서 어떠한 방식으로 어떤 내용의 서비스를 제공할 것인가에 대한 계획을 수립
7단계	서비스 개념과 각 서비스 계획의 연결	여러 개의 서비스 개념이나 욕구에 대해 이를 실현할 수 있는 몇 개의 서비스 계획안을 마련한 후 각 서비스 개념에 가장 적절하다고 판단되는 서비스 계획을 선택
8단계	서비스에 대한 홍보전략 수립	서비스의 편익을 내부, 외부고객에게 전달할 수 있는 구체적인 홍보대상, 방법, 홍보내용 등의 세부 계획을 수립

9단계	최종 완성된 서비스 프로그램의 검증	실제 서비스를 제공하는 과정을 시범적으로 운영해 봄으로써 현실적인 어려움이나 기술적인 어려움을 파악하고 이를 보완
10단계	건강보험 수가나 비급여 수가에 대한 해당사항 검토	해당 서비스가 현재 건강보험 수가체계에서 어떠한 범위에 속할 수 있는지 아니면 일반 수가항목으로 포함시킬 것인지, 그럴 경우 가격을 어떻게 설정할 것인지 검토
11단계	새로운 서비스의 실행	새로운 서비스를 실제로 실행하고 실행과정의 문제점과 소비자들의 반응을 모니터링하여 서비스 제공과정을 지속적으로 보완

의료기관이 이상의 서비스 개발과정을 계획적으로 수행해나가는 것은 두 가지 측면에서 유용할 수 있다. 첫째, 고객의 욕구를 체계적으로 파악하고 서비스 개발과정에 고객을 참여시킴으로서 고객만족을 높일 수 있는 서비스 제공이 가능하다. 둘째, 의료기관은 장 · 단기 측면에서 서비스를 계획하고 관리해나갈 수 있다.

학습정리

1. 앞의 병원을 사례로 제품믹스 구조를 그려보시오.
2. 의료서비스 개발과정을 참고하여 새로운 서비스를 만들어 보시오.

제3절

의료서비스 제품관리 전략

학습목표

1. 의료서비스 유형화 전략을 실행할 수 있다.
2. 수요분산과 공급능력의 유연화 전략을 실행할 수 있다.
3. 의료서비스 질 관리전략을 수립할 수 있다.
4. 의료서비스 제품 수명주기에 따른 관리전략을 수립할 수 있다.

키워드

의료서비스 유형화 전략, 수요분산, 공급능력, 의료서비스 질 관리, 의료서비스 제품 수명주기

의료기관에서 의료서비스를 관리하는데 있어서는 의료서비스의 특성을 감안한 제품관리 전략이 필요하다. 의료서비스로서의 특성에 따른 관리전략을 살펴보면 다음과 같다.

1. 의료서비스 유형화 전략

의료서비스는 일반 제품처럼 눈으로 확인할 수 없는 무형성의 특성을 가지고 있으므로 의료기관에서는 의료인이 의료이용자들에게 서비스에 대한 확신이나 믿음을 주는 것이 중요하다. 서비스에 대한 확신을 높이기 위한 방안들은 다음과 같다.

첫째, 의료서비스의 가시성을 높인다.

성형외과 의사는 수술 후 환자의 모습을 3D 가상 성형 서비스를 보여줌으로써 서비스의 내용을 구체화할 수 있다. 또한 교정치과에서 이전에 수술받은 환자 사례를 보여주는 것도 하나의 방법이 될 수 있다. 의료서비스를 제공하는 물리적 환경, 즉 시설, 장비, 배치, 실내조명, 색상 등의 인테리어는 서비스의 가시성에 기여하는 중요한 요소들로서 이러한 환경들이 고객의 기대에 부응하면 환자들은 서비스 선택에 대한 확신이 강화된다.

둘째, 의료서비스의 내용을 설명하기보다 서비스의 편익을 강조한다.

의료서비스 제공과정이 전문적이기 때문에 의사가 환자에게 서비스 내용을 상세히 설명하는 것보다 서비스로 인한 편익을 설명해주는 방식이 오래전부터 의료분야에서 사용되어 왔다. 예를 들면, 의사가 환자에게 수술의 내용을 설명해주기보다 "이 수술을 받으면 그동안 걸을 때 겪었던 고통이 사라지고 편안하게 생활할 수 있습니다." 라고 결과나 편익을 설명해주는 것이다. 그러나 최근에는 의료정보의 대중화로 환자들의 정보수준이 높아졌을 뿐만 아니라 환자들이 알고 싶어 하는 경우가 많아지면서 의료서비스의 편익뿐만 아니라 내용을 설명해주는 것이 환자들의 만족을 높일 수 있다.

셋째, 의료기관의 상표가치를 의료서비스에 부가함으로써 고객의 신뢰를 높인다.

일반상품처럼 아직 의료분야에서 상표가치가 일반화되고 있지는 않지만 실제로 의료기관을 선택하는 과정을 보면 의료이용자는 의식적이거나 무의식적으로 의료기관의 상표가치를 평가하여 선택하는 경우가 많다. 예를 들어, 세브란스병원 내과를 찾는 환자는 내과 서비스의 질을 잘 알지는 못하지만 전체 세브란스병원에 대한 평가 이미지를 내과 서비스에도 동일하게 적용하여 방문하게 되는 것이다. 이러한 상품가치에 의한 선택은 앞으로도 지속적으로 적용될 것으로 예상되므로 의료기관의 상표가치를 개별 서비스에 적용하여 신뢰성을 높이는 전략을 적극적으로 활용할 필요가 있다.

넷째, 의료서비스 제공자인 의료전문인의 인지도를 높임으로써 그 의료서비스에 대한 신뢰를 높인다.

'ㅇㅇ병원에는 홍길동 의사가 최고'와 같이 의료서비스 제공자의 인지도를 높이고 이를 활용하는 방법인데, 국내 의료기관 사례들을 보면 이러한 파급효과가 상당히 큰 것으로 평가되고 있다. 따라서 의료기관들은 의료광고를 할 수 없는 현실에서 홍보효과를 기대할 수 있다는 유용성 때문에 의사가 매스컴에 출연할 수 있도록 지원하는 경우가 많다. 그러나 이러한 방법은 의료인으로서의 윤리적인 측면에서도 부정적인 견해에 유의하여 실시할 필요가 있다.

2. 수요분산과 공급능력의 유연화 전략

의료서비스는 서비스 생산과정과 소비과정을 별도로 분리할 수 없을 뿐만 아니라 저장도 불가능하기 때문에 수요의 변화에 탄력적으로 대응하기 어려운 측면이 있다. Strasser 등(1993)은 이러한 수요와 공급능력의 불일치를 극복하기 위하여 의료기관이 선택할 수 있는 방안을 수요차원과 공급차원으로 구분하여 전략을 제시하였다

1) 수요차원의 관리전략

(1) 가격차별화 정책

가격차별화 정책은 일반 기업에서 가장 일반적으로 사용되는 수요관리 방법이다. 그러나 우리나라의 국민건강보험체계에서는 이러한 가격차별화를 적용하기가 용이하지 않다. 다만, 비급여 항목에서는 이러한 전략을 실행할 수 있다.

(2) 마케팅 캠페인을 통한 수요 분산

의료기관의 고객이 붐비는 시간대 외의 수요를 개발하는 것이다. 많은 의료기관이 조기 진료나 야간 진료 그리고 주말 진료 등을 개설하여 수요를 분산, 확대시키는 전략을 실행하고 있다.

(3) 예약시스템의 활성화

이용자의 대기시간을 줄이고 서비스 제공에 필요한 자원을 계획하는데 유용한 방법이다. 치과의 경우에 여러 번 방문으로 치료가 끝나는 경우가 많으므로 예약시스템을 잘 활용해서 고객의 수요를 분산할 수 있다.

2) 공급차원의 관리전략

(1) 수요가 집중되는 시간대에 시간제 인력을 활용한다.

추가적인 고용이 아닌 집중시간대 필요인력을 효율적으로 활용할 수 있다.

(2) 수요가 집중되는 시간대의 작업효율을 높인다.

의료서비스의 표준화를 통해 대체인력으로도 서비스 제공이 가능하도록 전략을 수립해야 한다.

(3) 서비스 제공과정에 고객의 참여를 높인다.

고객이 문진표를 작성하도록 함으로써 의사의 진료가 보다 효율적으로 진행될 수 있게 한다.

(4) 서비스 제공과정을 연계하고 공유한다.

개방형 병원을 활용하여 의원과 병원이 의료서비스를 공유하게 할 수 있다.

(5) 시설이나 장비의 설치 시 확장 가능성을 고려하여 설치해야 한다.

시설이나 장비를 추가로 확장할 때에는 기존의 시설이나 장비와 연계성을 고려하여 설치한다.

3. 서비스 질 관리전략

의료서비스는 다른 어느 서비스 제품보다 서비스의 질의 중요성이 강조된다. 의료서비스 질은 고객만족의 핵심적 요소이며, 서비스 결과로서 환자의 건강상태에 큰 영향을 미치기 때문이다. 의료서비스는 전문성이 강한 서비스 영역으로서 전통적으로 의료공급자 스스로 서비스 질에 관심을 가지고 관리해 왔다. 이러한 전통적인 질 관리 개념은 주로 의료 기술적인 영역에 초점이 맞춰져 왔으며, 의사 등 소수 전문가가 주체가 되어 수행된 진료내용을 검토하고 잘못된 사항을 개선하는 사후관리에 초점을 두었다.

그러나 고객이 지각하는 의료서비스 영역은 의료기술적인 영역보다 의료공급자와 환자 관계, 서비스가 제공되는 과정과 환경이 주된 부분이라고 할 수 있으며, 이들 영역에 대한 고객의 기대수준에 부합되지 않고서는 고객만족을 성취해내기 어렵다. 또한 의료서비스 제공과정은 각 과정이 긴밀히 연계되어 있으므로 의사만 진료를 잘 한다고 해서 환자에게 양질의 서비스를 제공하기는 어려우며, 각 과정에서 모든 제공자가 제 몫을 할 때 환자에게 서비스 질을 보장할 수 있다는 인식을 갖추어야 한다.

최근 의료 분야에서 활발하게 전개되고 있는 질향상 활동은 의사의 진료영역뿐만 아니라 의료기관에서 제공되는 모든 서비스 영역을 대상으로 실제 고객이 인지하는 서비스 수준을 향상시키고, 좀더 과학적인 접근을 통해 지속적으로 그리고 제도적으로 서비스 제공과정을 관리해 나가려는 시도이다.

4. 의료서비스 제품 수명주기 관리전략

제품에 대한 수요는 항상 일정할 수는 없으며, 수요의 변화에 따라 제품도 생성되고 소멸할 수 있다. 특히 거시환경의 변화와 시장 내 환경변화에 적응하기 위해 제품 역시 일정한 변화를 보일 수밖에 없다. 이러한 제품의 변화를 일종의 생물학적 수명주기 측면에서 살펴보려는 입장이 제품 수명주기(product life cycle)이다[그림 3-4]. 서비스 역시 생성과 성장, 생존과 유지, 쇠퇴와 소멸 등의 수명주기를 갖는다. 과거에 일반적으로 수행되었던 많은 의료행위들이 의료기술의 발달로 더 이상 활용되지 않게 되는 경우가 서비스 수명주기(service life cycle)에 따른 변화를 보여주는 예들이다.

그림 3-4 제품 수명주기

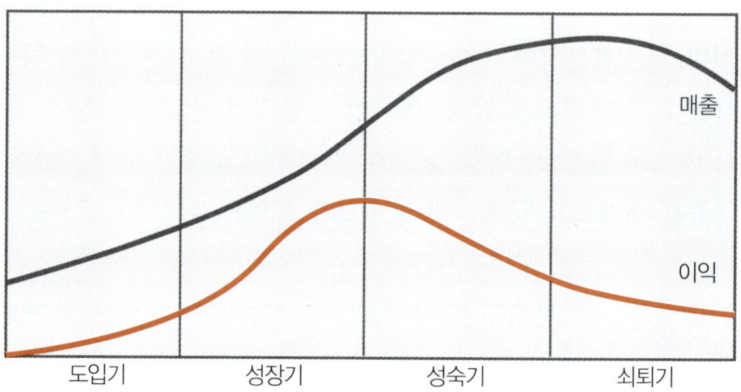

1) 의료서비스 제품 수명주기별 관리 전략

의료서비스의 수명주기별 각 단계마다 마케팅 초점들에 차이가 있을 수 있다. 각 의료서비스 수명주기별 특성과 주기별로 고려해야 할 마케팅 관리전략들은 다음과 같다.

(1) 도입기

도입기(introduction stage)는 의료서비스가 개발되고 의료시장에 도입되는 시기로서 의료서비스 이용량이 서서히 증가하는 시기이다. 도입기에서 진료량이 완만히 증가하는 이유는 4가지 요인들을 들 수 있다(Buzzell, 1966).

첫째, 의료서비스 생산능력을 확장하는 데 시간이 걸린다.

둘째, 기술적으로 보완해야 할 사항들이 출현한다.

셋째, 고객에게 전달하는 통로로서, 유통망의 역할을 하는 의료공급자를 확보하는 데 시간이 걸린다.

넷째, 기존의 서비스 이용행태나 서비스에 대한 개념을 바꾸는 데 소비자의 저항 등이 생긴다.

이들 요인 외에도 새로운 의료서비스가 건강보험 급여 혜택을 받기까지는 많은 시간이 소요되기 때문에 보험자의 정책이 서비스 도입 속도에 주요한 영향을 끼칠 수 있다.

도입기의 또 다른 특징은 비용이 많이 들기 때문에 수익 상태는 적자이거나 낮은 편이다. 그 이유는 의료이용량이 적으면서 생산비용이나 촉진 비용들이 많이 소요되기 때문이다. 특히 이 시기의 가장 중요한 마케팅 전략은 촉진이다. 도입기에는 적극적인 촉진 활동을 통해 고객들에게 새로운 의료서비스를 알리고, 의료제공자의 관심을 유도해야 한다. 촉진전략은 비차별적인 다수를 대상으로 하기보다는 서비스 수요자 중 초기의 고가서비스를 구매할 가능성이 높은 집단을 파악하고 이들을 대상으로 집중적인 전략을 수립하는 것이 보다 유용하다. 예를 들어 암환자 진료를 위해서 IBM 왓슨을 활용한 진단을 시행하는 것이다. 고객들이 아직 인공지능에 대한 확신이 없는 상황에서 왓슨을 활용한 진료를 하는 것은 쉬운 일은 아니다. 그리고 왓슨의 경우는 아직 건강보험수가가 결정되어 있지 않기 때문에 고객이 진료비 전체를 부담해야 하는 비용 부담을 많이 가질 수 밖에 없다. 따라서 수용 가능한 계층을 대상으로 서비스의 유용성을 설득하는 촉진전략을 수립하는 것이 보다 효율적이라고 할 수 있다.

(2) 성장기

성장기(growth stage) 단계에서는 의료서비스가 의료시장에 받아들여지고 고객이 서비스의 유용성을 평가하게 되면 의료서비스 이용량이 급격하게 증가하게 된다. 특히 초기 고객의 호의적인 구전에 힘입어 보수적인 계층에게까지 잠재수요가 확산할 수 있다. 성장기는 시장규모가 증가하게 되어 많은 의료기관들이 경쟁적으로 서비스를 도입하게 되고 서비스 경쟁을 위해 의료서비스의 특성, 스타일, 포장 등의 차별화된 제품전략으로 시장을 공략하게 된다. 성장기에 있어 이익은 초기 도입기보다 높지만 지속적으로 시장을 확장하겠다는 전략을 가질 경우엔 단기 이익이 낮아질 수도 있다.

따라서 성장기에 중요한 마케팅 전략은 높은 시장수요의 증가를 지속적으로 유지하는 데 있으며 이를 위해 다음의 3가지 방안을 들 수 있다.

첫째, 의료서비스 질을 향상시키고 새로운 특성이나 의료서비스 제품전략을 개발한다.

둘째, 의료서비스의 잠재적인 세분시장을 탐색하고 개발한다.

셋째, 의료서비스의 존재를 인식시키는 홍보에서 의료서비스를 신뢰하고 이용을 유도할 수 있는 방향으로 촉진전략을 전환한다.

(3) 성숙기

의료서비스 이용량이 둔화하기 시작하면 성숙기(maturity stage)에 접어들었다고 볼 수 있다. 이 시기는 이전의 수명주기 단계보다 길어질 수 있으며 마케팅 관리에 있어서도 많은 어려움을 겪게 된다. 대부분의 의료서비스들은 수명주기 중 성숙기에 속한다고 볼 수 있으며 의료기관에서 마케팅 관리의 초점을 이 단계에 맞추고 있다. 성숙기의 초기 단계에서 이용량이 둔화하면 의료인력이나 의료장비의 과잉에 따른 문제가 발생하게 된다. 이러한 공급능력의 과잉은 심한 경쟁을 야기하게 되며 일반 제조업 분야의 경우 가격할인 경쟁이 일어나는 것도 이 단계에서 발생한다.

의료서비스는 건강보험 수가를 국가가 통제하므로 가격할인 등의 경쟁이 어려워 가격경쟁보다는 서비스 경쟁 형태로 나타나게 된다. 따라서 서비스의 특성이나 스타일 등 제품전략을 다양화하고 홍보전략에 집중하게 된다. 이때의 홍보나 촉진전략은 의료서비스의 인지도나 수요 창출에 두기보다 다른 의료기관의 의료서비스와 차별성에 주안점을 둘 필요가 있다. 취약한 경쟁자가 의료서비스 제공을 포기하게 되는 경우도 발생하며 이 시기에는 여러 경쟁 의료기관들과 비교하여 차별적인 경쟁우위를 확보하는 것이 제일 중요한 마케팅 전략이라고 할 수 있다. 경쟁우위를 확보하기 위해서는 대상 시장을 바꾸거나 의료서비스 특성 등을 변화시킬 수도 있다.

(4) 쇠퇴기

많은 의료서비스는 시간이 지나면 쇠퇴기를 맞아 서비스 이용량이 감소하게 된다. 감소

속도는 때로는 완만하게, 때로는 급격하게 일어날 수 있다. 이러한 서비스 이용량의 감소는 여러 요인들에 의해 야기될 수 있으나 의료서비스의 경우엔 의학기술의 발전이 가장 중요한 요인이다. 그 외에 소비자 취향의 변화, 시장의 경쟁강도 등에 따라서도 이용량에 변화가 생길 수 있다.

서비스 이용량이 감소하면 일반 기업의 경우엔 우선 서비스량의 축소나 퇴출을 생각하는데, 의료서비스의 경우 의료법에 의해 병원 또는 종합병원의 진료과목 등을 규정해놓고 있기 때문에 이에 대해 신속하게 전략을 수립하기 어려운 점이 많다. 또한 의료서비스의 공익성 때문에 많은 의료기관들은 수익성을 이유로 의료서비스를 폐지하는 것에 대해 윤리적인 갈등을 하거나 망설이는 경우들을 볼 수 있다. 그러나 해당 의료기관에서 이용량이 극히 적은 의료서비스의 유지는 직접적인 수익 감소 외에도 보다 경쟁력 있는 의료서비스에 투자되어야 할 각종 자원을 붙잡는 결과를 초래하게 되어 결과적으로 전체 의료기관의 이미지를 손상시킬 수 있다. 한정된 자원을 의료기관의 핵심역량에 집중한다는 의미에서 의료기관의 의료서비스 중 경쟁력이 취약한 의료서비스에 대해서는 존폐를 집중적으로 검토할 필요가 있다.

이러한 마케팅 전략의 대안에는 크게 3가지를 고려할 수 있다.

첫째, 기존의 전략을 그대로 유지하는 전략

둘째, 의료서비스 대상 시장의 규모를 축소하여 집중하는 전략

셋째, 해당 서비스 계열에 대한 투자비용을 줄이고 궁극적으로는 의료서비스 공급을 중단하는 철수전략 등이다.

그러나 의료기관의 서비스들은 상호 연관이 되어 있는 경우가 대부분이기 때문에 서비스 퇴출을 결정할 경우, 다른 서비스와의 연관성을 신중하게 고려할 필요가 있다. 예를 들어 입원수요가 감소하여 가동병상을 축소한 A병원의 경우 병실의 감소로 수술서비스가 감소하고 결과적으로 외과계열 환자들이 감소하여 경영상 어려움이 가중된 사례는 이러한 우려를 뒷받침한다.

[표 3-4] 제품수명주기 단계별 특성

단계별 특성	도입기	성장기	성숙기	쇠퇴기
판매량	낮음	급속성장	최대매출	매출쇠퇴
고객당 비용	높음	평균치	낮음	낮음
이익	적자	증대	최대	감소
고객	혁신층	조기 수용층	중간다수층	추가 수용층
경쟁업자	소수	점차 증대	많은 경쟁자	점차 감소
마케팅 목표	제품의 인지와 사용의 증대	시장점유율 극대화 전략	시장점유율의 방어와 이익극대화	비용의 절감과 투자액의 회수

[표 3-5] 제품수명주기 단계별 마케팅 전략

단계별 특성	도입기	성장기	성숙기	쇠퇴기
제품전략	기본제품 제공	제품과 서비스의 확대, 제품품질 보증	모델의 다양화	경쟁력 없는 제품의 철수
가격전략	원가가산가격	시장침투가격	경쟁대응가격	가격인하
경로전략	선택적 유통전략	집중적 유통전략	집중적 유통전략의 강화	이익이 적은 경로를 폐쇄하는 선택적 유통전략
광고전략	조기수용자층과 유통업자 대상으로 제품 인지 확대	대중시장에서의 관심과 인지의 구축	상표 차이와 효익의 강조	필요한 최저수준으로 조정, 핵심 충성고객들을 대상으로 함
판매촉진전략	시음 유도용 강력한 판촉 시행	수요확대에 힘입은 판촉의 감소	판촉을 통한 상표 전환 시도	최저수준으로 줄임
중점활동	품질관리	광고	가격	전략적 의사결정

학습정리

1. 자신이 선택한 의료기관에서 유형화 전략 사례를 찾아서 발표하시오.
2. 자신이 선택한 의료기관과 경쟁의료기관의 유연화 전략을 비교하시오.
3. 의료서비스를 제품 수명주기에 맞는 마케팅 전략을 수립하시오.

참고문헌

Berkowitz EN(1996). Essentials of Health Care Marketing. An Aspen Pub.

Buzzell RD(1966). Competitor Behavior and Product Life Cycle in New Ideas for Successful Marketing. American Marketing Association.

Donabedian A(1988). The quality of care: How can it be assessed? JAMA. 260(12). 1743-1748

Kotler P. Clarke RN(1987). Marketing for Health Care Organizations. Prentice Hall.

Parasuraman A. Zeithaml A and Berry LL(1985). "A Conceptual Model of Service Quality and It's Implications for Future Research." Journal of Marketing 49. 41-50

Strasser S. Aharony L. Greengerger D(1993). The patient satisfaction process: moving toward a comprehensive model. Medical Care Review. 50(2). 21-248

Thomas RZ. William CS. Edgar HA. et al(1995). Patient satisfaction and experience with health services and quality of care. Quality Management in Health care. 3(3). 50-61

Zeithaml VA. Bitner NJ and Gremler DD(2013). 서비스마케팅. 청람

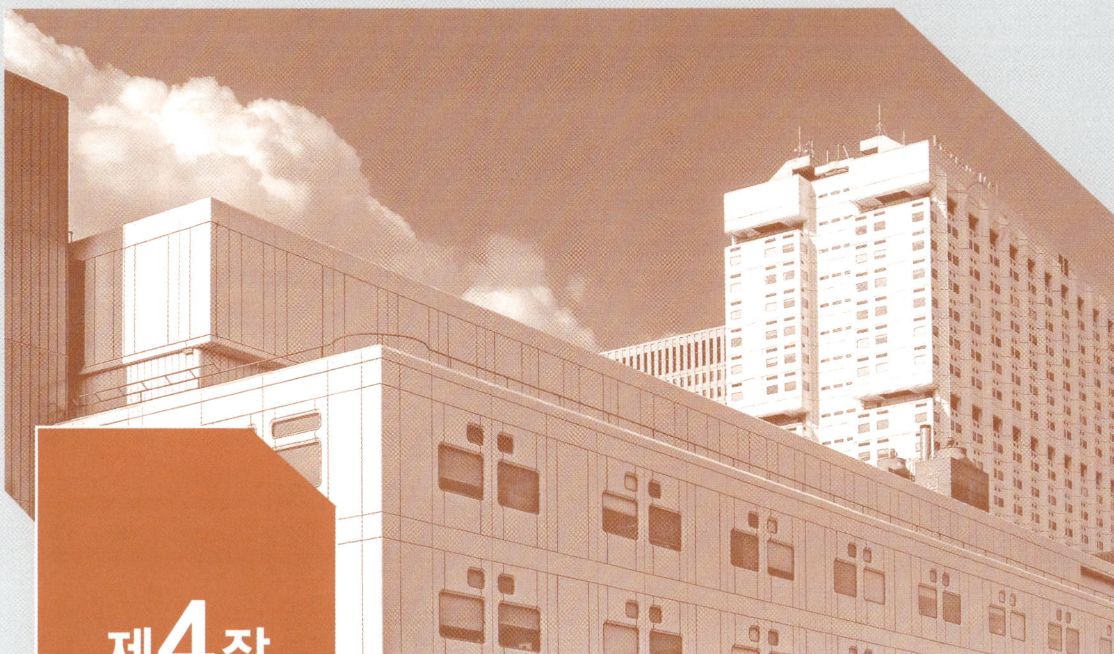

제4장

의료서비스의 가격

제1절 의료서비스 가격의 기본 개념

제2절 의료수가 결정 방법 및 관리전략

제1절

의료서비스 가격의 기본 개념

학습목표

1. 의료서비스 제품의 기본 개념에 대해서 알 수 있다.
2. 의료서비스 가격결정 목적을 이해할 수 있다.
3. 의료서비스 가격결정에 영향을 미치는 요인들에 대해서 이해할 수 있다.

키워드

의료서비스 가격, 소비자, 경쟁환경, 유통경로, 원가, 정부규제

일반적으로 가격이란 고객이 제품 또는 서비스를 구매할 때 기업 또는 의료기관이 고객에게 요구하는 금전적인 대가를 말한다. 마케팅 관점에서 가격은 소비자가 소유하거나 사용하게 된 제품이나 서비스에 대한 가치의 대가로서 공급자에게 지급하는 것이라 할 수 있다. 의료산업에서는 의료서비스에 대한 가격을 의료수가라고 한다. 우리나라에서 의료수가는 건강보험수가와 일반수가로 나누어져 있다. 일반수가는 국민건강보험 적용대상이 아닌 경우에 부과되는 의료수가로 본인이 전액 부담하는 것을 원칙으로 하고 있다. 반면, 건강보험수가는 건강보험 급여 서비스에 부과되는 수가로 진료비 중 일부만 본인이 부담하게 된다. 그러므로 의료기관이 결정할 수 있는 의료수가의 범위는 매우 제한적이며, 의료서비스의 가격으로서 의료수가와 본인이 부담하는 의료비용과는 차이가 있다. 가격은 마케팅 믹스의 요소 중에서 유일하게 이익을 가져다주는 요소이며, 경쟁에 가장 민감하게 반응하는 요소이다. 또한, 경쟁자가 즉각적인 모방이 가능하고, 가장 강력한 경쟁의 도구의 특징을 갖는다. 그러나 의료산업에서는 의료서비스의 특성상 가격전략을 수립하는 데 있어 여러 가지 제한점이 있다.

1. 가격결정의 목적

가격결정은 신제품을 개발하거나 획득할 때, 새로운 유통경로 또는 지리적 영역에 정규제품을 도입할 때, 새로운 계약 시 입찰할 때 발생한다. 그러나 의료수가 중 건강보험수가는 정부가 고시하므로 의료기관에서 직접 건강보험수가를 결정하지 않으며 의료기관에서는 일반수가만을 결정하게 된다. 따라서 의료기관은 일반수가를 결정하는 데 있어 그 목적을 명확히 하여야 한다. 일반적으로 가격을 결정하는 목적으로는 이익 극대화, 원가보전, 이용극대화, 이미지 강화 등이 있다.

1) 이익 극대화

일반적으로 가격을 결정할 때 단기적인 이익의 극대화를 목적으로 하는 경우가 많다. 이익 극대화를 추구하는 경우에는 장기적인 조직 성과보다는 단기적인 재무성과에 초점을 두게 된다. 의료기관은 비영리조직으로서 이익의 극대화를 추구하지는 않으나 의료기관의 성장과 발전에 필요한 재원을 확보하는 데 초점을 두고 있다. 최근 의료기관의 경영여건이 악화되면서 의료기관도 영리기관과 비슷한 경영 형태를 갖게 되었으며, 경영성과, 특히 이익에 관심을 갖게 되었다. 그러나 의료기관이 추구하는 경영목표를 이익의 극대화에 두기보다는 의료기관의 발전과 투자에 필요한 자본과 경영여건이 악화되는 것에 대비한 여유자금의 확보라고 이해하는 것이 좋겠다.

2) 원가 보전

원가는 가격을 결정할 때 가격의 하한선을 정하는 요소이다. 일반적으로 원가에 적정 수준의 이익이 보장되도록 가격을 결정하므로 원가는 가격전략에 있어 중요한 구성 요소가 된다. 특히 우리나라는 행위별 수가제(FFS)를 채택하고 있으므로 각각의 의료서비스 행위 및 약품재료에 대한 원가가 매우 중요한 의미를 갖는다. 의료서비스에 대한 수가가 원가를 보전하기 위해서는 각 진료행위에 대한 원가분석이 필수적이며 원가가 정확히 계산되어야만 적정한 수가의 결정이 가능하다. 그러나 의료기관에서 진료행위별 원가를 정확하게 계산하는 것이 매우 어려우며, 같은 진료행위에 대해서도 의료기관에 따라 원가가 다르므로 원가보전에 충실한 진료수가를 책정하기는 어렵다. 이러한 어려움들로 인해 실제로 각 의료기관에서는 진료행위별로 원가를 정확히 파악하지 못하고 있는 실정이다. 의료기관별로 자본비용에 차이가 있기 때문에 원가산출에 어려움이 있다.

3) 이용 극대화

대부분 조직의 궁극적인 목표는 이윤 추구에 있으며 이를 위해 이윤 극대화를 목적으로 가격을 결정하는 경우가 많으나, 장기적인 계획 하에 이용 극대화 또는 시장점유율 향상을 목적으로 가격을 결정하기도 한다. 이는 높은 시장점유율을 지향할 경우 단기적으로는 수익성이 저하되지만 장기적으로는 높은 수익성을 기대할 수 있다는 것을 전제로 하는 것이다. 실제로 시장점유율을 높이기 위해서는 가격을 인하하거나 홍보활동을 강화하여야 하며 이로 인해 수익성이 감소되기도 한다. 그러나 시장점유율이 확대되면 원가절감, 효율성 증대, 소비자 인식 제고 등을 통하여 높은 수익성을 기대할 수 있게 된다. 의료기관에서는 시장점유율 확대를 위한 목적 이외에도 의료기관 본연의 사명인 지역사회 건강증진을 위해서도 의료서비스 이용 극대화에 관심을 가지게 된다. 그러나 의료기관은 자선기관이 아니므로 수익과 무관한 이용 극대화는 생각하기 어려우며 이용 극대화를 위해서는 수가의 하향 조정이 이루어져야 하는데 변동비가 높은 경우에는 수가를 인하하는 것이 의료기관에 재정적으로 부담이 되기 때문이다. 그러므로 의료기관에서는 공급능력에 비해 수요가 적은 의료서비스 중에서 변동비가 크지 않은 의료서비스가 이용 극대화의 대상이 될 수 있다.

4) 이미지 강화

수가는 의료기관의 이미지나 지역사회와의 관계를 고려하여 결정할 수도 있다. 의료서비스의 가격이 의료기관의 이미지나 지역사회와의 관계에 영향을 미칠 수 있다고 판단되는 경우 의료서비스의 수가를 원가나 이윤에 관계없이 정책적으로 결정하는 것을 말한다. 의료기관에서도 일반수가 중 환자들이 쉽게 인식하는 수가를 선택하여 이를 낮게 또는 높게 책정함으로써 의료기관의 이미지를 형성할 수 있다.

2. 가격결정에 영향을 미치는 주요 요인들

그림 4-1 가격결정에 영향을 미치는 주요 요인

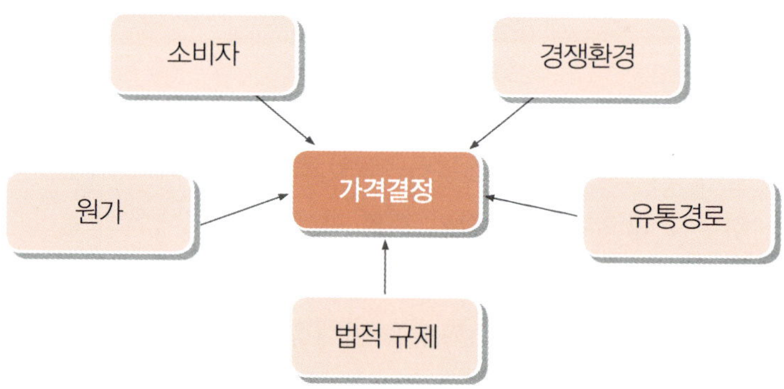

1) 소비자(consumer)

일반적으로 가격이 변하면 수요도 변하여 가격과 수요 간에 일정한 관계가 형성된다. 정상적인 경우 가격과 수요 간에는 역관계가 있어 가격이 상승할수록 수요는 감소하며, 가격이 내리면 수요는 증가한다. 그러나 우등재의 경우에는 가격과 수요 간의 정관계가 있으며 명품 가방 같은 경우 가격이 상승하면 수요가 증가하기도 한다. 따라서 가격의 변화에 따른 수요의 변화는 마케팅 측면에서 매우 중요하다. 수요의 가격탄력성은 가격의 변화율에 대한 수요량의 변화율로 측정되며, 가격의 변화에 대해 수요의 변화가 크면 가격탄력성은 커지게 된다.

의료서비스의 경우 일반적으로 다른 서비스나 제품에 비해 수요의 가격탄력성이 적어 비탄력적인 서비스라고 한다. 이에 대한 이유는 다음과 같다.

첫째, 의료서비스는 필수품으로서 대체재가 없다.

둘째, 의료서비스는 특정한 경우를 제외하고 소비자들이 가격을 잘 모르는 경우가 많다.

셋째, 의료서비스 이용 시 하나의 서비스를 선택하는 것이 아니라 치료 과정에서 여러 개의 서비스가 연결되어 사용되므로 선택적인 구매가 어렵다.

넷째, 의료공급자들도 수가에 대한 정보가 적어 직접 수요에 영향을 미치는 정도가 낮다.

그러나 의료서비스 중에서도 서비스의 특성에 따라 수요의 가격탄력성에 차이가 있을 수 있다. 예를 들어 생명과 직접 관련이 있는 긴급한 서비스인 경우에는 수요의 가격탄력성이 매우 낮으며, 성형수술이나 치아교정과 같은 선택적인 의료서비스인 경우에는 비교적 가격탄력성이 높아 수가의 변화에 따른 수요변화가 크다. 또한 한방의 보약재와 같이 고가의 불요 불급한 서비스는 가격탄력성이 높으나 소아의 감기 치료와 같이 비용이 낮은 의료서비스인 경우에는 가격탄력성이 낮다. 의료서비스에 있어 수요는 수가만이 아니라 건강보험의 급여 여부에 의해서도 영향을 받는다. 건강보험에서 급여를 해주는 서비스인 경우에는 수가가 높아도 본인이 부담하는 금액이 적으므로 수가에 민감하지 않지만 건강보험에서 급여가 되지 않는 서비스인 경우에는 수가의 수준에 따라 이용량이 민감하게 영향을 받는다.

2) 원가

원가는 가격을 결정하는 데 가장 중요한 요소 중의 하나이다. 또한 원가는 가격의 하한선이 되기도 하지만 의료기관에서 원가를 산정하기가 어려운 특징이 있다.

의료기관에서의 원가 정보는 기업과 같이 수익성을 분석하고 수익 수준에 따른 원인을 파악할 수 있는 필수적인 경영정보일 뿐만 아니라 건강보험수가의 보상수준에 대한 기준과 관련하여 기초 자료를 제공하기 때문에 매우 중요하다.

원가에 영향을 미치는 요인으로는 다음과 같다.

(1) 생산규모와 원가

원가를 고정비와 변동비로 구분한 뒤 고정비와 변동비를 생산된 제품이나 서비스의 수로 나눈 것을 평균 고정비, 평균 변동비라고 한다. 평균 고정비는 생산량이 증가할수록 감소하나 평균 변동비는 처음에는 높게 시작하여 생산량이 증가함에 따라 감소하며 일정량의 생산 개수를 지나면 초과 인건비와 시설, 장비의 부담으로 다시 증가하게 된다. 따라서 원가는 생산량에 따라 일반적으로 U자 형태를 나타내게 된다. 이와 같이 생산 규모가 커짐에 따라 원가가 하락하거나 상승하는 것을 규모의 경제 또는 비경제라고 한다.

(2) 학습효과와 원가

원가에 영향을 미치는 요인으로는 경험효과 또는 학습효과가 있다. 이는 생산경험이 축적됨에 따라 생산원가가 감소하는 현상을 말하는 것으로 누적된 생산경험에 의해 생산과정, 관리 등에서 학습효과가 나타나기 때문이다. 학습효과는 새로운 의료서비스를 먼저 개발하여 경쟁우위를 확보하고, 초기단계에 높은 시장점유율을 확보한 경우에 기대할 수 있다. 학습효과를 얻기 위해서는 저가격 정책이 활용될 수 있다. 초기에 저가격으로 시장점유율을 높이면 학습효과에 의해 원가절감이 가능해지며 이로 인해 지속적인 경쟁우위를 확보할 수 있기 때문이다. 그러나 학습효과는 생산경험에 의해 원가절감이 가능한 경우에 기대할 수 있으며 일반적으로는 기술의 변화가 빠른 기술 중심의 의료서비스에서 학습효과를 기대할 수 있다. 의료기관에서의 학습효과는 원가와 의료서비스 질이라는 두 가지 형태로 설명할 수 있다.

3) 경쟁(competition)

경쟁 의료기관들의 가격전략은 고가격 정책과 저가격 정책 등의 가격결정에 영향을 미친다. 의료시장에서 치열한 경쟁을 벌이고 있는 상황에서는 오히려 개별 의료기관의 가격결정은 시장가격 결정에 별 영향을 못 미치며 경쟁 의료기관들에 의해 형성된 시장가격을 수용할 수밖에 없다. 다만 자신의 의료기관이 상대적으로 차별화된 의료서비스를 제공할 수 있는 경우에는 고객인 소비자들이 개별 의료기관이 제공하는 의료서비스를 독특한 것으로 지각하기 때문에 시장가격 이상의 제품가격을 책정하여도 고객을 일정수준 이상으로 유지할 수 있다.

4) 유통경로(distribution channel)

제조업에서는 유통경로 구성원들의 매출 확대와 적정이윤 확보를 위한 노력이 제조업자의 제품가격 결정에 영향을 주지만 의료기관은 생산과 소비가 동시에 이뤄지는 구조이기 때문에 유통경로로 인해서 가격의 영향을 많이 받지 않는다. 다만, 의료서비스 원가에 들어가는 기본적인 원자재의 가격에 따라서는 가격에 영향을 받을 수 있지만 전반적으로는 유통경로에 의해서 가격에 영향을 미치지 않는다.

5) 정부의 규제(government regulation)

현재 우리나라에서 의료는 공공재이지만 관리는 시장에 맡기는 상황이다. 의료는 규범적 공공재로 인간의 기본권으로 인식하고 있으므로 건강보험이라는 사회보험제도로 운영되고 있다. 이에 따라 의료기관 마음대로 가격을 쉽게 결정하지 못하는 것이 현실이다.

3. 의료서비스 가격의 특성

1) 의료수가의 다원화

우리나라에서 의료수가는 국민건강보험에서 급여를 제공하는 의료서비스에 대한 수가(건강보험수가)와 건강보험에서 급여를 하지 않는 서비스에 대한 수가(일반수가, 비급여수가)로 구분된다. 건강보험수가는 정부가 보험에서 급여하는 모든 진료행위에 대해 수가를 미리 정하여 고시한 것이다. 반면에 일반수가는 건강보험의 급여대상이 아닌 진료행위에 대해 해당 의료기관이 설정한 수가이다. 일반수가는 의료기관들이 자체적으로 결정한 후 이를 해당 지방자치단체장의 승인을 받도록 되어 있다. 건강보험수가와 일반수가 이외에 의료기관에는 자동차보험수가, 산재보험수가 등이 있다. 따라서 의료기관에서는 수가 종류에 대한 이해와 세부적인 내용을 잘 파악하여야 한다. 특히 일반수가의 경우 의료기관에서 마케팅 믹스 관점에서 통제 관리할 수 있는 유일한 수가이므로 관심을 갖고 접근하는 것이 필요하다.

기본적으로 의료서비스는 크게 건강보험수가와 일반수가로 나눠질 수 있지만 건강보험수가도 매우 높은 수준의 다양성이 존재한다. 같은 질환이라도 모든 의사가 동일한 방법으로 진료하는 것이 아니다. 예를 들어 건강검진의 경우에도 검진목적이 매우 다양하기 때문에 다양한 유형의 프로그램으로 검진을 시행할 수 있고, 프로그램의 결정에 따른 가격이 다르게 결정이 된다(Zeithaml 등, 2013).

2) 의료수가에 대한 정부의 통제

건강보험수가는 정부가 결정하여 고시함으로써 직접적으로 통제하고 있으며, 일반수가도 지방자치단체장의 승인을 받도록 되어 있어 정부가 간접적으로 통제하고 있는 실정이다. 따라서 우리나라에서는 모든 의료수가를 정부가 직접 또는 간접적으로 통제하고 있다. 이와 같이 의료수가를 정부가 통제하는 이유는

첫째, 의료가 공공재적 성격을 갖고 있으며

둘째, 국민건강보험이 사회보험이므로 이의 재정안정을 도모하고

셋째, 의료수가에 대한 통제를 통하여 개인이나 사회의 의료에 대한 비용을 관리하기 위함이라 할 수 있다.

의료수가에 대한 정부의 통제는 의료기관이 마케팅 활동을 하는 데 있어 커다란 제약조건이 되고 있다. 일반적인 제품이나 서비스의 경우 구매의사결정에 있어 가격이 중요한 의사결정 요인이 되므로 마케팅 믹스전략을 수립하는 과정에서 가격이 중요한 역할을 하게 된다. 그러나 우리나라 의료기관에서는 의료수가를 마케팅 수단으로 활용하는 데 있어 제한적인 실정이다.

3) 많은 간접비용

의료서비스를 이용할 경우 의료서비스에 대한 직접비용 이외에 고객들이 의료이용과 관련하여 정신적, 육체적, 그리고 시간 비용을 부담한다. 이러한 비용들은 의료기관에 지불되는 대가는 아니지만 고객의 입장에서는 의료이용과 관련된 비용이므로 관심을 가질 필요가 있다. 의료서비스의 경우 일반제품이나 서비스에 비해 상대적으로 많은 간접비용이 발생한다. 이는 의료서비스의 경우 진료에 소요되는 시간이 많이 걸리고 다른 서비스에 비해 정신적, 육체적 고통이 크기 때문이다. 그러므로 의료기관 마케팅 담당자는 고객이 지불하는 직접비용 이외에 고객들의 간접비용에 대해서도 많은 관심을 가져야 한다.

4) 진료비 본인일부부담

일반적으로 제품이나 서비스를 구매할 경우 소비자가 그 대가를 전액 본인이 부담한다. 그러나 의료서비스의 경우 국민건강보험에서 급여하는 의료서비스에 대해서는 진료비를 국민건강보험에서 일부 부담하고 나머지는 의료이용자가 부담하며 비급여 서비스의 경우에는 본인이 진료비 전액을 부담하게 된다. 이와 같이 본인이 진료비의 일부만 부담하는 경우에는 본인이 진료비를 전액 부담하는 경우보다 진료비에 대한 민감도가 떨어져 의료이용에 영향을 미치게 된다. 의료서비스에 대한 가격민감도는 일반 서비스에 비해 낮은 편이지만 국민건강보험 급여서비스인 경우에는 본인이 부담하는 금액이 적으므로 민감도가 더 낮아진다. 최근에는 실비보험(민간보험)으로 인해서 비급여에 대한 가격 민감도가 매우 낮아진 상황이다.

학습정리

1. 가격결정의 목적에 맞는 사례를 서술하시오.

제2절

의료수가 결정 방법 및 관리전략

학습목표

1. 의료수가 결정 방법을 이해할 수 있다.
2. 의료수가 관리전략을 실행할 수 있다.

키워드

비용중심, 소비자(가치)중심, 경쟁중심, 수가결정, 고가정책, 저가정책

1. 의료수가 결정 방법

의료기관에서 실제로 수가를 결정하는 경우에는 의료서비스를 생산하는데 소요되는 원가, 이용자들이 인지하는 의료서비스의 가치나 이에 따른 수요, 그리고 경쟁상황을 고려하게 된다. 이 세 가지 결정요소 중 원가는 수가의 하한선이 되고 고객이 인지하는 의료서비스에 대한 가치는 상한선이 된다. 또한 경쟁 의료기관의 수가나 유사 서비스 혹은 대체 서비스의 수가, 그리고 외부요인, 내부요인이 의료수가의 상한선과 하한선 범위 중 어느 수준에서 수가가 결정되어야 하는가에 영향을 미친다. 수가결정의 세 가지 요소를 중심으로 수가결정의 일반적인 방법인 비용중심적 접근방법, 소비자중심적 접근방법, 경쟁중심적 접근방법에 대해 살펴보기로 한다. 이들 방법들은 대안이라기 보다는 서로 다른 상황에서 적용되거나 또는 동시에 적용될 수 있는 방법이라고 보아야 할 것이다.

1) 비용(원가)중심의 수가결정

비용중심의 수가결정이란 의료수가를 정하는데 있어 주로 원가를 기준으로 하여 의료수가를 결정하는 방법으로 비용가산에 따른 수가결정(cost-plus pricing), 가산이익률에 따른 수가결정(markup pricing), 목표투자이익률에 따른 수가결정(target return pricing), 손익분기점 분석(break-even analysis)에 의한 수가결정이 있다.

첫째, 비용가산에 따른 수가결정(cost-plus pricing)은 사전에 결정된 목표이익을 총비용에 가산함으로써 가격을 결정하는 방법으로 계산이 아주 편리하다. 그러나 수가결정에 소비자의 실제수요를 전혀 고려하지 않고 있으며, 효율화를 통하여 비용을 절감하려는 동기부여를 제공하지 못하는 단점이 있다. 수가변화가 판매량에 큰 영향을 미치지 않거나 의료기관이 가격을 통제할 수 있는 경우에는 효과적인 방법이라 할 수 있다.

$$\text{가격} = \frac{\text{총고정비용} + \text{총변동비용} + \text{목표이익}}{\text{총진료량}}$$

둘째, 가산이익률에 따른 수가결정(markup pricing)은 먼저 의료서비스 한 단위당 생산비용이나 구매비용을 계산한 후 판매비용의 충당과 적정이익을 남길 수 있는 수준의 가산이익률을 결정하여 수가를 책정하는 것으로 비용에 대한 정보를 정확히 알 수 있다면 수가결정 작업이 단순하며, 수요량의 변화에 따라 가격을 자주 수정해야 할 필요가 없다. 또한, 비용이 변화하는 경우에도 비용가산에 따른 가격결정보다도 가격수정이 용이한 장점이 있다. 이 방법은 소비자의 수요, 지각된 제품가치, 경쟁상황 등을 감안하지 않은 가격결정이다. 그러나 의료서비스의 경우 단위 서비스당 원가 구성요소가 많으며 각 요소들의 단위 서비스에 대한 투입량을 산출하는 것이 복잡하여 원가를 정확히 산출하기 어려운 경우가 많다. 예를 들면 급성 충수돌기염 수술인 경우 수술에 사용되는 직접 재료비는 정확한 계산이 가능하나, 의사, 간호사 등 직접 수술에 참여하는 인력이나 관리직 등 직접 수술에 참여하지 않는 인력의 인건비를 수술에 할당하는 방법에 대해서는 논란이 있을 수 있다.

$$\text{가격} = \frac{\text{단위비용}}{(1 - \text{가산이익률})}$$

셋째, 목표투자이익률에 따른 가격결정(target return pricing)은 의료기관이 목표로 하는 투자이익률(ROI)을 달성할 수 있도록 가격을 설정하는 것으로 의료기관과 같이 자본투자의 비중이 높은 경우에는 장점이 있으며, 수가가 수요량을 고려하지 않고 책정된 것이어서 의료서비스를 목표한 만큼 충분히 제공하지 못하는 경우도 발생할 수 있다.

$$\text{가격} = \frac{\text{투자비용} \times \text{목표투자이익률}(\%)}{\text{표준의료서비스량}} + \text{단위비용}$$

넷째, 손익분기점 분석(break-even analysis)은 의료기관이 목표로 하는 손익분기점을 달성할 수 있는 수준으로 수가를 결정하는 것을 말한다. 이를 위해서는 손익분기도를 이용하여 손익분기량 또는 목표이익을 달성할 수 있는 수요를 산출하여 이를 바탕으로 수가를 결정하여야 한다. 손익분기점에 의한 수가 결정방법도 예상판매량을 기준으로 가격을 결정하므로 원가가산법과 마찬가지로 실제판매량이 예상판매량에 미치지 못하면 손해를 보거나 수가를 재조정하여야 하는 문제가 있다.

$$\text{손익분기점(의료서비스 제공량)} = \frac{\text{총고정비용}}{\text{수가} - \text{단위당 변동비용}}$$

$$\text{손익분기점(의료서비스 총수익)} = \frac{\text{총고정비용}}{1 - \dfrac{\text{단위당 변동비용}}{\text{수가}}}$$

2) 소비자(가치)중심의 수가결정

소비자(가치)중심의 수가결정 방법은 소요된 원가가 아니라 고객들이 인식하는 가치를 기준으로 의료수가를 결정하는 방법이다. 이는 의료기관과 고객간의 교환에 있어 고객들이 인식하는 가치를 교환의 대상으로 간주하는 것이다. 의료기관의 입장에서는 생산 원가가 낮더라도 고객들이 제품이나 서비스에 높은 가치를 부여하여 높은 수준의 비용을 지불할 의사가 있는 경우에는 가격을 높게 책정하여 많은 이익을 낼 수 있다. 그러나 반대로 원가가 고객들이 인식하는 가치보다 높으면 소비자(가치)중심의 가격결정을 택하기는 어렵다. 예를 들면, 국민건강보험 비급여인 교정의 경우 원가에 근거하지 않고 한번 방문에 5만원의 진료비를 책정했다면 이는 교정하는 사람들이 교정의 가치를 그 정도로 인식하고 있다는 것을 전제로 한 소비자(가치)중심의 수가결정이 된다. 소비자중심의 수가결정에서는 고객들에게 제공되는 서비스의 가치를 높게 인식시키려는 노력이 필요하다.

의료기관의 명성이 높거나 병원의 분위기, 진료절차 등에 있어 차별화된 의료기관에서는 진찰료를 다른 의료기관보다 높게 책정할 수 있다. 그러나 소비자중심의 수가결정에 있어서는 대상 고객과 서비스의 특성을 잘 이해한 후 수가를 결정하여야 한다. 특정 계층 고객의 경우 서비스의 가치보다는 수가에 민감하여 수가가 싼 의료서비스를 선호하기도 하며 의료서비스의 기술적 난이도가 낮거나, 반복적인 서비스, 그리고 건강보험에서 급여하지 않는 서비스의 경우에는 제공되는 의료서비스의 가치보다는 수가를 중요한 의료이용 의사결정 기준으로 사용하기 때문이다.

3) 경쟁중심의 수가결정

원가중심 수가결정이나 소비자중심 수가결정에서는 시장에서의 경쟁상황이 수가결정에 고려되지 않는다. 그러나 실제로 경쟁은 수가결정에 커다란 영향을 미치게 되며, 따라서 수가 결정시 경쟁기관의 의료수가를 중요한 요소로 고려하는 수가결정 방법을 경쟁중심의 수가결정이라 한다. 경쟁중심의 수가결정 방법으로는 경쟁자와 같은 수준으로 수가를 책정하는 방법이 있다. 경쟁중심 수가결정의 가장 큰 특징은 수가결정시 자신들의 비용구조나 수요보다는 경쟁기관의 수가정책을 최우선적으로 고려한다는 점이다. 원가중심의 수가결정이나 가치중심의 수가결정에서는 원가나 고객이 인지하는 가치가 변하면 수가를 조정하게 되나 경쟁중심의 수가결정에서는 원가나 고객의 가치가 변하여도 경쟁기관의 수가가 변하지 않으면 수가를 조정하지 않게 된다. 그러나 원가나 가치의 변화가 없더라도 경쟁기관이 수가를 조정하면 같이 수가를 조정하게 된다. 경쟁중심의 수가결정으로 의료기관에서 가장 흔히 사용하고 있는 방법으로 모방에 의한 수가결정이 있다. 이 방법은 의료기관이 경쟁 의료기관들의 평균 수준으로 진료수가를 결정하는 것이다. 모방에 의한 수가결정이 많이 사용되는 이유는 첫째, 의료서비스의 경우 원가계산이 어려우므로 기존의 다른 의료기관들이 사용하고 있는 수가를 검증된 적정한 보상수준으로 간주할 수 있으며, 둘째, 모방에 의한 수가결정을 하면 의료계 내에서 가격경쟁 등 불필요한 소요를 일으키지 않아도 되고, 셋째, 수가 차별화에 대한 의료계나 고객, 그리고 사회의 반응을 예측하기 어렵기 때문이다.

■ 적정가격을 설정하기 위한 체크사항

• 고객의 입장에서 제품이나 서비스의 가치를 평가

- 글락소의 잔탁 : 경쟁제품(타가멧)보다 50% 높은 가격에도 불구하고 다양한 장점을 부각시켜 더욱 높은 수익률 발생

• 고객들 입장에서 가격차별화를 실시

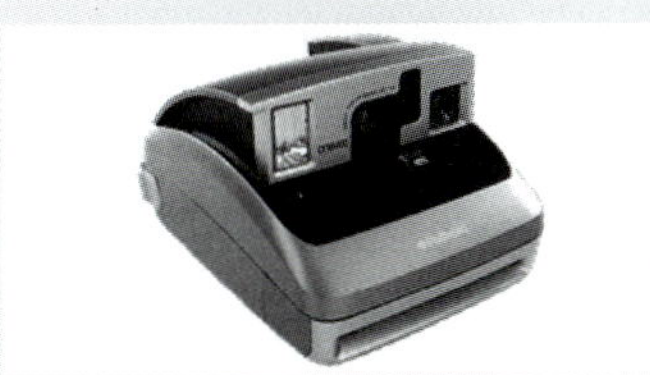

- 폴라로이드 : 출시 후 2년이 지나 더 많은 소비자층을 확보하기 위해 가격을 낮춤
- 잡지 : 정기구독 소비자들에게 낮은 가격으로 제공
- 소프트웨어 : 업그레이드판은 낮은 가격으로 제공

• 경쟁자의 반응 주목

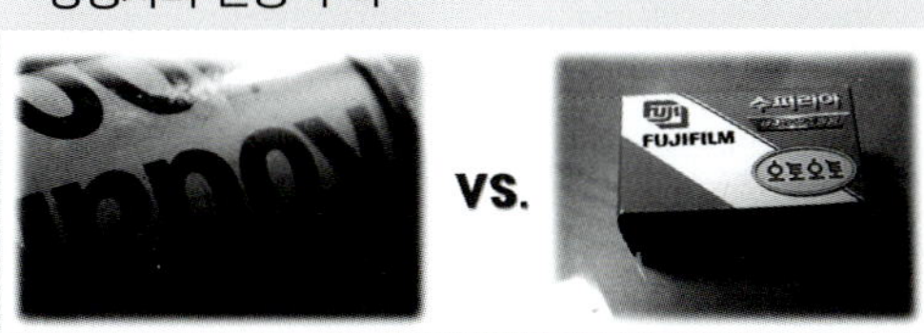

- 이스트만 코닥 : 시장점유율 하락을 우려하여 단순히 가격을 낮추는 것이 아니라, 묶음 단위의 판매로 후지 필름에 대항하여 시장점유율을 지킬 수 있었음

• 고객들의 가격민감도를 파악
• 제품 개별 부품에 대해 가격을 책정할 것인지, 아니면 묶음가격으로 책정할 것인지를 결정
• 할인이나 장려금 등을 통해서 거래현장에서 지불되고 있는 실제가격을 검토
• 가격에 대한 고객의 심리적 반응을 고려
• 고객의 유형별로 수익성을 점검

2. 의료수가 관리전략

의료기관에서 새로운 서비스에 대한 수가를 결정하거나 기존의 의료수가를 고객들의 특성이나 상황에 따라 조정하는 것을 수가 관리전략이라 한다. 수가 관리전략에는 여러 가지 방법이 있으나 여기에서는 의료기관에서 사용하고 있거나 사용할 가능성이 있는 전략을 중심으로 설명하고자 한다.

1) 새로운 서비스의 수가 결정전략

의료기관에서 수가를 결정할 경우에는 앞서 설명한 바와 같이 다양한 방법으로 수가를 결정하나, 새로운 의료서비스에 대한 수가를 결정할 경우에는 의도적으로 고가정책이나 저가정책을 이용할 수도 있다. 초기 고가정책(market-skimming pricing)은 새로운 서비스에 대한 수가를 고가로 책정하여 고가임에도 불구하고 새로운 서비스를 수용하는 계층을 확보한 후 점차적으로 수가를 낮추어 시장을 확대해 나가는 전략이다. 이와 같은 초기 고가정책은 혁신적인 새로운 의료서비스에 적합한데, 새로운 서비스의 경우 고객들이 인지하는 가치가 비교적 높으며 새로운 서비스를 필요로 하는 계층의 경우 수가에 대한 민감성이 낮아 고가정책에 대한 거부감이 적기 때문이다. 또한 초기 고가정책은 새로운 서비스의 품질이 우수하다는 인식을 확보할 수 있으며, 새로운 서비스 개발에 투입된 자금을 조기에 회수할 수 있다는 장점이 있다.

[표 4-1] 시장여건에 따른 가격정책의 비교

시장여건	초기고가전략	시장침투가격전략
가격탄력성	비탄력적	탄력적
생산 및 마케팅 비용	높다	낮다
규모의 경제	작다	크다
경쟁자 진입의 용이	어렵다	쉽다
제품의 혁신성	크다	작다
제품의 확산속도	느리다	빠르다
표적시장	작다	크다
기업의 생산 및 마케팅 능력	작다	크다

시장침투가격전략(market-penetrating pricing)은 초기 저가정책으로 초기 고가정책과는 반대로 새로운 서비스에 대한 수가를 가능한 낮게 책정하여 초기에 시장점유율을 확대한 후 점진적으로 수가를 높게 조정하여 초기의 손실을 보전하는 전략이다. 초기 저가정책은 처음부터 시장에서 높은 시장점유율을 확보하여 원가를 낮출 수 있으며, 새로운 서비스를 고객들에게 알릴 수 있고, 시장을 선점할 수 있다는 장점이 있다. 초기 저가정책은 새로운 서비스가 모방하기 쉬운 종류이거나, 가격에 민감할 경우에 실시하면 효과적이다. 그러나 초기 저가정책은 의료기관의 입장에서 많은 자금이 필요하며, 초기 손실을 감안하여야 한다는 부담이 있다.

2) 의료수가 조정전략

(1) 묶음수가전략

여러 종류의 제품이나 서비스를 묶어서 각각의 제품이나 서비스 수가의 합보다 낮은 수가로 공급함으로써 의료이용을 촉진하는 방법을 묶음 수가결정이라 한다. 예를 들면 서울랜드에서 여러 가지 놀이기구를 자유로이 이용할 수 있는 자유이용권을 개별 가격의 합보다 낮은 가격에 판매함으로써 놀이기구의 이용을 늘리는 것을 들 수 있다. 의료서비스에서도 묶음가격의 예를 볼 수 있는데 치과에서 교정을 할 때 발치, 치아 X-선 촬영, 교정, 진찰료 등을 묶어서 일정한 수가를 정하는 경우라든지, 산부인과에서 산전관리시 진찰료 기본 임상병리검사, 초음파검사 등을 합하여 하나의 수가로 하는 경우이다. 묶음가격은 일반 기업에서는 판매촉진의 수단으로 많이 활용되고 있으나 의료기관에서 의료서비스 이용을 확대하려는 것뿐만 아니라 이용자들의 편의를 고려한 수가전략이라 할 수 있다.

■ **제품결합을 통한 가격경쟁**

- **가격계열화**(Price Lining) : 한 제품에 대하여 단일가격을 설정하는 것이 아니라 품질이나 디자인의 차이에 따라 가격대를 설정하고 그 가격대 내에서 개별 상품에 대한 구체적 가격을 결정하는 정책
- **2부제 가격**(Two-Part Price) : 가격체계를 기본가격과 사용가격으로 구분하여 2부제로 부가하는 가격정책 예) 휴대전화 요금(기본요금 + 통화시간당 사용료), 놀이공원(기본 입장료 + 추가 사용료)
- **제품묶음 가격결정**(Price Bundling) : 기본적인 제품과 선택사양, 서비스 등을 묶어서 하나의 가격을 제시하는 가격정책

(2) 심리적 수가결정 전략

수가를 결정함에 있어 수가와 관련된 의료이용자들의 의료이용 행태를 심리학적으로 분석하여 수가결정을 하는 방법을 심리적 수가결정이라 한다. 심리적 수가결정 방법에는 여러 가지가 있는데 이 중 의료기관에서 사용가능한 것으로는 다음과 같은 것들이 있다.

첫째, 단수수가(odd pricing) 결정이다. 이는 원래 수가가 천단위, 만단위로 정확히 끝나는 것보다 특정 숫자로 끝나면 더 싸다고 느낀다는 전제하에 가격을 설정하는 것이다. 햄버거 가격을 1,000원이 아니라 999원으로 설정하는 것이 그 예이다. 의료기관에서 1인용 병실의 1일 병실료를 100,000원이 아니라 99,000원으로 책정하는 것도 단수수가 결정의 한 예이다.

둘째, 위신수가(prestige pricing) 결정이다. 앞서 설명한 바와 같이 고객들은 가격이 높을수록 제품이나 서비스의 품질이 우수하다고 인식한다는 전제하에 제품이나 서비스의 가격을 높게 책정하는 가격결정 전략이다. 의료서비스의 경우 성형수술이나 치과교정 같은 서비스에서 위신가격에 의한 수가결정을 고려할 수 있다.

셋째, 유도수가(leader pricing) 결정이다. 이는 고객의 반응을 유도하기 위해 정책적으로 특정 제품이나 서비스에 대해 가격을 낮게 설정하는 것이다. 이때 고객은 특별히 할인을 받았다고 느끼거나 해당 조직에서 생산하는 서비스나 제품이 가격에 비해 품질이 우수하다고 느낀다는 전제에서 사용되는 가격전략이다. 정상적인 이익보다 낮거나 혹은 원가 이하의 가격을 설정한 서비스나 제품을 손실 유도품이라 하며 이는 보다 많은 고객을 유치하고자 할 경우에 이용된다. 호텔이나 레스토랑에서 일부 서비스에 대해 특별히 낮은 가격으로 서비스하는 경우라든지, 의료기관에서 산전관리비를 의도적으로 낮게 책정하여 해당 의료기관에서 분만하기를 기대하는 것이 유도수가 결정의 예이다.

3) 시간적 수가결정 전략

의료서비스는 생산과 소비가 동시에 일어나며 저장할 수 없기에 즉시 소멸하는 특성이 있다. 특히 의료서비스는 제품에 비해 상대적으로 고정비의 비중이 크기 때문에 수요와 공급을 일치시키려는 노력이 필요하다. 따라서 공급능력에 따른 수요를 조정하는 것이 중요하며 이를 위해 수가 전략이 사용될 수 있다. 시간에 따라 가격을 결정하는 방법에는 서비스 이용 시간에 따라 수가를 조정하는 방법과 예약시기에 따라 수가를 조정하는 방법이 있으나 의료 서비스에서는 이용시간에 따라 수가를 조정하는 방법을 고려할 수 있다. 일반 기업의 경우 심야 전기요금을 할인한다든지, 비성수기와 성수기에 호텔 객실 요금의 차이를 두어 수요가 낮은 시간대의 이용을 증대시키는 경우를 들 수 있다. 이러한 방법이 우리나라 의료기관에서는 널리 사용되고 있지는 않으나 검진센터의 경우 비수기인 겨울철에 종합검진 수가를 할인하여 실시하는 것을 들 수 있다. 미국의 경우에는 병실의 입원료를 주중과 주말에 차등을 두어 주말 입원을 유도하는 예를 볼 수 있다.

학습정리

1. 본인이 선택한 병원을 중심으로 가격정책이 어떻게 이뤄지고 있는지 조사하시오.

참고문헌

조우현, 이선희, 이해종, 전기홍(1999), 의료서비스마케팅, 퇴설당

Zeithaml VA, Bitner MJ and Gremler DD(2013), 서비스마케팅(제6판), 청람

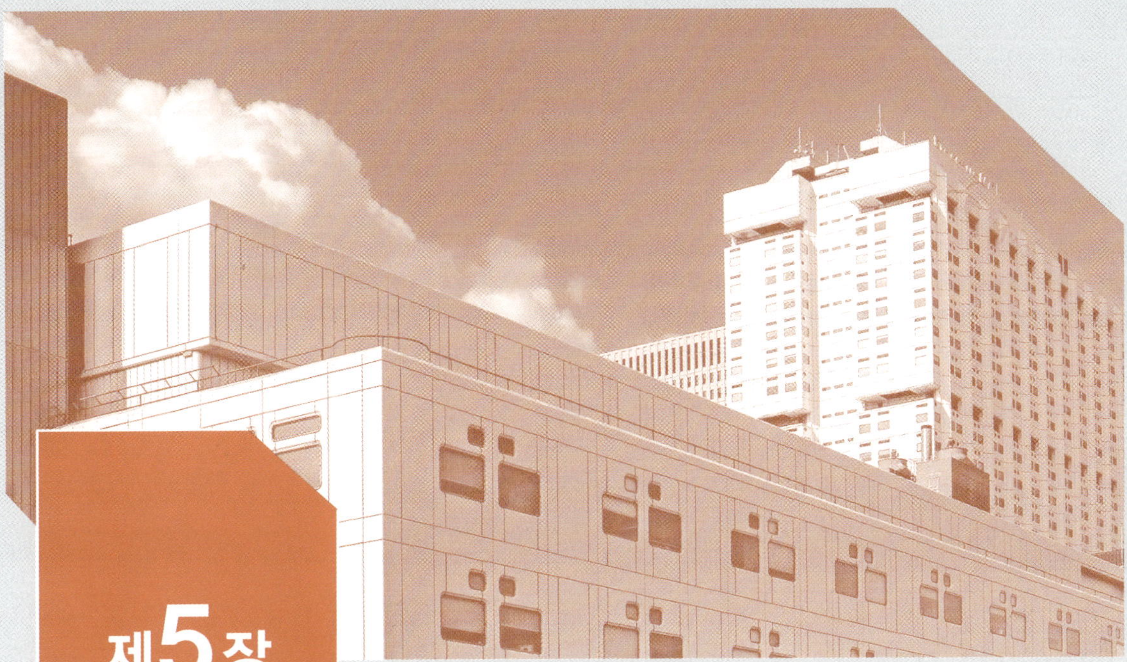

제5장

의료서비스의 접근경로

제1절

의료서비스 접근경로의 개념

학습목표

1. 접근경로의 개념 및 특성을 이해할 수 있다.
2. 의료서비스 분야의 접근경로의 특성을 이해할 수 있다.

키워드

접근경로

고객이 의료서비스를 이용하기 위해서는 일정한 장소에 위치한 의료기관을 방문하여 소정의 절차를 거쳐 다양한 진료과정에 참여함으로써 자신의 이용 목적을 달성하게 된다. 또한 고객의 기대에 부응하는 서비스를 제공한다는 것은 고객이 원하는 시간에, 원하는 장소에서, 원하는 형태의 서비스를 이용할 수 있도록 해주는 것을 의미한다. 유통이란 특정 제품이나 의료서비스가 소비 또는 사용될 수 있도록 하는 과정과 관련된 상호의존적인 조직 혹은 개인들의 집합이라고 할 수 있다. 의료서비스는 일반 유형제품과 달리 생산과정에서 분리될 수 없으며, 생산과 동시에 소멸되는 서비스의 특성을 가지고 있다. 또한 공공재적 특성 때문에 다양한 보건의료정책에 의해 규제를 받는다. 이러한 의료서비스의 특성으로 인해 의료서비스의 접근경로는 유형제품과 구별되는 접근과 사고, 즉 의료서비스의 특성에 맞게 재해석하고 검토하려는 노력이 필요하다.

1. 접근경로의 개념

일반적으로 접근경로란 특정 제품이나 서비스가 생산자로부터 소비자에게 전달되는 과정을 용이하게 지원하는 활동으로 정의한다. 의료서비스 분야의 접근경로란 의료이용자들이 의료서비스를 원활하게 이용할 수 있도록 지원하는 활동들을 총칭하는 것으로 정의할 수 있다. 그러나 실제 의료서비스 접근경로와 관련된 범주는 의료이용자들이 의료서비스를 이용하는 경로에 국한된 활동들을 지칭하는 경우가 많으며, 이는 다음과 같이 크게 두 가지 분야로 구분해 볼 수 있다.

첫 번째 범주, 의료이용자가 의료기관을 선택하고 방문하는 경우는 의료기관에 대한 접근경로를 의미한다. 이는 다시 물리적인 접근, 시간적인 접근, 정보에 대한 접근과 같이 세 가지 유형으로 구분해 볼 수 있다. 이와 같은 첫 번째 범주에 속하는 의료기관에 대한 접근에 대해서는 최근 많은 의료기관들이 관심을 가지고 개선 노력을 기울이는 분야이며 향후 경쟁우위 요소로서 그 중요성이 더욱 강조될 것으로 보인다.

두 번째 범주, 의료이용자가 자신의 건강문제를 해결하기 위하여 거치게 되는 의료기관들과의 관계와 의료이용 경로에 대한 관심으로서 의료시장 내에서의 접근경로가 이에 해당한다. 이 중 우리나라 의료시장에서 관심사가 되는 주제는 환자의뢰체계, 프랜차이즈 시스템, 집단개원, 분원시스템, 전문병원 등이다. 이 두 번째 범주에 속하는 조직 단위의 접근경로는 일반 유형제품에서는 유통분야의 주된 관심사로 많은 논의가 있었으나, 의료서비스에서는 생소한 분야로 상대적으로 관심이 적었다고 할 수 있다. 환자의뢰체계 등이 의료정책 차원에서 제도화되어 있기는 하나 마케팅 전략 차원과는 다소 거리가 있었던 것이 현실이었다. 최근에는 의료기관 경영전략 차원에서 분원시스템이나 프랜차이즈 시스템이 도입되고 있으며, 향후 경쟁이 심화될 경우 조직 차원의 공격적인 접근경로 전략이 다양하게 시도될 것으로 전망된다.

2. 의료서비스 분야에서 접근경로의 특성

의료서비스에서의 접근경로를 이해하기 위해서는 의료서비스 접근경로의 특성들을 살펴볼 필요가 있다, 의료서비스는 일반제품의 접근경로에 비해 다음과 같은 차이점이 있다.

첫째, 일반제품은 물리적인 접근경로를 따라 제품이 이동하기 전에 제품이 미리 생산되어 있는 반면, 의료서비스는 접근경로가 끝나기 전까지는 서비스 생산이 완료되지 않는다. 즉 서비스 전달과 생산이 동시에 일어나며 이로 인해 접근경로가 짧고 재고가 존재하지 않기 때문에 창고 기능이 필요 없는 특성이 있다.

둘째, 유형제품의 소비자는 제품이 유통되는 과정에서 참여하지 않고 경로의 끝에서 제품을 구매하는 것이 일반적이지만, 의료서비스 소비자는 전달 과정의 처음부터 끝까지 참여하고 때로 의사결정을 내리기도 한다.

셋째, 의료서비스는 소유될 수 없기 때문에 서비스 제공자는 소비자가 서비스를 받는 각 경로를 통제할 수 없으며, 여러 경로로 소비자에게 동시에 서비스를 제공할 수도 없다. 따라서 한 명의 의사(또는 약사)가 2개의 의료기관을 개설할 수 없다(의료법 제33조).

넷째, 의료서비스의 공공재적 특성과 국민의 의료정보에 대한 제한성을 보호하는 측면에서 접근경로 과정에 각종 정책적 규제가 작용하며 이러한 규제는 때로 경쟁을 제한하는 결과를 초래하기도 한다.

다섯째, 의료서비스는 서비스 제공자인 의사의 주관적 판단에 따라 서비스 내용이 결정되기 때문에 최초 서비스 제공자나 최종 서비스 제공자가 중간 단계의 제공자를 통제할 수 없다. 따라서 일차 의료기관의 의사들이 최종 서비스 제공자인 병원의 대리인이라기보다는 연결자로서 중간상[1]의 의미를 갖는다.

학습정리

1. 접근경로의 개념 및 특성을 설명하시오.
2. 의료서비스 분야의 접근경로의 특성을 설명하시오.

1 일차 의료기관 의사들은 다른 서비스 중간상과는 또 다른 형태의 특성을 갖는다. 예를 들어 여행사 에이전트의 경우에는 여러 회사의 여행이나 보험 상품을 한 장소에서 다양한 대안을 제시하지만, 일차 의료기관의 경우 협력병원 또는 진료의뢰서를 작성하는 것으로 그 역할을 한정하고 있다.

제2절

의료서비스의 접근성

학습목표

1. 의료서비스 물리적 접근성에 대해서 이해할 수 있다.
2. 의료서비스 시간 접근성에 대해서 이해할 수 있다.
3. 의료서비스의 정보 접근성에 대해서 이해할 수 있다.

키워드

물리적 접근, 시간 접근성, 정보 접근성

1. 의료서비스의 물리적 접근성

1) 이용경로

위장장애로 의료기관을 방문해야 할 환자가 있다고 하자. 이 환자가 의료서비스를 받을 수 있는 방법은 동네 의원이나 보건소를 가든지, 좀 더 큰 병원급 의료기관을 방문하거나, 약국이나 한의원 등을 이용하는 방법이 있다. 이렇게 환자에게 의료서비스를 제공하는 방식이나 유형을 의료서비스 이용경로라고 한다. 가장 전통적인 접근방식은 경증이며 이환 기간이 짧은 질병의 경우 간단한 외래 방문을 통해 그리고 좀 더 심각하거나 충분한 진료가 필요한 질병의 경우에는 상위 의료기관에 입원하여 진료를 받는 것이 일반적이었다. 그렇지만 통원수술처럼 의료서비스 제공방식에 변화를 가져오는 경우도 있다. 전통적인 방식에 의하면 의료기관에 입원하여 수술서비스를 받아야 할 질병임에도 불구하고 외래서비스를 통해 해결하고 가정에서 회복을 꾀하는 서비스 유형이다. 이는 의료서비스 내용의 변화인 동시에 환자에 대한 서비스 제공방식의 변화를 의미한다. 가정간호 서비스 역시 만성 퇴행성 질환의 증가에 따라 보다 비용 효과적인 진료방식을 모색한 결과이다. 특히 최근에 논의되고 있는 지역사회 통합서비스(community based integrating service)처럼 시대의 변화 속에 새롭게 접근해야 할 내용이 있다. 이 외에도 컴퓨터 통신이나 인터넷을 통한 상담과 진료, 전화 상담과 진료, 스마트 진료[2] 시스템 등도 종전의 공간적 제약을 뛰어넘어 의료사각지대를 해소할 수 있는 서비스 이용경로의 예라고 할 수 있다.

2) 의료기관의 위치

의료기관들이 적절한 입지 조건에 대해 관심을 갖기 시작한 것은 마케팅에 대한 논의가 있기 전부터라고 할 수 있다. 특히 의료기관의 입지 조건이 진료 성과와 밀접한 관련이 있으며, 의료소비자를 대상으로 한 연구들에서 의료기관을 선택할 때 지역적인 편의성이 중요한 요건으로 제시되면서 의료기관의 입지 조건 분석은 마케팅 전략의 핵심 주제가 되었다. 실제로 의료기관이 위치한 지역적 상황이 의료기관의 성과에 결정적인 영향을 미치는 경우를

2 스마트 진료란 정보통신기술 활용한 의사-환자 간 원격의료제도를 고려하여 보건복지부에서 2019년부터 사용되는 용어임(2019.3.15 보건복지부 보도자료).

자주 접하게 된다. 지역 내 의료기관 수의 증가로 경쟁 강도가 심화되면서 개원을 준비하는 의사나 의료기관 경영자들은 의료기관의 위치나 주변 여건에 대해 높은 관심을 보이고 있으며, 관련 자료를 이용하여 입지분석을 시도하는 경우들이 늘어나고 있다.

3) 의료서비스 제공 장소인 물리적 시설

무형성이라는 특성을 갖고 있는 의료서비스 산업에 있어 의료서비스 제공 장소로서의 물리적 시설은 의료서비스 유형화에 결정적인 역할을 할 수 있다. 아동전문병원 대기공간의 이미지 분석 결과 성인은 자연적인 이미지를 선호하는 반면, 미취학 아동은 일러스트레이션 이미지를 선호하였다. 이는 성인은 병원의 청결함을 중요하게 생각하지만, 미취학 아동은 병원이라는 특수한 상황에서 심리적으로 불안함을 느끼기 때문에 심리적 안정감을 느낄 수 있는 일러스트레이션을 선호하는 것을 알 수 있다.[3]

Bitner 등(1992)은 서비스 산업에 있어 물리적 시설의 중요성을 강조하면서, 이를 '서비스스케이프(Servicescape)'라고 명명한 바가 있다. 서비스스케이프란 "서비스가 제공되고 조직과 고객의 상호작용이 일어나는 환경으로서 서비스의 제공, 전달을 촉진하는 유형재"를 의미한다. 여기에서는 의료분야의 서비스스케이프로서 물리적 시설의 특성과 역할과 구성 요소에 대해 살펴보기로 한다.

(1) 의료서비스를 제공하는 물리적 시설의 특성

물리적 시설은 그 시설을 누가 주로 이용하는지와 그 시설이 얼마나 복잡한지에 따라 구분할 수 있으며, 제공하는 서비스 특성에 따라 서비스 산업에서 물리적 시설의 유형이 달라질 수 있다. 의료기관은 이용자 측면에서 보면 고객과 직원 모두 물리적 시설 내에 존재하는 상호서비스 유형이다. 따라서 의료기관의 물리적 시설은 고객과 내부 구성원의 활동을 지원하고 만족시킬 수 있도록 설계되어야 한다. 또한 물리적 시설이 고객과 내부 구성원 간의 상호작용에 영향을 주고 있으므로 이를 어떻게 지원할 것인지에 대해서도 세심한 배려가 필요하다. 의료기관은 복잡한 시설 유형의 가장 대표적인 예로 꼽힐 수 있다. 특히 입원 기능을 갖추고 있는 병원급 이상의 의료기관은 많은 병실과 복잡한 의료기기를 보유하고 있으며,

---

3 강민지, 이경현 (2014), 아동전문병원의 대기공간 이미지 개선을 위한 아동의 선호도 비교분석, 한국디자인포럼, 42권, 235-246.

다양한 기능에 따라 영역들이 구분되고 각 영역에 대한 시설 환경이 달리 조성되어야만 하는 특징이 있다.

(2) 물리적 시설의 기능과 역할

물리적 시설은 다음과 같은 측면에서 외부고객과 내부고객 모두에게 영향을 줄 수 있다. 내부고객은 8시간 이상 시설 내에서 일상 활동을 수행하기 때문에 시설의 편의성이나 쾌적성이 구성원들의 성과에 영향을 줄 수 있다. 따라서 내부고객이 작업하기 편안하고 쾌적한 환경이 되도록 물리적 시설에 대한 배려가 필요하다. 시설의 낙후는 외부고객에게 서비스 질에 대한 부정적인 영향을 미치게 돼서 결과적으로 서비스 불만족으로 나타날 수 있다.

또한 물리적 시설은 마케팅 측면에서 다음과 같은 의미를 갖는다(Zeithaml & Bitner, 1998).

① 포장으로서의 역할

물리적 시설은 서비스의 강력한 물리적 증거로서 서비스를 감싸고, 소비자에게 내부의 것을 이미지화하여 외부로 전달하는 역할을 한다. 또한 조직의 외적 형상이기 때문에 고객의 최초 인상과 기대를 형성하는 데 중요한 역할을 한다.

② 촉진과 지원수단으로서의 역할

물리적 시설은 시설환경 내 사람들의 활동을 촉진하고 지원하는 역할을 한다. 물리적 시설이 어떻게 구성되느냐에 따라 활동의 흐름이 활성화될 수도 있고 억제될 수도 있다. 예를 들면, 고객이 편안하고 쾌적한 시설에서 의료서비스를 제공받으면 의사와 유대가 돈독해지고 건강상태 회복이 원활하게 될 수도 있다. 또한 내부 구성원이 업무를 효율적으로 수행할 수 있도록 시설과 장비가 배치되면 직무만족과 업무성과가 향상될 수 있다.

③ 사회화 도구로서의 역할

물리적 시설은 내부 구성원이 취해야 할 역할이나 행동, 업무방식뿐만 아니라 고객이 취해야 할 역할을 제시하는 통로가 된다는 점에서 사회화 도구가 될 수 있다. 즉 조직 구성원이나 고객들은 자신이 접하고 있는 시설의 위치, 가구의 배치, 상징물과 인테리어 분위기 등을 통해 자신이 행동해야 할 부분을 이해하고 실행하게 된다.

④ 차별화 도구로서의 역할

물리적 시설을 설계할 때 대상 시장과 세분화 집단의 특성이나 요구를 반영하여야 한다. 이를 통하여 그 시설을 이용할 대상 고객이나 전략적 서비스를 외부에 알리는 효과가 있다. 이러한 메시지의 전달은 경쟁 의료기관과 차별화된 이미지로 고객에게 인지될 수 있다. 예를 들면, A병원에서 불임센터를 주출입구 부근에 많은 공간면적을 할애하여 배치하였을 경우, 고객은 A병원과 연계된 이미지로 불임센터를 떠올릴 것이며, 이는 인근 병원과 비교하여 A병원의 차별화된 분야로 인지될 수 있을 것이다.

(3) 물리적 시설의 주요 구성요소

고객의 기대에 부응하는 서비스의 구성요소로서 물리적 시설을 계획하기 위하여 현실적으로 고려해야 할 사항은 무엇인가? 이러한 문제는 다음과 같은 몇 가지 질문들에 대한 대안을 모색하는 과정에서 그에 관한 해결방안을 찾을 수도 있다.

- 시설의 외관을 고객에게 어떤 이미지로 보이도록 할 것인가?
- 시설의 내관을 고객에게 어떤 이미지로 보이도록 할 것인가?
- 시설의 기능과 환자 흐름은 어떠한 특징을 갖도록 설계할 것인가?
- 환자대기 공간은 적절하게 배분되었는가?
- 원하는 느낌의 시설로 가꾸기 위하여 어떤 재료나 가구 등을 사용할 것인가?
- 미래의 변화에 대처할 수 있는 여지와 가능성을 확보하고 있는가?

이러한 사항들을 염두에 두고 물리적 시설을 설계할 경우 설계 과정에서 무수히 많은 의사결정을 하여야 하는데, 이때 검토하여야 하는 물리적 시설의 구성요소는 다음과 같이 크게 세 가지 범주로 구분할 수 있다.

① 공조상황

공조상황은 온도, 조명, 소음, 음악, 향기, 색상과 같은 환경의 배경적 특성을 포함한다. 이들 요인들은 모두 시설에 대한 느낌, 사고, 반응에 영향을 미칠 수 있다. 의료시설의 경우 질병으로 고통받는 환자들이 주된 고객이기 때문에 환자들의 심리상태를 고려하여 안락한 조명이나 소음의 적절한 처리 등에 세심한 배려가 필요하다. 또한 환자나 직원들이 24시간 상주하고 있으므로 온도나 환기 조절이 매우 중요한 요소이다. 색상도 환자의 심리상태에 영향을 미치기 때문에 최근에는 엄숙한 색깔보다 밝고 경쾌한 색깔을 선호하는 의료기관이 늘고 있으며 물리적 시설의 전략적 포인트로서 관심을 많이 두는 분야이다.

② 공간배치와 기능성

공간배치란 기계설비, 시설, 가구 등의 배열방식, 크기와 형태, 이들 간의 공간적 관계를 뜻한다. 기능성이란 고객과 직원의 목적을 달성해 줄 수 있도록 지원해주는 능력을 의미한다. 수행되어야 할 과업이 복잡할수록, 업무의 신속성이 요구될수록 배치와 기능의 중요성이 증가한다는 점에서 의료시설의 경우 공간배치와 기능성 역시 중요한 물리적 요소가 될 수 있다.

③ 안내표시, 상징, 인공물

안내표시는 부서명 등의 명칭, 출입구 등 시설의 위치를 가리키는 지시, 그리고 '금연', '어린이는 어른 동반' 등 행동규칙을 전달하는 데 사용되며 적절한 안내표시는 이용자의 지각 혼란이나 스트레스를 감소시킬 수 있다. 상징과 인공물은 장소의 의미나 행동규범을 알린다는 면에서는 안내표시와 유사한 기능을 가질 수 있으나 상대적으로 덜 직접적이다. 시설 내 고급 건축자재, 미술품, 벽에 걸린 사진 등은 특히 시설의 미적 이미지나 인상을 전달한다는 점에서 서비스의 스타일과 신뢰성에 영향을 줄 수 있다. 따라서 이러한 물리적 구성요소들을 전체 조직 차원의 경영전략에 부합되게 설계하고 반영하려는 노력이 접근경로 전략의 중요한 영역이 될 수 있다.

(4) 물리적 시설의 효과평가 방법

현재 물리적 시설이 전략적 목표에 부합하도록 설계되어 있는지 또는 물리적 시설을 새롭게 설계하고자 할 때 대상 고객의 욕구와 직원들의 의견은 어떠한지를 판단할 수 있는 정보가 필요하다. 이러한 정보를 탐색하는 방법은 다음과 같이 4가지가 있으며 탐색 목적과 조사대상자들의 특성에 따라 적절하게 병용할 수 있다.

① 환경조사법(environmental surveys)

고객이나 직원을 대상으로 미리 준비된 설문지를 통하여 다양한 환경 구성에 대한 그들의 욕구와 선호를 조사하는 방법이다. 이 방법은 표준화된 질문도구를 사용하기 때문에 조사와 결과의 해석이 용이하다. 그러나 답변이 응답자의 상황적 요인에 따라 달리질 수 있기 때문에 신뢰성 측면에서 제한이 있고 복잡한 요구나 감정을 반영하기 어려운 단점도 있다.

② 직접 관찰법(direct observation)

숙련된 관찰자가 특정 시설을 이용하는 고객이나 직원들의 반응과 행동을 관찰하고 기록하는 방법이다. 이 방법은 전문가 입장에서 전략적으로 고려해야 할 핵심 사항들을 파악해낼 수 있고 깊이 있는 정보를 접할 수 있다는 측면에서 유용한 방법이다. 그러나 때로 많은 관찰시간이 소요되고 자료의 수집이나 해석에 많은 노력이 필요하며 주관적일 수 있다는 단점이 있다.

③ 실험법(experiments)

특정 환경이나 시설에 고객과 직원을 노출시킨 후 그들의 반응을 측정하는 방법이다. 이는 구체적 환경요소에 대한 이용자의 직접적 반응을 찾아낼 수 있으므로 타당성이 높고 보다 목적지향적일 수 있다. 반면 비용이나 시간이 많이 소요되는 단점이 있다. 최근에는 컴퓨터 시뮬레이션, 가상현실 기법들이 개발되어 접근이 보다 용이해지고 있다.

④ 시청각 사진법(photographic blueprints)

이용자에게 사진이나 슬라이드, 비디오 자료를 제시하고 이에 대한 의견을 청취하는 방법이다. 이 방법은 관심이 있는 요소를 중심으로 집중적으로 그리고 단계적인 자료를 제시할 수 있기 때문에 정확하고 논리적인 사실을 유추해 내는 데 유용하다. 그러나 자료는 이용자의 의견수렴을 지원하는 도구일 뿐 자료 자체가 어떤 단서나 정보를 제공하지는 못한다는 제한점이 있다.

2. 의료서비스의 시간 접근성

전통적으로 접근경로는 주로 공간적인 문제가 관심사가 되어 왔으나 현대사회에서 시간 비용의 중요성이 높아지면서 신속성, 즉 원할 때 이용할 수 있는 시간적 적절성이 접근경로 전략의 중요한 과제로 대두되고 있다. 이 장에서는 시간과 관련하여 현안이 되고 있는 진료시간과 대기시간에 대한 문제를 살펴보기로 하자.

1) 진료시간

그동안 진료시간은 주로 의료공급자의 근로시간 제한과 의료기관의 경영상의 이유(추가적인 시설관리비, 인건비 지출 등) 등으로 인해 제한되어 왔으며, 의료공급자 입장에서 진료시간대가 정해져 온 것이 현실이었다. 그러나 불가피하게 정규 진료시간을 활용할 수 없는 의료 이용자들이 늘어나면서 이들의 편의를 위해 진료시간을 연장하는 의료기관이 증가하고 있다. 특히 진료시간의 변경은 의료시장 점유율을 증대시키려는 경영전략의 일환으로서 시행되는 경우가 많으며, 야간 진료서비스는 물론이고 아침에 조기 진료를 하는 의료기관도 출현하고 있다. 이러한 전략은 앞서 언급한 바 있는 서비스의 특성 중 저장 불가능성으로 인해 수요가 집중되는 것을 분산시키는 효과와도 관련되어 더욱 활성화될 것으로 보인다. 또한 시간적 접근과 공간적 접근을 높이기 위한 전략으로 24시간 전화정보 서비스를 통해 고객의 접근 편의성을 높이는 전략도 모색되고 있다. 이 외에 고객의 불만사항 신고와 진료 요구에 대한 신속성을 높이기 위해 다양한 형태의 직통전화를 운영하는 것도 역시 고객의 시간에 대한 욕구를 해결해주는 방안으로 활용되고 있다.

그림 5-1 ○○병원 365일 24시간 진료

버팀병원
24시간 진료 안내

2024년 8월 9일부터 진료 공백없이 24시간 진료를 실시합니다.
병원 이용에 참고하시기 바랍니다. 감사합니다.

출처 : ○○ 버팀병원 홈페이지
(https://burtim.co.kr/osan/bbs/board.php?bo_table=notice&wr_id=444. 2024.11.29)

그림 5-2 ㅇㅇ병원 진료시간

요일	구분	접수시간	진료시간
평일 (월~금)	오전진료	08:50~12:00	09:00~12:30
	점심시간	12:30~13:30	
	오후진료	12:00~17:00	13:30~17:20
	야간진료	17:00~19:30	18:00~20:00
토요일	오전진료	08:50~12:30	09:00~13:00

출처 : ㅇㅇ병원 홈페이지(https://www.daehang.com/guideDH/medicalInfo.asp, 2024.11.29)

2) 대기시간 및 예약시간

의료기관을 이용하는 환자들이 가장 많이 지적하는 '3시간 대기, 3분 진료' 얘기는 우리나라 의료서비스에 대해 소비자가 가장 불만족해 하는 문제가 무엇인지를 단적으로 보여주는 말이다. '병원을 가기 위해서는 하루를 잡아야 한다.'는 말 역시 많은 고객들이 의료기관을 이용하는데 투자하는 시간이 비효율적이라는 불만의 공통된 표출이다.

의료기관에서는 이러한 고객들의 인식을 심각한 문제로 받아들이고 대기시간 단축을 위한 여러 가지 방안들을 모색해왔으며, 그 결과로 최근에는 대기시간이 점차 감소하는 추세에 있다. 그러나 경쟁 속에서 살아가는 현대인들에게 서비스의 신속성은 여전히 강력한 흡인 요인이 되고 있으며, 대기시간 경쟁은 갈수록 치열해질 것으로 전망된다. 대기시간 감소를 위해 많이 활용하는 방법으로는 예약시스템의 도입을 들 수 있으며, 그 외에 탄력적인 공급인력의 배치(예; 수요가 집중되는 시간대에 진료의사 수 확대), 업무 과정의 자동화(예; 약국 자동화, 수속 절차의 전산화), 시설의 분산화(예; 약국, 검사시설의 층별 배치) 등이 있다.

이 외에 환자들의 체감 대기시간을 줄이는 방법(Zeithaml 등(1998), Maister(2005))은 환자의 심리적인 대기시간을 줄이는 방법이다. 환자가 접수를 마치게 되면 진료를 받기 전까지 대기실에서 기다리게 된다. 이때 환자들이 기다리는 체감 대기시간과 실제 대기시간과는 차이가 있다. 따라서 대기시간은 동일하지만 환자가 체감하는 대기시간을 줄 일 수 있도록 해주는 것이 중요하다.

Maister(2005)는 대기시간의 심리학에서 다음의 8가지를 제시하고 있다.

첫째, 아무것도 하지 않을 때가 무엇인가를 하는 시간보다 길게 느껴진다.

둘째, 사람들에게 서비스가 시작되었음을 알려야 한다.

예를 들어, 치과에서 고객 대기실에서 대기하고 있는 것과 달리 치과 유니트에 앉아서 대기하는 것으로 서비스가 시작되었음을 알리는 좋은 사례가 될 수 있다.

셋째, 걱정은 기다림이 더욱 길게 느껴진다.

모두 공감하는 바와 같이, 공항에서 수속할 때 일찍 왔음에도 불구하고 대기하는 줄이 길게 늘어져 있으면 혹 비행기를 놓칠까 걱정할 때가 있다.

넷째, 불확실한 대기시간은 알려진 대기시간보다 길다.

요즘은 대부분의 의료기관이 자막으로 고객의 대기 순번을 알려주기 때문에 심리적으로 안정되는 효과를 가져오고 있다.

다섯째, 경험하지 않은 기다림이 경험한 기다림보다 길게 느껴진다.

비 올 때 차 속도가 맑은 날보다 늦는다는 것을 알기 때문에 우리가 비 올 때는 먼저 출발하는 것처럼 의료기관에 대한 이용경험을 가지고 있다면 대기시간을 예측할 수 있겠지만 처음 오는 환자들에게는 이러한 시간도 잘 관리할 필요가 있다.

여섯째, 불공정 대기는 평등한 대기보다 길다.

점심시간에 식사하러 갈 때, 내가 먼저 주문했는데 다른 테이블에 식사가 먼저 나온 경우 우리는 음식의 맛을 보기 전에 맛을 잃어버린 경험을 하였을 것이다. 즉, 나보다 늦게 의료기관에 도착한 사람이 먼저 진료받는 경우 우리는 불공정하게 느껴진다. 따라서 영어로 FIFO(first in, first out)를 실천해야 할 것이다.

일곱째, 서비스 가치가 높을수록 고객이 더 오래 기다릴 것이다.

최근에 음식 방송이 많은데, 골목식당이라는 프로그램에 나온 식당들은 음식에 대한 기대로 대기 줄이 많이 늘고 있다. 기존에는 잘 운영이 되지 않아서 한산하던 가게들이 방송을 통해서 보고 많은 대기시간을 인내하게 만들고 있는 것을 볼 수 있다.

여덟째, 홀로 대기하는 것이 단체로 대기하는 것보다 오래 느껴진다.

요즘은 핸드폰이 있어서 혼자서도 많은 것을 할 수 있지만 기본적으로 다른 사람과 같이 기다리는 것보다 혼자 기다리는 것이 더 길게 느껴진다.

대기시간을 줄이기 위해서 많은 의료기관들이 노력하고 있는데, 이러한 심리적인 요소를 잘 고려한다면 더 효과적으로 대기시간을 관리할 수 있고, 고객의 만족을 높일 수 있을 것이다.

3. 의료서비스의 정보 접근성

정보통신기술의 발달로 정보의 전달경로나 유형이 다양화되면서 보다 손쉽게 고객에게 정보를 전달할 수 있는 마케팅 전략들이 활발하게 활용되고 있다. 최근 건강검진 환자에게 많이 활용하고 있는 텔레마케팅(telemarketing)은 고객들에게 전화를 걸어 적절한 시기에 건강검진 일정 등에 관한 의료정보를 안내해 주는 방법이다. 이러한 정보의 제공은 고객의 정보 접근성을 용이하게 함으로써 의료서비스 필요를 유효수요로 전환시키는 방법이 될 수 있으며, 의료기관에 대한 친밀성과 신뢰성을 높이는 부수적 효과를 기대할 수 있어 중요한 마케팅 기법으로 사용되고 있다.

그러나 의료기관이 고객에게 전화로 접근하는 방식은 고객들의 사생활을 침해한다는 부정적인 측면을 야기하게 되었고 이에 따라 의료기관에서는 고객이 의료기관에 전화를 걸도록 하는 방식으로 전환하고 있다. 이는 의사에 관한 정보에서부터 의학적인 궁금증에 이르기까지 각종 정보를 주제별로 준비해 두고 고객이 전화를 걸어 관심이 있는 정보를 활용하게 하는 방식이다. 더 나아가 의료기관에서는 고객들에게 보다 빠르고 전문적인 정보를 제공할 수 있도록 외주용역을 이용하는 경우도 생기고 있다. 실제 의료기관들에서 시도되고 있는 방법들을 살펴보면 다음과 같다.

1) 의사에 대한 정보제공(physician referrals)

고객에게 의사의 전공 분야나 예약 가능 시간 등의 정보를 제공해주는 서비스이다. 고객 입장에서는 공급자에 대한 체계적인 정보를 얻기 어렵기 때문에 이러한 정보에 대한 접근을 매우 유익하게 여기고 활용하는 경향이 있다. 예를 들어 고객들에게 질병정보와 더불어 전문의사 검색, 암 전문의를 분야별로 제공한다면 유익한 정보가 될 것이다.

2) 건강상담 서비스(health questions)

오늘날 많은 고객은 인터넷을 활용하여 자신의 건강과 관련된 건강정보를 다양한 소스를 통해서 검색할 수 있다. 또한 직접 자신의 건강상태를 설명하고 1:1 온라인 의료상담도 받을 수 있다. 이에 따라 의료기관은 온라인 의료상담 활성화를 위한 서비스 홍보와 인지도 구축이 고객 확보 전략에 매우 중요하게 되었다. 의료기관은 온라인 의료상담을 이용 고객들의 의견을 적극적으로 수렴하여, 이용자들로 하여금 단순정보 검색 이상의 만족도를 느낄 수 있는 정확하고 성실한 답변을 제공하는 한편, 상담자들이 부담 없이 의료상담을 이용할 수 있도록 절차를 간편화하는 형태로 바뀌어나가야 할 것이다. 그리고 온라인 상담 이용자들은 자신의 건강이상이라는 민감한 문제에 있어 가장 확실하고 신뢰할 수 있는 정보를 찾기 원하므로 이들에게 신뢰성 측면에서 단순 건강정보에 비해 의료상담이 가질 수 있는 장점을 인지시킨다면 온라인 의료상담의 주요 고객층으로 유인할 수 있을 것이다.

이 외에 정보접근을 높이는 전략들로서 병원 홍보물이나 소식지를 배포하는 방법이 있고, 새로운 장비나 시설, 전문인력 충원에 따른 서비스 정보들을 다양한 의사소통 수단을 통해 전달할 수 있다.

4. 의료시장 내에서의 접근경로

일반 시장의 접근경로 개념에서는 생산자와 소비자를 연결해주는 중간상의 역할을 마케팅적 관점에서 중요하게 다루고 있다. 접근경로에서 '중간상(intermediary, middleman)' 또는 '접근 경로업자(distributor)'란 제품을 소비자에게 전달해주는 전달자의 의미를 갖는다.

그러나 의료시장의 경우 경로와 중간상의 역할에 차이가 있다. 중간상은 의료이용 경로에서 질병의 특성에 따라 존재하기도 하고 존재하지 않기도 한다. 일반적으로 경하고 치료기간이 짧은 질환의 경우엔 보건소와 의원 그리고 병원 같은 의료기관에서 서비스가 종결되는 경우가 많으며 이 경우엔 중간상이 존재하지 않는다. 반면에 중하고 치료기간이 오래 소요되는 경우엔 대부분 2개 이상의 의료기관 또는 의료공급자를 거치게 된다.

이렇게 환자가 자신의 건강문제를 해결하기 위해 다양한 경로로 여러 의료공급자를 거치면서 의료서비스를 받게 되는 과정을 의료이용 경로라고 한다. 의료이용 경로에는

첫째, 환자가 현재의 의료공급자를 신뢰하지 못하고 스스로 다른 의료공급자를 선택하는 의사 장보기(medical shopping, doctor shopping) 유형이 있다.

둘째, 의료기관이나 의사가 자신이 보유한 자원으로는 환자의 건강문제를 해결하지 못할 경우 보다 다양한 자원을 확보하고 있는 다른 의료기관이나 의사에게 환자를 연결시켜주는 진료의뢰(patient referral) 유형이 있다.

이 장에서는 의료시장에서 접근경로와 관련하여 대두되고 있는 몇 가지 관심사를 중심으로 살펴보기로 한다.

1) 환자의뢰체계(referral systems)

환자가 의료공급자를 바꾸게 되는 과정에서 정책적 규제가 존재하게 되는데 이른바 환자의뢰체계와 관련된 규정이 그것이다. 우리나라 환자의뢰체계는 의료서비스의 공공재적 특성으로 인해 국가적 차원에서 의료자원의 양과 분포를 계획, 조정하게 되며 국민들의 의료욕구와 이를 충족시켜줄 수 있는 의료기관 수준을 법적으로 정하고 있다. 즉 가벼운 질환의 경우엔 이를 해결하는데 복잡한 시설이나 장비의 필요성이 적기 때문에 지리적으로 가까운 1, 2차 의료기관에서 진료받도록 하는 한편, 중증도가 높고 치료가 복잡한 질환의 경우엔 다양한 시설과 장비가 구비된 3차 의료기관에서 진료를 받도록 규정하는 것이다. 현재 환자들의 의료이용 경로는 환자 스스로 정보를 수집하여 의료기관을 찾는 경우와 의료공급자의 권유에 의한 경우로 구분해 볼 수 있다. 따라서 의료기관이 의료이용 경로를 활용하여 환자를 유치하는 방법은 다음의 두 가지 전략에 의해 가능할 수 있다.

첫째, 푸쉬(push) 전략

이는 의료이용자에게 정보를 제공하고 의료이용을 촉진하기 위해 중간상을 긴밀하게 활용하는 전략이다.

둘째, 풀(pull) 전략

이는 중간상을 이용하지 않고 이용자가 직접 의료기관을 찾도록 의료이용자에 대한 촉진을 강화하는 전략이다.

풀 전략은 '촉진' 부분에서 다루기 때문에 자세한 언급은 여기에서는 피하고 푸쉬 전략 중심으로 살펴보기로 한다. 의료시장에는 전통적인 의미의 서비스 전달자와 중간상은 존재하지 않는다. 굳이 의료이용 경로에서 환자와 최종 서비스 제공자와 연결해주는 연계자로서의 중간상의 의미를 부여한다면 현재 의료체계에서는 의원이나 병원의 1, 2차 의료기관에 근무하는 의사가 종합병원이나 3차 의료기관에게 중간상의 역할을 한다고 볼 수 있다. 의료서비스는 속성상 광고가 제한되어 있고, 정보의 전문성 때문에 의뢰하는 의사가 소비자에게 제공하는 정보의 영향력은 매우 크다고 할 수 있다. 따라서 상대적으로 푸쉬 전략의 효과가 큰 편이다. 최근 많은 의료기관들이 이러한 푸쉬 전략의 유용성을 인식하고 환자의뢰센터를 설치하여 지역 개원의와 연계를 강화하려고 노력하고 있는 것도 푸쉬 전략의 일환이라 할 수 있다. 의료기관에서는 이들 개원의들에게 의료기관에 대한 다양한 정보들을 지속적으로 제공하고 있으며, 환자의뢰체계를 만들어 개원의가 환자를 편하게 의뢰할 수 있도록 제도적으로 지원하는 것은 물론 진료가 끝난 후에는 진료결과와 함께 환자를 회송하고 있다.

그림 5-3 일차의료 기반 의료전달체계 구축 모형

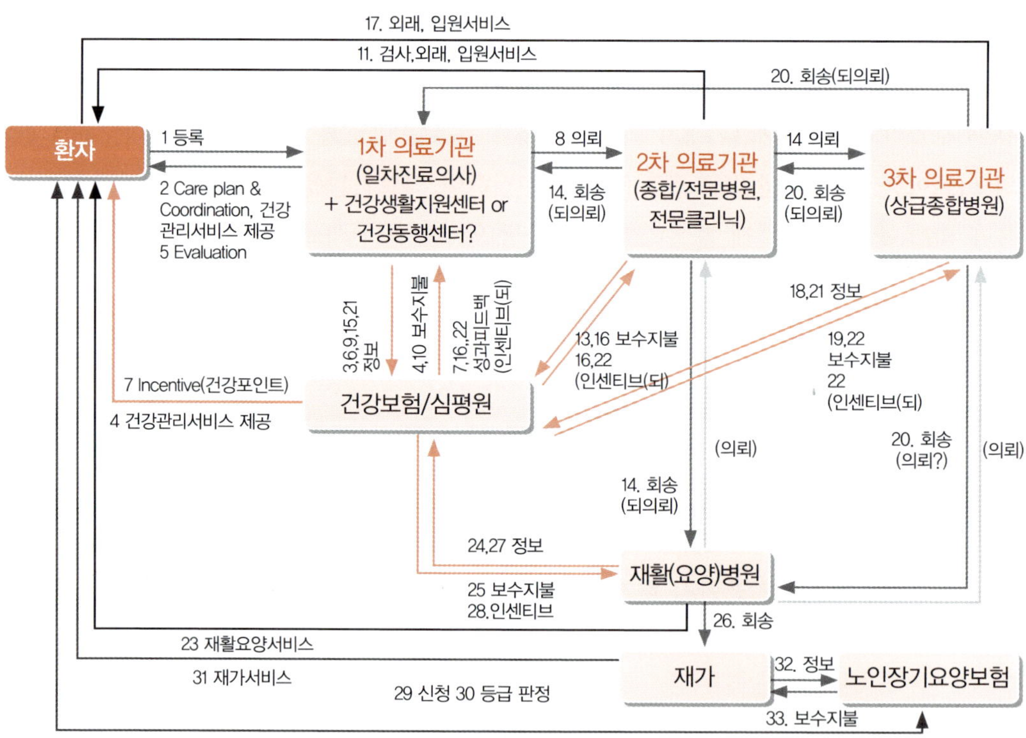

출처 : 임준 등(2016), 의료기관 간 의뢰-회송 수가모형 개발 및 평가 연구, 건강보험심사평가원, 199p

환자의 상급종합병원 집중도를 완화할 목적으로 협력기관 간 진료 의뢰 · 회송 시범사업을 정부에서 추진하였는데, 이러한 모형이 [그림 5-3]과 같다(임준 등, 2016).

2) 프랜차이징 시스템

최근 일반 기업의 유통분야에서 가장 빠른 속도로 증가하고 있는 유형이 프랜차이즈 시스템(franchise system)이라고 할 수 있다. 2022년 기준(통계청, 2024년 11월)으로 프랜차이즈 업체는 268,314개 업체이며, 편의점 53,827개로 가장 많다. 프랜차이즈 시스템이란 서비스 창안자 및 생산자(franchisor)가 서비스 중간상(franchisee)에게 사업자의 상호, 상표, 기타 서비스 제공과 관련된 노하우를 일정액의 가맹금과 로얄티를 받는 조건으로 공유하는 방식이다. 국내시장에서는 경험이 적은 서비스 소매상들이 기술적 지원과 브랜드 효과를 공유하기 위하여 프랜차이즈 시스템에 가입하는 경우가 늘어나고 있으며 특히 서비스 산업에서 유망한 사업방식으로 부각되고 있다. 서비스 산업에서 프랜차이즈 방식이 부각되고 있는 이유는 이러한 사업방식이 서비스 창안자인 본사와 서비스 중간상인 가맹자 모두에게

[표 5-1] 프랜차이즈시스템의 편익과 문제점

	편익	문제점
본사	• 자신의 서비스 제품과 노하우를 자산으로 시장의 확대와 수입 증대(유통망 확장, 상호인지도 증가 통해) • 시장 확대에 따른 재정적 위험감소, 자본조달 용이 • 시장 확대 통한 규모의 경제 달성 • 지역시장에 대한 정보 습득 • 적은 자원으로 시장 지배력 증대	• 본사 통제 하에서 가맹점을 지속적으로 관리하는데 어려움 있음 • 가맹점과의 잦은 분쟁 • 일관성 없는 품질로 자사 이미지 훼손 • 시장이나 고객정보에 대한 가맹점의 영향력 증대
가맹점	• 사업운영의 기본 토대가 되는 제품이나 경영 노하우 습득할 수 있음 • 전국 또는 지역의 상표 명성 공유함 • 사업 초기의 실패에 대한 높은 위험부담 감소시킬 수 있음	• 성공 가능성 높은 본사 선택의 어려움 있음 • 시장에 대한 영향력이 제한됨(시장이 포화되고 본사와 가맹점 간 이익이 상충되면 본사에 유리하게 시장을 통제할 가능성이 있음) • 높은 실패율(본사의 노하우를 가맹점에서 활용하는데 제한점이 있음) • 불공평한 계약과 높은 수수료(대부분 경우 본사에 유리한 쪽으로 계약조건이 이루어지고 있음)

출처 : 조우현 등(1999), 의료서비스마케팅, 퇴설당, 329p

편익을 주기 때문이며, 그 이면에는 상호 간에 감수해야 할 위험도 내재하고 있다.

3) 집단개원

의사들은 전통적으로 단독개원을 선호하여 왔다. 그러나 의료환경의 변화와 단독개원에 대한 위험부담이 증가하면서 일정수 이상의 의사들이 공동으로 개원하는 방식이 점차 증가하고 있다. 이러한 집단개원(group practice)은 19세기말 미국에서부터 유래된 이래 세계 각국에서 증가하는 추세에 있으며 미국에서는 대표적인 개원의 개업 유형으로 자리잡고 있다. 미국 의사회에 따르면 "집단개원이란 3인 이상의 의료인이 법적으로 구성된 조직을 통하여 의료장비와 인력을 공동 활용하고 진료 행위를 통한 수입을 미리 정한 바에 따라 분배하는 진료조직이다."라고 정의하고 있다.

세계적으로 집단개원 방식이 증가하고 있는 이유는 집단개원이 갖는 다음과 같은 장점 때문이다.

첫째, 진료 수준이 향상될 수 있다.

동료 의사들 간 의료 지식을 공유하고 세부 전문분야를 특성화시킬 수 있으며 진료과목이 다를 경우 협진할 수 있으므로 진료영역이 넓어지고 전문성이 강화될 수 있다.

둘째, 투자비용을 줄일 수 있고 관리효율을 기할 수 있다.

시설, 장비, 인력을 공동으로 활용함으로써 투자 부담이 감소하고 자원의 활용도가 높아지며 관리운영비가 절감될 수 있다.

셋째, 의사의 여가 활용과 자기개발을 위한 시간을 확보할 수 있다.

대체 가능한 의사 인력이 있으므로 차례로 휴가를 가거나 학회, 보수교육 등에 참석할 수 있다.

넷째, 자원확보 능력이 증대된다.

의료기관의 규모가 커지므로 금융권 지원이나 약품 등의 구매능력이 증가하고 유능한 직원을 확보할 수 있는 유인 가능성이 높아진다.

다섯째, 위험부담을 줄일 수 있다.

제한된 경험과 지식으로 혼자 의사결정을 하는 경우보다 공동협의 하에 의사결정을 할 경우 경험을 공유할 수 있고 실패의 부담도 분담할 수 있다.

여섯째, 환자의 경우에 한 장소에서 필요한 각종 검사나 진료를 받을 수 있어 공간적, 시간적 접근성이 향상되는 효과를 가져오며 의료기관에 대한 신뢰도도 향상된다.

그러나, 한편으로 다음과 같은 단점들도 야기될 수 있다.

첫째, 이익 분배 시 모두가 공감하는 합의를 도출하기 어려우며 이로 인해 불만과 갈등이 제기될 수 있다.

둘째, 개인적인 동기부여나 책임의식이 감소하여 무사안일하는 경향이 있을 수 있다.

셋째, 모든 일을 공동으로 협의하여 결정해야 하므로 의사결정 과정이 지연되고 관리에 혼선이 발생하는 등 비효율이 초래될 수 있다.

현재 국내에서는 집단개원 사례들이 늘어나고 있으며, 대체로 한 장소에서 같은 전문과목 의사 2명 이상이 의료서비스를 공동으로 제공하는 유형이 주류를 이루고 있다.

학습정리

1. 자신이 선택한 병원과 경쟁병원의 물리적 접근성을 비교하시오.
2. 자신이 선택한 병원의 물리적, 시간적, 정보 접근성을 조사해보고, 현재 가장 필요로 하는 것은 무엇이며, 해결책을 제시하시오.

참고문헌

이현실, 이경숙, 김미선, 황승환, 우종원, 문대훈, 류진솔, 이태로(2012), 인터넷을 활용한 건강정보 및 의료상담에 관한 연구(20대를 중심으로), 디지털융복합연구, 10(2), 256-267

조우현, 이선희, 이해종, 전기홍(1999), 의료서비스마케팅, 퇴설당

Bitter MJ(1992), Servicescape : The impect of physical surrounding on customers and employees. Journal of Marketing, 56, 57-71

Maister DH(2005), The Psychology of Waiting Lines, www.davidmaister.com, 2019.4.26 접속

Zeithaml, VA and Bitner MJ(1998), 전인수 옮김, 서비스마케팅, 석정

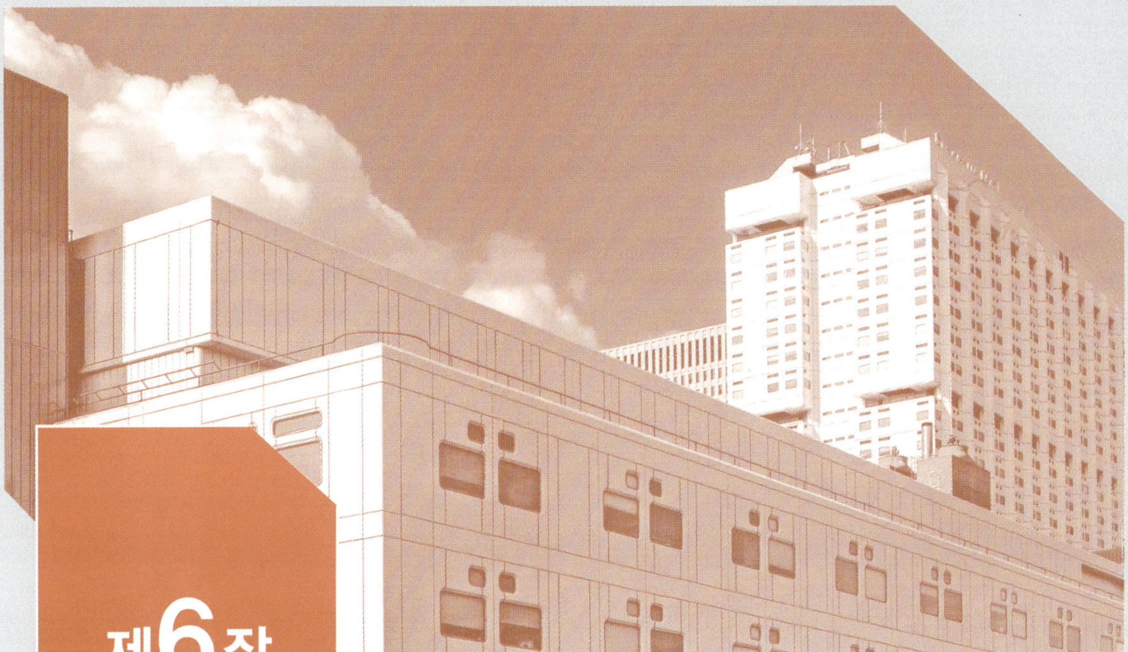

제6장

의료서비스의 촉진

제1절

의료서비스 촉진의 개념

학습목표

1. 의료서비스 촉진의 개념을 이해할 수 있다.
2. 의료서비스마케팅 커뮤니케이션 과정을 이해할 수 있다.

키워드

의료서비스 촉진, 의료서비스마케팅 커뮤니케이션

오늘날 환자들은 과거와 같이 수동적인 입장에서 진료받는 것으로 부터 벗어나 이제는 스스로 의료기관을 선택하는 의사결정자로서의 역할을 하게 되었다. 즉 고객의 입장에서 주체적인 의사결정자로서 자신이 직접 의료서비스 구매의사결정을 하게 된 것이다. 의료시장이 공급자 중심에서 소비자 중심으로 바뀌고 의료기관 간의 경쟁이 격화되는 상황에서 의료기관들은 자신의 모든 활동 내용과 차별화된 서비스를 고객에게 알리고 의료기관에 대한 고객의 인식과 이미지를 새롭게 해야 할 필요성이 증가하고 있다. 따라서 일반 조직과 마찬가지로 의료기관에서도 촉진이 점차 중요한 마케팅 활동으로 대두되었다.

1. 촉진의 개념

마케팅은 고객들이 원하는 서비스를 개발하고 적정한 가격을 매겨 고객들이 이용하도록 하는 것으로 끝나는 것이 아니다. 고객들에게 서비스를 알리고 이에 대해 호의적인 태도를 갖도록 설득하며 최종적으로 서비스를 이용하도록 노력하여야 한다. 또한 잠재고객에게도 사용 고객들과 마찬가지로 서비스를 알리고 설득하여 장차 자신의 의료기관을 이용할 수 있도록 해야 한다. 이처럼 고객이나 잠재고객을 대상으로 의료기관의 서비스를 알리고 다른 서비스와 비교하여 장점을 인식시키며, 궁극적으로 서비스를 이용하도록 설득하는 마케팅 활동을 촉진(promotion)이라 한다.

원래 촉진이란 '밀어부친다(push forward)'는 뜻이나 오늘날 마케팅에서는 '특정 조직의 제품이나 서비스를 주어진 가격에 구매하거나 구매를 계속하도록 할 목적으로 해당 제품이나 서비스의 효능에 대해서 실제 및 잠재고객을 대상으로 정보를 제공하거나 설득하는 일체의 마케팅 노력'을 말한다. 이처럼 촉진은 마케팅 목적을 달성하기 위해 정보를 전달하는 활동이므로 마케팅 커뮤니케이션(marketing communication)이라고도 한다.

2. 의료서비스마케팅 커뮤니케이션 과정

촉진 활동은 기본적으로 정보전달에 의해 이루어지므로 정보전달 과정에 대한 이해가 필요하다. 송신자와 수신자가 가장 중요한 정보전달 대상자이며, 메시지와 매체는 정보전달 수단이다. 정보전달이 제대로 이루어지려면 전달자인 의료기관은 대상인 수신자가 누구이며(표적청중의 파악), 그들에게 기대하는 반응이 무엇인지를 명확히 하여야 하고(표적청중으로부터 원하는 반응 결정), 수신자들이 메시지를 어떻게 해독하는가를 정확히 파악해서 정확한 메시지와 매체를 선택해야 한다. 메시지를 전달하는 과정에는 수신자가 진정으로 원하는 형태의 메시지와 매체를 선택해야 하기 때문에 항상 수신자의 입장에서 정보전달이 이루어지도록 노력하여야 한다.

정보전달을 하는 과정에는 여러 가지 잡음이 발생하는데 수신자는 다음과 같은 이유 때문에 송신자가 원하는 의도대로 수신을 하지 못한다.

첫째, 수신자는 모든 것에 관심을 갖지 않으며 선택적으로 주의(selective attention)를 기울인다. 즉 자기가 알고자 하는 부분에만 관심을 갖기 때문에 다른 정보는 잘 인식하지 못한다.

둘째, 수신자는 전체적인 메시지를 받아들이기 보다 자신이 원하는 것만 듣는 선택적 왜곡(selective distortion) 행태를 보인다.

셋째, 수신자는 전달된 메시지의 일부만을 기억하고 나머지는 버리는 선택적 상기(selective recall)의 행태를 보이기 때문에 애초에 전달하고자 하는 의미를 계속 유지하기 어렵다. 선택적 왜곡과 상기에 따라 수신자는 자신의 신념체계에 맞는 것만을 듣거나 기억하기 때문에 자신의 신념에 맞는 것은 증폭하여 수신하지만 그렇지 않은 것은 흘려 버리는 경향이 있다. 따라서 이를 막기 위해서는 메시지가 간결, 명확하여야 하며 관심을 유발할 수 있어야 하고 반복해서 메시지를 전달하는 것이 필요하다. 최종적으로는 커뮤니케이션 효과를 측정해야 한다.

그림 6-1 마케팅 커뮤니케이션 과정

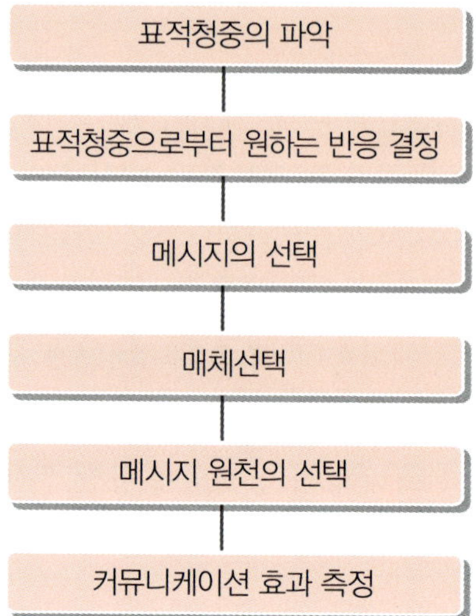

학습정리

1. 의료서비스 촉진의 개념을 설명하시오.
2. 의료서비스 마케팅 커뮤니케이션 과정을 설명하시오.

제2절

의료서비스 촉진믹스

학습목표

1. 의료서비스 촉진믹스의 개념을 이해할 수 있다.
2. 의료서비스 촉진믹스에 영향을 미치는 요인에 대해 이해할 수 있다.
3. 의료기관에서 촉진믹스를 실행할 수 있다.

키워드

의료서비스 촉진믹스

1. 의료서비스 촉진믹스의 종류

마케팅에서 사용할 수 있는 촉진믹스로는 여러 가지가 있으나 일반적으로 광고, 판매촉진, 인적판매, 홍보(PR)의 4가지로 구분한다. 따라서 이상의 4가지를 전통적인 촉진믹스라고 한다. 그러나 점차 촉진의 개념들이 확장되면서 새로운 촉진수단들이 등장하고 있다. 여기서는 전통적인 촉진믹스에 추가하여 의료기관에서 활용이 가능한 PR과 구전을 추가하여 설명하고자 한다.

1) 광고(advertising)

광고는 비용을 지불하고 비인격적 대중매체(non-personal mass media)를 활용하여 정보를 알리는 수단으로 다른 촉진수단에 비해 여러 가지 장점이 있다. 광고는 다수의 고객을 대상으로 짧은 시간에 접근할 수 있으며, 조직이 의도하는 정보를 고객에게 전달할 수 있고, 고객 한 사람 한 사람에 대하여 비교적 저렴한 가격으로 접근할 수 있다는 장점이 있다. 또한, 같은 메시지를 반복적으로 사용함으로써 고객들이 메시지를 깊이 알 수 있고 경쟁 의료기관들과의 메시지 비교가 가능하다. 그러나 한편으로는 고객에게 전달할 수 있는 정보의 양이 제한되어 있으며 다수의 고객에게 일방적으로 정보를 전달하므로 고객을 개별화할 수 없고, 고객의 반응에 대응하거나 설득할 수 없으며, 광고의 효과를 측정하기 어렵다는 단점이 있다. 광고는 촉진 수단 중 많이 사용되고 있는 방법이기는 하나 우리나라에서는 의료법상 의료기관에 대한 광고가 제한되어 있어 의료기관에서 광고를 적극적으로 활용하지 못하고 있는 실정이다. 그러나 의료법에 있는 내용에 한해서는 광고를 할 수 있기 때문에 적극적으로 고려해야 하지만 비용이 많이 소모된다는 점에서 신중하게 접근할 필요가 있다.

(1) 광고의 종류

광고의 종류는 다양한데, 송신자, 매체, 지리, 광고목표, 목표시장을 중심으로 정리한 것이 [표 6-1]이다. 이외에도 트레일러(trailer) 광고[1], 애드버토리얼(advertorial)[2], 인

1 트레일러 광고는 30초의 방송 광고에서 25초는 원래의 브랜드를 광고하고 남은 5초 동안 다른 브랜드를 광고하는 것

2 애드버토리얼은 광고(advertising)와 사설(editorial)의 합성어로, 신문기사 같은 광고를 말함

포머셜(informercial)[3] 등이 있다(김광수, 1999).

[표 6-1] 광고의 종류

분류기준	분류	설명
송신자	상업적 광고	생산자, 도매상, 소매상이 광고주인 광고
	비상업적 광고	종교 집단, 정치 집단, 노조, 정부, 학교 등이 광고주인 광고
매체	인쇄 광고	신문, 잡지에 게재된 광고
	방송 광고	텔레비전, 라디오로 전달되는 광고
	옥외 광고	야외(포스터, 간판)와 이동(버스, 지하철) 광고
	기타 매체의 광고	케이블 TV, 직접 우편(DM), 전화 번호부 등의 광고
지리	지역적 광고	해당 동네 혹은 해당 도시에만 하는 광고
	권역적 광고	여러 해당 지역을 포괄하는 광고
	전국적 광고	해당 국가의 상당 지역을 포괄하는 광고
	국제적 광고	해당 국가의 국경선을 넘어 외국을 포함하는 광고
광고목표	상품 광고	상품이나 서비스 판매를 목표로 하는 광고
	기업 이미지 광고	비상품 광고의 대표적 유형으로 기업 자체를 광고
	의견 광고	사회적으로 논란이 되는 이슈에 영향력을 행사하는 광고
	공익 광고	사회적으로 대의 명분이 있는 내용을 광고
	전반적 수요 광고	한 상품 범주의 수요 촉진을 목표로 하는 광고
	선택적 수요 광고	특정 브랜드의 수요 촉진을 목표로 하는 광고
목표시장	소비자 광고	개인 소비자나 가정을 대상으로 전개되는 광고
	비즈니스 광고	사업적인 이유로 상품을 구매하는 사람을 대상으로 하는 광고
	산업 광고	기업에 판매하기 위해 구매하는 사람을 대상으로 하는 광고
	유통점 광고	소비자에게 판매하기 위해 구매하는 도매상 또는 소매상 등 중간상인을 대상으로 하는 광고
	전문직 광고	의사, 변호사와 같이 전문 직종의 면허를 취득한 사람을 대상으로 하는 광고

출처 : 김광수(1999), 광고학, 한나래, 20p

3 인포머셜은 시간이 긴 텔레비전 광고를 의미. 보통 광고가 30초나 60초에 불과한데 비하여 이 광고는 프로그램과 상응하는 긴 시간동안 하는 것

(2) 의료기관의 광고

의료법 제56조(의료광고의 금지 등)

① 의료기관 개설자, 의료기관의 장 또는 의료인(이하 "의료인등"이라 한다)이 아닌 자는 의료에 관한 광고(의료인등이 신문 · 잡지 · 음성 · 음향 · 영상 · 인터넷 · 인쇄물 · 간판, 그 밖의 방법에 의하여 의료행위, 의료기관 및 의료인등에 대한 정보를 소비자에게 나타내거나 알리는 행위를 말한다. 이하 "의료광고"라 한다)를 하지 못한다.

② 의료인등은 다음 각 호의 어느 하나에 해당하는 의료광고를 하지 못한다.

1. 제53조에 따른 평가를 받지 아니한 신의료기술에 관한 광고
2. 환자에 관한 치료경험담 등 소비자로 하여금 치료 효과를 오인하게 할 우려가 있는 내용의 광고
3. 거짓된 내용을 표시하는 광고
4. 다른 의료인등의 기능 또는 진료 방법과 비교하는 내용의 광고
5. 다른 의료인등을 비방하는 내용의 광고
6. 수술 장면 등 직접적인 시술행위를 노출하는 내용의 광고
7. 의료인등의 기능, 진료 방법과 관련하여 심각한 부작용 등 중요한 정보를 누락하는 광고
8. 객관적인 사실을 과장하는 내용의 광고
9. 법적 근거가 없는 자격이나 명칭을 표방하는 내용의 광고
10. 신문, 방송, 잡지 등을 이용하여 기사(記事) 또는 전문가의 의견 형태로 표현되는 광고
11. 제57조에 따른 심의를 받지 아니하거나 심의받은 내용과 다른 내용의 광고
12. 제27조제3항에 따라 외국인환자를 유치하기 위한 국내광고
13. 소비자를 속이거나 소비자로 하여금 잘못 알게 할 우려가 있는 방법으로 제45조에 따른 비급여 진료비용을 할인하거나 면제하는 내용의 광고
14. 각종 상장 · 감사장 등을 이용하는 광고 또는 인증 · 보증 · 추천을 받았다는 내용을 사용하거나 이와 유사한 내용을 표현하는 광고. 다만, 다음 각 목의 어느 하나에 해당하는 경우는 제외한다.

    가. 제58조에 따른 의료기관 인증을 표시한 광고

    나. 「정부조직법」 제2조부터 제4조까지의 규정에 따른 중앙행정기관 · 특별지방행정기관 및 그 부속기관, 「지방자치법」 제2조에 따른 지방자치단체 또는 「공공기관

의 운영에 관한 법률」 제4조에 따른 공공기관으로부터 받은 인증 · 보증을 표시한 광고

다. 다른 법령에 따라 받은 인증 · 보증을 표시한 광고

라. 세계보건기구와 협력을 맺은 국제평가기구로부터 받은 인증을 표시한 광고 등 대통령령으로 정하는 광고

15. 그 밖에 의료광고의 방법 또는 내용이 국민의 보건과 건전한 의료경쟁의 질서를 해치거나 소비자에게 피해를 줄 우려가 있는 것으로서 대통령령으로 정하는 내용의 광고

③ 의료광고는 다음 각 호의 방법으로는 하지 못한다.

1. 「방송법」 제2조제1호의 방송
2. 그 밖에 국민의 보건과 건전한 의료경쟁의 질서를 유지하기 위하여 제한할 필요가 있는 경우로서 대통령령으로 정하는 방법

④ 제2항에 따라 금지되는 의료광고의 구체적인 내용 등 의료광고에 관하여 필요한 사항은 대통령령으로 정한다.

⑤ 보건복지부장관, 시장 · 군수 · 구청장은 제2항제2호부터 제5호까지 및 제7호부터 제9호까지를 위반한 의료인등에 대하여 제63조, 제64조 및 제67조에 따른 처분을 하려는 경우에는 지체 없이 그 내용을 공정거래위원회에 통보하여야 한다.

2) 판매촉진(sales promotion)

판매촉진은 제품 또는 서비스의 판매나 구입을 촉진하기 위하여 단기간 실시하는 인센티브를 말하며, 일반적으로 고객을 상대로 행하는 광고, 인적판매, 홍보 이외의 모든 촉진활동을 말한다. 판매촉진의 수단은 산업별로 다양하며, 시장의 유형, 판매촉진의 목적, 경쟁조건, 비용 등을 고려하여 가장 효과적인 방법을 수립한다(이훈영, 2015). 판매촉진은 그 대상에 따라 소비자 촉진(견본, 쿠폰, 경품 등), 판매원 촉진(보너스, 경영대회 등)과 거래 촉진(구매할인, 리베이트 등)으로 구분된다. 그러나 단기간의 판매촉진에 그쳐 장기적인 상표 충성도를 높이기 어려우며, 다른 기관에서도 모방하기 쉽고, 가격에 민감하지 않은 고객에게는 별로 효과가 없다는 단점이 있다.

[표 6-2] 판매촉진의 장단점

장점	단점
• 판매촉진은 즉각적인 촉진수단으로 단기간의 효과를 겨냥함으로써 짧은 기간 내에 구매를 유도할 수 있다 • 새로운 사용을 유도하고, 충성도가 높은 고객에게 보답하며, 재구매율을 높이거나 일시에 많은 양을 구매하도록 할 수 있다.	• 단기간의 판매촉진에 그쳐 장기적인 상표 충성도를 높이기 어렵다. • 다른 기관에서도 모방하기 쉽다. • 가격에 민감하지 않은 고객에게는 별로 효과가 없다.

(1) 쿠폰

일정기간 동안 고객이 특정 서비스를 받을 때마다 할인혜택을 받을 수 있도록 제공되는 일종의 증서로 의료기관의 경우 직접적인 할인 등의 혜택을 제공하지는 못하지만, [그림 6-2]처럼 CGV와 공동으로 마케팅을 진행할 수 있다.

그림 6-2 ○○병원과 CGV공동으로 쿠폰 발행 사례

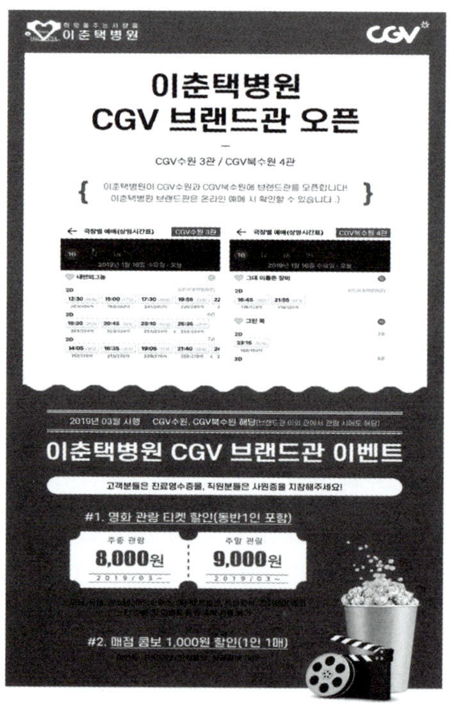

출처 : 이춘택병원 홈페이지(사이트방문 2019.4.30.)
(http://www.lct.co.kr/bbs/board.php?bo_table=notice&wr_id=513&page=3)

(2) 경품이벤트

고객이 병원의 상품을 구매하거나 병원을 방문하는 경우, 무료 또는 저렴한 가격으로 모든 고객 또는 추첨을 통하여 소수 고객이 받을 수 있는 상품을 말한다. 오검진 홈페이지에서는 전국 검진기관 안내 및 예약서비스를 제공하고 있으며, [그림 6-3]처럼 검진 예약 환자에게 경품을 제공하는 이벤트를 제공하고 있다.

그림 6-3 오검진 설연휴 경품이벤트 사례

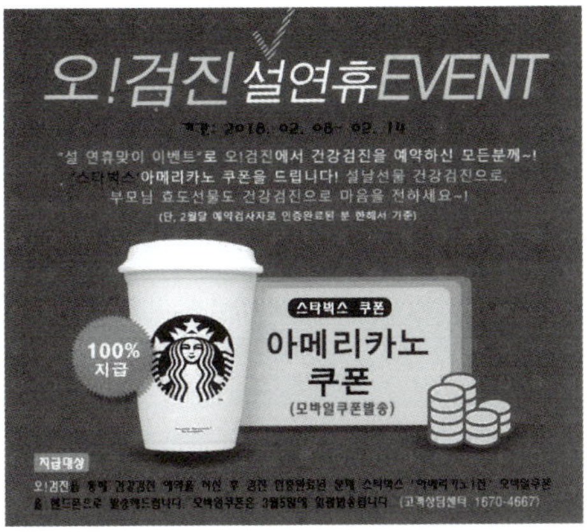
오!검진 설연휴EVENT
"설 연휴맞이 이벤트"로 오!검진에서 건강검진을 예약하신 모든분께~!
'스타벅스' 아메리카노 쿠폰을 드립니다! 설날선물 건강검진으로,
부모님 효도선물도 건강검진으로 마음을 전하세요~!
100% 지급
스타벅스 쿠폰
아메리카노 쿠폰
(모바일쿠폰발송)
지급대상
(고객상담센터 1670-4667)

출처 : 오검진 홈페이지(https://www.omycheckup.com/bbsView.php?seq=67, 2019.4.30.)

(3) 가격할인

비수기 또는 경쟁적 상황에서 필요에 따라 판매를 자극하기 위해 사용하는 판매촉진방법 중 하나로 아래 ○○○안과의원의 이벤트가 좋은 사례가 된다.

그림 6-4 ○○○안과의원의 판매촉진 사례

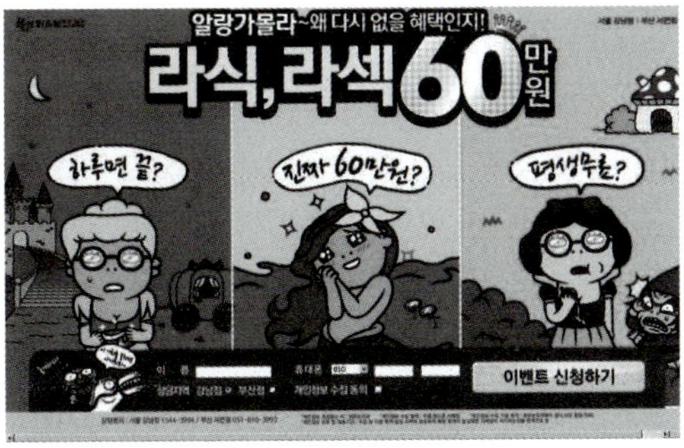
알랑가몰라~왜 다시 없을 혜택인지!
라식, 라섹 60만원
하루면 끝?
진짜 60만원?
평생무료?
이벤트 신청하기

(4) 바운스 백 쿠폰

고객의 재구매나 재방문을 촉진하기 위해 구매시점에서 고객에게 제공하는 쿠폰으로 피자배달할 때 피자박스에 붙어 있는 전단지 또는 쿠폰이 대표적인 예라 할 수 있다.

3) 인적판매(personal selling)

인적판매는 의료서비스의 판매를 목적으로 기존 또는 잠재고객에 대한 판매 프레젠테이션 또는 대화 등의 개인적 커뮤니케이션 활동으로 주로 판매원이 직접 고객을 방문하여 대화를 통해 구매를 유도하는 활동을 말한다. 최근 서비스산업에서 직원들이 서비스 이용 고객을 대상으로 정보를 제공하고 서비스 이용을 권유하는 것도 인적판매의 한 부분이다. 인적판매는 광고와 상반되는 장 · 단점을 갖고 있다.

[표 6-3] **인적판매의 장단점**

장점	단점
• 고객과 상호 접촉함으로써 고객의 반응을 살피면서 고객이 원하는 정보를 제공할 수 있어 고객에게 대응하기 쉽고, 설득하기가 용이하다.	• 고객과 직접 접촉하면서 정보를 제공하고 설득하기 때문에 속도가 느리다. • 비용이 많이 들며 많은 사람을 대상으로 하기 어렵다.

일반적으로 인적판매는 고객의 제품이나 서비스에 대한 확신과 구매행동을 유발시키는데 가장 효과적인 촉진수단이 될 수 있다. 의료서비스에서는 특성상 판매원에 의한 인적판매가 적합하지 않으나 종합 건강진단이나 산업장 건강진단과 같은 경우 마케팅 담당자가 기업을 방문하여 해당 서비스나 의료기관의 특성을 소개하는 경우가 있다. 그러나 의료기관에서 직원들이 고객들을 대상으로 의료서비스에 대한 정보를 제공하고 서비스 이용에 대한 확신을 부여하는 것도 인적판매의 한 유형으로 볼 수 있으며 향후 촉진수단으로서 그 중요성이 높아지고 있다.

4) 홍보(publicity)

홍보는 제품이나 서비스를 대중매체에서 뉴스 또는 화제로 다루게 함으로써 고객에게 제품이나 서비스를 알리는 활동을 말한다. 광고가 대중매체를 이용하면서 비용을 부담하는 것과 달리 홍보는 비용을 부담할 필요가 없다는 측면에서 양자 간 차이가 있다. 또한 홍보는 경제적 대가를 제공하지 않는 등 이해관계가 없는 조건에서 대중매체에 의해 정보를 전달하기 때문에 광고와는 달리 전달되는 정보에 대해 신뢰도가 높은 것이 특징이다. 따라서 홍보는 촉진효과가 비교적 높은 수단이지만 정보를 전달하는 주체가 의료기관이 아니고 대중매체이므로 정보의 내용을 직접 통제하기 어려운 단점이 있다.

홍보는 평소 대중매체와 좋은 관계를 유지하여야 의료기관에게 유리한 정보를 제공하는 것이 가능하다. 홍보는 의료기관에서는 매우 중요한 촉진수단이다. 앞서 설명한 광고, 판매촉진, 인적판매가 의료기관에서 활용하기에는 제한적인 촉진수단임에 비하여 홍보는 의료기관이 자유롭게 활용할 수 있는 유일한 촉진수단이기 때문이다. 또한 고객들의 의료에 대한 정보 요구가 증대됨에 따라 사회적으로도 의료에 대한 홍보의 필요성이 증가하고 있으며, 최근 의학과 의료기술의 발전에 따라 대중언론 매체에서 의료에 관한 내용을 뉴스 등으로 많이 다루고 있다는 점도 홍보의 활용 가능성을 높여준다. 또한 의료서비스는 전문성과 비영리적인 성격을 갖는다는 점에서 고객들은 정보의 신뢰성을 중요하게 생각하기 때문에 홍보에 의한 촉진은 매우 효과적이다.

5) PR(public relations, 대중관계)

PR은 광의의 개념에서 모든 촉진 활동으로 정의하기도 하고, 비광고분야(non paid media promotion)와 직접우편(direct mail)만을 의미하기도 하며, 모든 이미지 창출 활동(image creating activities)을 의미하기도 한다. 일반적으로 PR은 홍보나 광고들과 혼용하여 사용하기도 한다. 또한 PR은 이미지에 주 초점을 맞추는 반면, 마케팅은 서비스나 관리에 주 초점을 맞춘다는 점에서 마케팅과 구분하기도 한다.

여기서는 PR의 정의를 마케팅 관리자들이 조직이나 제품 및 서비스에 대하여 좋은 이미지를 형성함으로써 제품 또는 서비스의 판매나 구매를 지원할 목적으로 대중관계를 증진시키기 위한 총체적인 노력이라고 규정한다. PR의 활동범위는 매우 넓어서 조직의 활동을 알리기 위한 각종 간행물의 발간, 교육기관 또는 자선기관에 대한 지원, 사회 캠페인의 참여, 정부기관에 대한 지원, 심지어는 방문객에 대한 안내나 시설의 대여 등 고객을 포함한 일반 대중에게 제공되는 각종 편익과 관심이 PR 활동의 범주에 속하게 된다.

일반적으로 PR에 이용되는 도구로는 문서 자료, 시청각 자료, 의료기관이미지 통합(hospital identity program, HIP), 뉴스, 이벤트, 연설, 전화정보 시스템 등이 있다. 의료기관에서 적용 가능한 PR 대상은 1차 대상(primary public)과 2차 대상으로 PR을 유지해야 하는 대상이며, 고객, 직원, 인근 의료기관, 보험자, 지역사회 등을 들 수 있다. 이러한 집단과 좋은 관계가 유지되지 않는다면 의료기관은 여러 가지 문제에 봉착하게 된다. 2차 대상은 의료기관과 직접적인 관련이 있기보다는 간접적으로 지속적인 관계를 유지해야 하는 대상으로, 공급업자, 정부기관, 경쟁 의료기관 등을 들 수 있다. 이 중 외부고객에 대한 PR활동은 관계마케팅과 연계하여 수행할 수 있으며, 내부고객인 직원들에 대한 PR활동은 내부마케팅과 연계하여 사용할 수 있다.

6) 구전(word of mouth)

구전이란 고객들의 입을 통하여 비공식적으로 정보가 전달되는 것을 말한다. 흔히 주변에서 유능한 의사, 유명한 의료기관에 대해 이야기하는 것을 많이 들을 수 있는데, 이것은 대부분 구전을 통해 확대된다. 구전은 의료서비스의 무형성 때문에 의료이용에 큰 역할을 할 수 있으며, 관리하기에 따라서 그 효과가 매우 크다. 특히 서비스의 질에 대한 구전은 환자들의 의사결정에 많은 영향을 미치게 된다. 구전은 만족한 고객이 다른 잠재고객에게 그들의 경험을 이야기하여 주거나 의견 선도자(opinion leader)를 통하여 서비스의 질과 효과 등을 전파하는 방법으로 나타난다. 의료분야에서도 구전이 의료기관 이용에 영향을 미칠 수 있으므로 의료기관은 고객만족을 통하여 고객들에게 유리한 구전이 전해지도록 해야 하며, 특히 부녀회장, 노인회장 등 지역사회 의견 선도자와 유기적인 관계를 유지할 필요가 있다.

일반적으로 구전이 발생하는 원인을 유형별로 보면 여러 가지가 있으나 의료기관과 관련된 구전의 내용을 정리하면 다음과 같다.

첫째, 체험실감형 구전

특정 서비스를 체험한 사람을 통하여 전달되는 것을 말한다. 일반적으로 신뢰할 수 있는 가까운 사람의 경험을 통하여 정보가 전달되기 때문에 대중매체에 의한 정보보다 높은 신뢰성을 갖는다.

둘째, 공유공감형 구전

유사한 문제를 가지고 있거나 유사한 상황에 처해 있는 사람들 간의 의사소통을 통해 정보가 교환되는 것으로 서비스의 필요성과 편리성 등을 중심으로 전달된다.

셋째, 여성전파형 구전

주로 여성 의료서비스와 관련된 내용을 중심으로 전달되는 내용이며, 특히 정보의 동질성 때문에 보다 친밀하게 정보가 전달된다. 대표적인 것으로 산부인과 진료 내용 및 부가 서비스 등이 이에 해당된다.

넷째, 불안조성형 구전

사람들의 불안 심리를 자극할만한 정보를 전달하는 것을 의미하며, 질병, 건강, 신체위험들에 대한 정보의 구전이 이에 해당된다. 예를 들어 대부분의 사람들에게 건강은 매우 중요한 관심사이며 건강을 해치는 요인이나, 건강을 증진시킬 수 있는 요인들에 대한 구전은 매우 잘 전달된다는 특징이 있다.

다섯째, 새로운 가치제안형 구전

지금까지 존재하지 않았던 새로운 가치나 습관에 대한 정보전달을 의미한다. 예를 들어 새로운 의료서비스나 건강진단방법에 대하여 이야기하는 것 등이 이에 해당한다.

여섯째, 한정 품귀현상형 구전

예를 들어 고난이도의 기술을 요하는 수술과 같이 소수의 의료기관에서만 시술이 가능한 경우 화제가 되어 정보가 전달되는 경우이다.

구전이 인적판매의 한 종류로서 중요시되는 이유는 다음과 같다.

첫째, 의료이용을 함에 있어서 구전 전달자를 대체로 믿을 수 있고, 신뢰성 있는 정보원으로 생각하는 경향이 있기 때문이다.

둘째, 대중매체와는 달리 구매에 대한 사회적 지지와 인식을 반영한다.

셋째, 구전에 의해 제공된 정보는 흔히 권고에 순응하도록 사회적 압력을 받는다.

넷째, 일반적으로 상업적인 커뮤니케이션보다는 비상업적인 커뮤니케이션을 믿으려는 경향이 강하기 때문이다.

이러한 이유로 구전은 의료분야에서 다른 사람의 태도 형성과 변화에 매우 효과적으로 영향을 미치기 때문에 의료기관에서는 구전에 대한 관리를 위해 많은 노력을 하여야 한다.

2. 의료서비스 촉진믹스에 영향을 미치는 요인

촉진수단 중에서 의료기관이나 서비스의 특성에 따라 이 중 몇 가지를 선택하여 촉진 활동에 사용하게 되는데 마케팅 목표를 달성하기 위해 4가지 촉진수단을 선택하여 결합하는 것을 촉진믹스라고 한다. 의료기관에서 촉진믹스를 선정함에 있어 촉진믹스에 영향을 미치는 요인들을 고려하고 촉진의 방법이나 내용을 적절히 혼합하여 사용하여야 한다. 의료기관에서 촉진믹스에 영향을 미치는 요인들은 다음과 같다.

1) 의료기관의 연혁

새로 개설된 의료기관은 일차적으로 자신의 존재를 일반 주민들에게 알리는 것이 가장 중요한 반면, 오랜 역사를 가지고 있는 의료기관들은 의료기관의 존재에 대한 홍보보다는 의료기관의 변화에 대한 내용들을 촉진하는 것이 중요하다. 따라서 전자의 경우는 홍보가 중요한 반면, 후자는 인적판매나 홍보 등에 보다 신경을 써야 한다. 또한 같은 홍보촉진 전략이라도 전자는 주로 인식을 심어 주는데 초점을 맞추어야 하나, 후자는 인식의 제고에 초점을 맞추어야 한다.

2) 제공되는 의료서비스 특징

의료기관이 제공하는 의료서비스가 일반적인 의료서비스인지 아니면 최첨단의 독특한 의료서비스인지에 따라 촉진믹스 전략이 달라진다. 일반적인 의료서비스인 경우에는 대부분의 경쟁 의료기관들도 제공하고 있는 서비스이므로 독특한 차이를 보이지 않게 된다. 따라서 이러한 경우는 촉진 내용보다는 촉진 방법이 보다 중요하게 된다. 그러나 최첨단의 특이한 의료서비스인 경우에는 단순한 촉진 내용만으로도 고객에게 강한 이미지를 심어 줄 수 있다. 따라서 전자의 경우는 전하려는 메시지의 구조나 형식 등이 중요하며, 후자의 경우는 메시지의 내용이 중요하게 된다.

3) 의료서비스의 수명주기

촉진 방법은 의료서비스의 수명주기(life-cycle)에 따라 달라질 수 있다. 처음 도입 단계에서는 홍보 등이 인식을 높이는데 중요한 촉진 도구가 되며 이를 통해 초창기 의료서비스 이용량을 늘릴 수 있다. 성장단계에서도 홍보가 계속 중요한 도구가 되나 이때는 이미 더 이상의 인센티브가 필요 없는 시기이므로 촉진은 그 중요성이 떨어진다. 성숙단계에서는 인적판매와 같은 촉진이 더 중요하게 되는데 왜냐하면 이 시기는 이미 의료기관과 서비스에 대해 인식하고 있어 서비스 이용으로 직접 유도하는 것이 효과적이기 때문이다. 쇠퇴단계에서는 홍보나 인적판매 등은 이미 그 역할을 많이 할 수 없는 단계이다.

4) 고객들의 건강상태

촉진의 효과는 고객들의 건강상태에 따라 많은 영향을 받는다. 예를 들어 건강한 사람에게는 의료기관의 촉진 활동이 거의 의미 없는 대신에 질병이 있거나 아니면 다른 의료기관을 이용하고 있는 사람들의 경우는 촉진에 의해 크게 영향을 받는다. 광고는 일반인들에게 의료기관의 존재를 인식시켜 주는 가장 좋은 촉진 도구이나 의료산업의 경우는 광고를 제대로 활용할 수 없기 때문에 인적접촉을 통하거나 구전에 의한 촉진 또는 신문기사와 같은 홍보를 통해 의료기관에 대한 인식을 증대시켜 나가는 방안을 고려해야 한다. 또한 의료기관은 구전에 영향을 많이 받기 때문에 환자가 의료기관에 접근하는 의뢰제도나 환자중심의 진료운영, 친절 등과 같은 비의료적인 요소가 중요한 촉진요소가 될 수 있다. 한편 새로운 기술이나 장비의 도입 등과 같이 해당 의료기관의 독특한 의료서비스는 신문기사나 지역 안내문, 또는 홍보책자 등을 통해 지속적으로 알릴 수 있도록 노력하여야 한다.

3. 의료기관의 주요 촉진 활동

촉진 방법은 그 특성상 다른 의료기관보다 먼저 아이디어를 내어 새로운 이미지로 고객에게 접근해야만 성공할 수 있다. 이러한 의미에서 새로운 촉진 활동이 끊임없이 이루어져야 하며, 의료기관의 입장에서는 남과 다른 새로운 촉진 방법을 지속적으로 개발해야 한다. 앞에서 의료기관에 적용이 가능한 여러 촉진 활동들을 설명하였으나, 여기서는 여러 제약조건에서 의료기관들이 많이 활용하고 있는 촉진 방법인 인적촉진과 홍보에 대해 보다 구체적으로 살펴보고자 한다. 특히 홍보는 대부분의 병원에서 PR과 명확히 구분하여 사용하지 않고 있기 때문에 여기서도 이를 혼용하여 홍보라는 개념으로 설명하였다. 또한 촉진 활동에서 최근 들어 많은 관심의 대상인 인터넷을 이용한 홍보와 의료기관의 이미지통합에 대해서도 설명하고자 한다.

1) 인적촉진

의료기관에서의 인적촉진은 일반 기업에서 주로 활용하고 있는 판매원에 의한 촉진 활동과는 달리 주로 의료기관의 진료부서나 행정부서의 직원들에 의해 수행된다. 따라서 이들이 어떻게 행동하느냐가 곧바로 의료기관의 판매촉진과 연결된다. 의료기관에서 인적촉진을 잘 수행하기 위해서는 모든 직원들이 적극적으로 촉진 활동에 참여해야 하는데 특히 환자와의 접점에 있는 직원들이 중요하다. 이들 직원에게는 계속적인 교육을 통하여 촉진에 대한 인식을 심어 주어야 한다.

직원들에게 촉진에 대한 내용을 교육하는 방법에는 판매위주 접근방법(sales oriented approach)과 고객위주 접근방법(customer oriented approach)이 있는데 이 두 가지 방법을 적절히 조화시켜 활용하여야 한다.

첫째, 고객위주 접근방법은 고객만족의 증진을 통해 의료서비스 이용을 증진시키려는 방법이다. 즉 환자들에게 의료서비스를 받는 목적과 내용 등을 구체적으로 설명함으로써 현재 의료서비스에 대한 만족을 높이고 새로운 의료서비스 이용을 결정하도록 도와주는 것이다. 한 예로 S병원은 퇴원하는 환자들에게 간호사들이 명함을 나눠주고 있다. 이는 퇴원하는 환자들에게 해당 질병에 대한 궁금증이나 응급사항이 발생하였을 경우 24시간 상담서비스를 제공하기 위한 것으로, 일차적으로는 고객만족에 목적이 있으며 궁극적으로 의료기관을 계속 이용하도록 한다는 측면에서 적극적인 인적판매 활동이라고 할 수 있다.

둘째, 판매위주 접근방법은 의료기관을 찾는 고객들에게 의료서비스 이용의 필요성을 강조함으로써 새로운 의료서비스를 유도하는 방법이다. 예를 들어 검사서비스의 필요성에 대해 보다 자세히 설명함으로써 검사를 받도록 유도하는 것이다. 이러한 판매위주 접근방법은 의료서비스 특성상 저항감을 유발하며 장기적으로 의료기관의 성장을 저해할 수 있기 때문에 고객위주 접근방법과 균형을 이루도록 하는 노력이 필요하다.

2) 홍보

(1) 의료기관과 홍보의 목적

의료기관 홍보는 병원과 사회, 의료기관과 일반대중 간에 형성된 부정적인 이미지와 불신을 파악하고, 이를 제거하여 긍정적인 이미지를 형성하도록 노력하는 활동이다. 의료기관에 대한 긍정적인 이미지는 의료기관 선택에 긍정적인 영향을 미치며, 장기간에 걸쳐 형성된 의료기관의 이미지는 다른 의료기관이 모방하기 어려운 전략적 우위를 점할 수 있게 하는 중요한 요소이다.

(2) 의료기관의 홍보 특성

일반적으로 홍보를 마케팅과 혼동하여 사용하기도 하는데 실제로 홍보와 마케팅은 다음 3가지 면에서 근본적인 차이가 있다. 첫째, 홍보는 촉진 도구인 반면 마케팅은 서비스 개발, 가격결정, 병원위치선정 등 마케팅 활동의 다양한 것을 모두 포함한다.

① **로비(lobby)** : 의료기관과 관련된 입법이나 규제를 촉진 또는 완화하기 위해서 입법부나 행정부의 인사나 관리들과 접촉하여 진정을 하는 활동이다.

② **자문활동(counselling)** : 관련기관이나 단체에 대해 의학이나 의료행위들을 자문함으로써 의료기관의 이미지 향상에 기여하고자 하는 활동을 말한다. 예를 들어 TV의 의학상식에 관한 프로그램에 참여하여 조언하거나, 지역사회의 의료정책에 참여하여 필요한 자문을 해 주는 것 등이 이에 포함된다.

한편 구체적인 홍보 도구로는 ① 홍보문서, ② 시청각 문서, ③ 의료기관 이미지통합(hospital identity program), ④ 뉴스, ⑤ 이벤트, ⑥ 연설, ⑦ 전화 정보서비스 등을 들 수 있다. 이 중 많이 사용하고 있는 홍보도구로는 소식지, 연간보고서, 안내책자(brochures), 정기적인 간행물 등이 있다.

(3) 홍보활동 전략

의료기관에서 홍보활동을 하기 위해서는 보다 체계적이고 조직적인 홍보활동을 시행하여야 한다. 이를 위해서는 홍보 전담반을 신설하거나, 아니면 기존 조직에서 홍보전담자를 두는 것이 필요하다.

다음은 의료기관이 홍보전략을 세울 때 고려하여야 할 전략 내용이다(박두혁, 1998).

첫째, 지역사회에 적극적으로 참여하여 지역사회와 좋은 관계를 유지해야 한다.

둘째, 세심한 환자관리를 통하여 내원에서부터 퇴원까지의 전 과정뿐 아니라 퇴원 후까지도 지속적으로 관리해야 한다.

셋째, 의료시설을 지역사회에 개방함으로써 의료기관을 지역사회의 좋은 공간이 될 수 있도록 하며, 동시에 환자들에게 좋은 쉼터를 제공할 수 있게 한다.

넷째, 광고규제를 두려워하지 말고 보다 적극적으로 활용할 수 있도록 해야 한다. 광고에 소극적이면 마케팅 활동에 대해서도 소극적으로 되기 쉽기 때문이다.

다섯째, 전문 컨설턴트를 활용함으로써 보다 효과적인 홍보가 될 수 있도록 하는 것이 유리하다.

여섯째, 언론에 관심을 가지고 지속적으로 언론에 올릴 수 있도록 한다.

일곱째, 균형 있는 홍보를 통하여 다른 의료인이나 병、의원을 비방하거나 비교우위에 있음을 지나치게 내세워서는 안된다. 이는 의료기관에 대한 국민들의 인식이 아직은 비영리성을 강조하기 때문에 너무 지나친 홍보는 오히려 거부감을 유발하기 때문이다.

공연예술상품의 마케팅믹스 사례

의료와 다르기는 하지만 서비스 상품이라는 측면에서 공연예술도 의료서비스와 비슷한 마케팅믹스 전략을 진행하기 때문에 또 다른 시선에서 참고하기 바란다.

1. 공연예술상품

공연예술 소비자는 그들의 경험에 의해 흥미와 기호가 변하며, 소비자 자체도 세대가 바뀌면서 변화하게 마련이다. 따라서 공연예술은 소비자의 욕구와 필요를 분석하고 이에 맞는 작품과 이미지를 만들어 소비자에게 제공함으로써 보다 예술소비자의 만족도를 높여야 할 것이다.

한 조사에서 공연 관객들이 어떤 경험을 하고 싶어 하며, 어떤 것에서 만족을 얻는지를 알아보았다. 이 조사에 따르면, **공연관람 빈도가 높은 소비자**에게는 '제품 그 자체'가 공연에 대한 감정을 형성하는 중요 요인이다. 즉, 자주 공연을 관람하는 소비자는 보다 더 '핵심적 편익'을 중요시 하는 것이다. 반면 **공연관람빈도가 낮은 소비자**들은 눈에 보이지 않는 분위기 등 환경적 요인을 더 중요하게 여기는 것으로 나타나 이들 소비자는 확장제품이나 실제제품에 따라서 만족 정도가 달라질 수 있다는 것을 알 수 있다. 그러므로 관람빈도가 낮은 고객을 대상으로 하는 마케팅 개발은 이미지, 감정, 재미, 즐거움과 같은 종합적인 경험에 대한 개발과 수준 향상이 매우 중요한 요인이다. 반대로 공연예술상품을 자주 접하는 소비자에게는 보다 제품자체에 충실한 상품을 기획하여 캐스팅 및 연주 그 자체에 중점을 두어야 할 것이다.

공연 '캣츠'의 마케팅을 살펴보면, 캣츠 공연뿐만 아니라 캣츠에 관한 책, 음식, 화장품, 백화점 등이 서로 공동 마케팅을 통해 핵심상품뿐만 아니라 확장상품에 이르기까지 소비자의 욕구를 충족시키기 위한 노력을 한다.

공연예술상품을 시장에 제공할 경우 기존 공연을 캐스트만 바꿔가며 계속 공연하는 경우부터 기존에 존재하지 않던 창작극에 이르기까지 새로운 상품의 종류는 다양할 것이다. 또한 기존고객을 그대로 유지하는 것으로부터 해외 등 새로운 시장으로 진입하는 경우까지 수없이 많은 상품전략을 고려해야 한다. 아래에서는 기존고객에게 기존제품을 그대로 제공하는 경우, 기존상품을 가지고 새로운 고객을 확대시키는 경우, 기존 고객에게 새로운 상품을 제공하는 경우 등 반드시 마케터로서 체크해야 할 요소를 정리한 것이다.

2. 공연예술상품의 가격결정

현재 공연업계에서 다수 행하고 있는 가격전략은 차별화전략, 할인전략, 묶음가격전략 등이 있다.

1) **차별화전략**으로, 공연을 보는 시간대에 따라 다른 가격을 적용하는 **사용시간대에 따른 차별화전략**을 들 수 있다. 예를 들어 소비자가 가장 없는 월요일 공연은 30%를 할인한다든지, 해당 공연의 성수기와 비성수기의 할인을 다르게 적용하는 방법이다. 대부분의 연말공연의 경우 공연성수기인 12월 20일 이후에 할인이 전혀 없지만, 20일 이전에는 각종 할인을 적용하여 티켓을 판매하고 있다. 다음으로 **소비자의 가격민감도에 따른 가격차별화 전략**을 들 수 있다. 미리 예약을 한 경우에 한 해 몇 퍼센트의 할인을 해 준다든지 하는 경우이다. 그러나 공연계에서는 미리 예약을 한다 하더라도 할인을 해주는 경우는 거의 찾기 힘든데, 이는 미리 예약할 경우 좌석을 보다 좋은 곳으로 예약할 수 있는 장점이 이미 있기 때문인 것으로 보인다.
2) **할인전략**은 어린이나 단체할인 등을 예로 들 수 있다. 보통 어린이 관객은 50%할인, 단체할인은 20%할인, 그리고 신용카드 전단지 및 백화점 전단지에 10% 정도의 할인우대권을 보내 이를 지참한 고객에게 할인해 주는 쿠폰할인 등이 있다. 그리고 예술의 전당이나 세종문화회관 등 공연장 회원의 경우 일부 공연상품에 대해서 10~20% 정도의 회원할인을 해 주고 있다.
3) **묶음가격(price bunding)전략**으로는 둘 또는 그 이상의 제품이나 서비스를 특별한 가격으로 패키지의 형태로 제공하는 마케팅전략으로 2003년도 예술의 전당 10주년 개관기념 패키지로 오페라 '라 트라비아타' & 현대무용 '클라우드 게이트 댄스 씨어터 초청공연'을 함께 패키지로 구성하였는데 R석 패키지의 경우 원래 130,000원인 것을 100,000원으로 23% 할인하였고, S석 패키지의 경우 90,000원에서 70,000원으로 22% 할인된 가격으로 제공하였다. 이 패키지는 혼합 묶음가격으로 각각 구입할 수도 있고 패키지로 구매할 수도 있도록 하였다.

3. 공연예술상품의 유통

이제 우리나라에서도 공연을 위한 전용극장을 소유하는 사례가 많아지고 있어, 공연의 질이라든지 소비자의 편의제공 차원에서 공연소비자의 만족도를 높이고 있다. 그리고 공연을 보러 오는 소비자들의 공연장에 대한 장소 이미지나 접근성도 중요하지만 **공연장의 제반 여건**이 얼마나 편리하게 되어 있는가의 여부는 공연상품 구매 및 공연장 선택에도 큰 영향을 미칠 것이다. 현재 세종문화회관과 예술의 전당에서는 아이가 있는 부모들이 공연을 보다 편하게 볼 수 있도록 아이들만의 놀이방을 공연시간동안 무료로 운영함으로써 좋은 호응을 얻고 있다.

다음으로 티켓판매를 위한 Place 즉, **티켓유통시스템**에 관한 것으로, 티켓유통방법은 먼저 매표소를 통한 티켓유통방법을 들 수 있다. 현재는 단순히 티켓만을 판매하고 있지만 향후에는 보다 많은 정보를 줄 수 있는 정보원으로 변화시켜야 할 것이다. 다음으로 티켓판매 대행사를 통한 티켓유통이 있다. 이는 티켓유통 분야의 전문적 대행사를 통한 유통방법이다. 그리고 전화 및 인터넷을 통한 판매방식은 가장 편리한 방법이다. 인터넷을 통한 티켓발권은 좌석까지 선택할 수 있기 때문에 향후 매우 큰 부분을 차지하는 티켓유통 방법이 될 것으로 보인다. 인터넷 티켓유통은 티켓링크(www.ticketlink. co.kr) 등을 포함하여 몇몇 대표적인 티켓 판매 사이트가 티켓구매의 편리함을 제공하고 있다.

4. 공연예술상품의 촉진방안

커뮤니케이션은 표적고객을 대상으로 정보를 전달 · 설득 · 교육하여 우리가 기대하는 방법이나 행동을 하도록 이끌어내는 것을 의미한다. **커뮤니케이션의 목표**는 세 가지로 볼 수 있는데 정보의 전달, 설득, 소비자의 교육이다.

촉진믹스는 광고, 인적판매, 판매촉진, 홍보 등이 있다. 촉진관리에 중요한 것은 이들 각 수단들을 통합적으로 운영해야 한다는 것이다.

정보원들은 중립적 정보원, 상업적 정보원, 인적 정보원 등 세 가지로 나눌 수 있다. 신문문화면, 방송뉴스나 문화 관련 프로그램, 잡지문화면 등은 중립적 정보원으로 분류되는데 이 정보원은 예술소비자들에게 가장 많은 영향을 미친다. 편견이 개입되지 않아 신뢰도가 높다. 중립적 정보원 중에서도 가장 선호되는 신문문화면의 경우 학력에 비례하여 의존하는 경향이 매우 높다고 한다.

학습정리

1. 의료서비스 촉진믹스의 개념을 설명하시오.
2. 의료서비스 촉진믹스에 영향을 미치는 요인을 설명하시오.

참고문헌

박두혁(1998), 병원홍보의 이론과 실무, 큐라인

이훈영(2015), 마케팅(제2판), 청람, 서울

조우현, 이선희, 이해종, 전기홍(1999), 의료서비스마케팅, 퇴설당, 서울

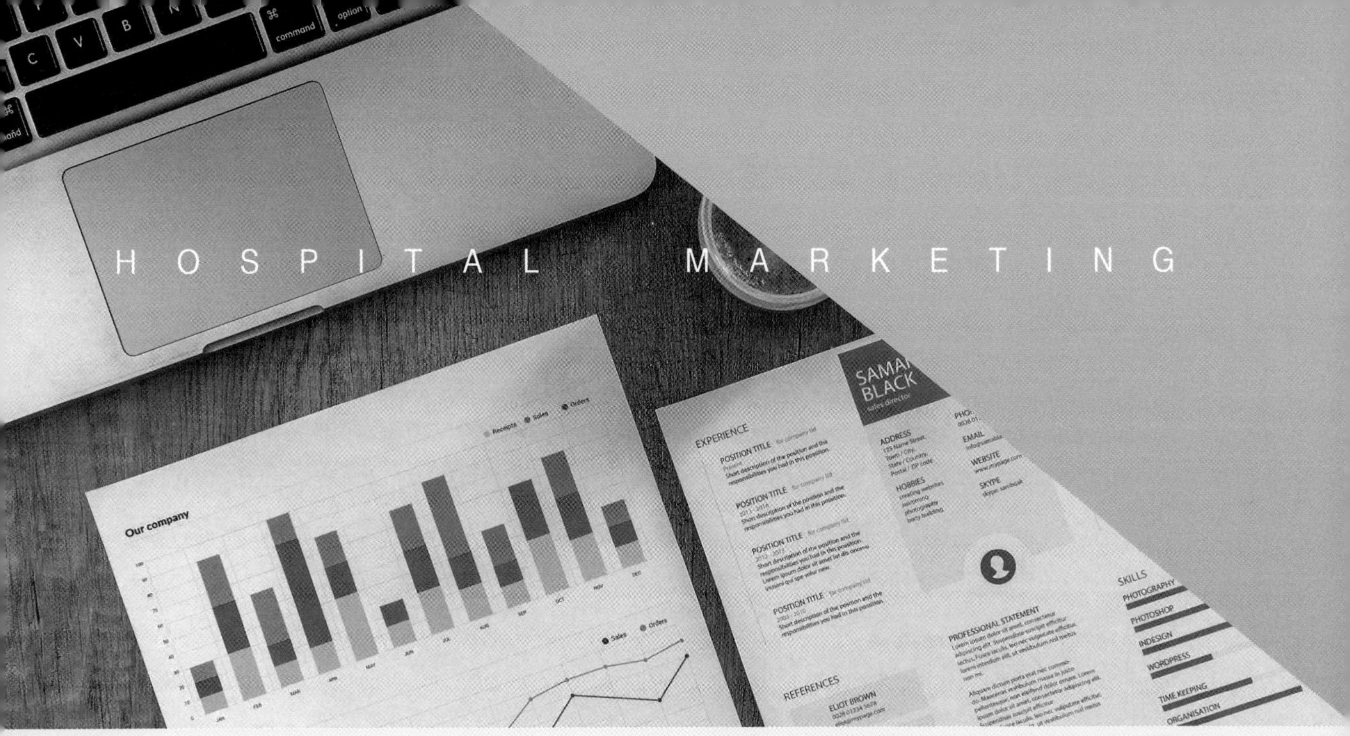

H O S P I T A L   M A R K E T I N G

제4편

확장된 병원마케팅 믹스 전략

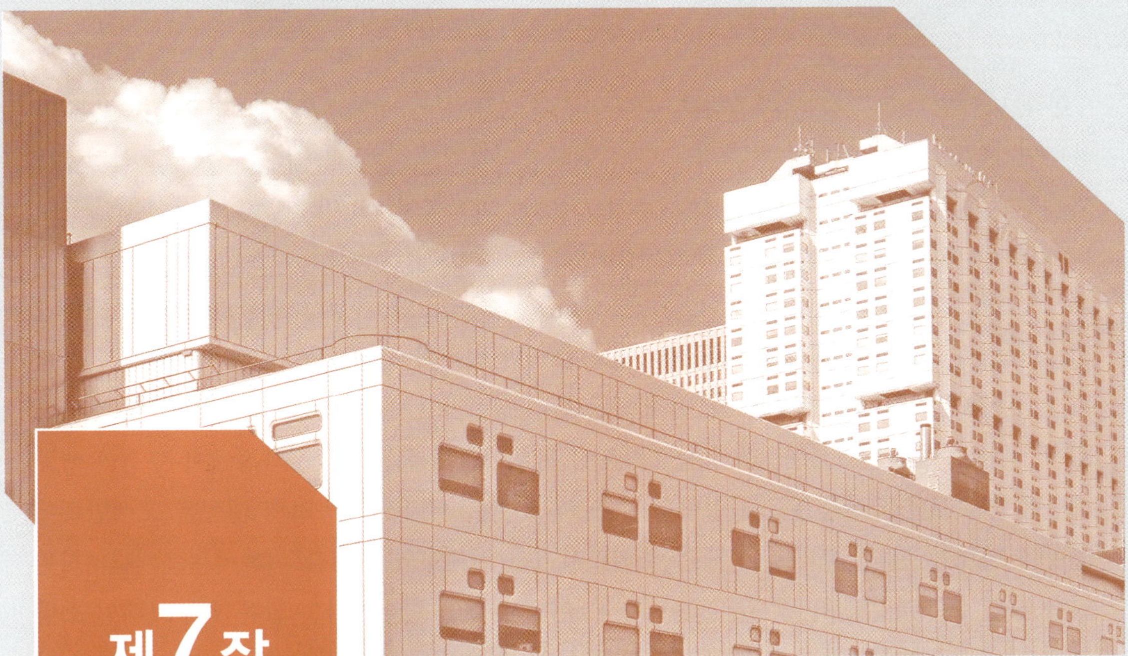

제7장

사람

학습목표

1. 사람(내부고객) 관리의 중요성을 알 수 있다.
2. 사람(내부고객) 관리 전략에 대해 알 수 있다.
3. 내부고객관리와 외부고객관리에 대해 알 수 있다.

키워드

내부고객관리, 외부고객관리

본래 마케팅믹스 전략은 제조업을 중심으로 시작되었다. 이때 4P라는 마케팅 요소를 활용하여 기업이 생산한 제품과 고객을 연결하는 방식이었다. 그러나 최근에 서비스 산업에서 마케팅이 활성화되면서 기존의 4P에 추가로 3P를 확장하여 7P 마케팅믹스 전략을 활용하고 있다. 서비스 산업에서 새로 추가된 3P는 물리적 증거(physical evidence)와 프로세스(process) 그리고 사람(people)이다. 의료서비스는 서비스의 특성상 생산과 동시에 소비가 발생한다. 따라서 고객은 생산과정에서 내부고객인 직원과 상호작용을 통하여 특정한 소비가 이루어지는 것이다. 즉, 의료서비스 제공자는 생산자로서, 고객은 의료서비스의 소비자로서, 서비스 제공자와 고객 간의 상호작용이 이루어지게 되는데, 이 과정에서 고객의 행동패턴은 의료서비스 산출과정에 영향을 주게 되고, 의료서비스 제공자의 행동은 고객만족에 영향을 미치게 된다. 따라서 성공적인 의료서비스 마케팅의 운영을 위해서는 고객과 직원 양쪽 사람 모두의 감정을 잘 관리해야 한다. 이때 사람을 관리한다는 말은 외부고객인 소비자뿐만 아니라 내부고객인 직원의 만족도를 높일 수 있도록 관리해야 하는 것이다. 이와 더불어 의료서비스는 눈에 보이지 않는 무형성의 특성 때문에 고객은 자신이 구매하고자 하는 상품의 형태나 품질 등을 사전에 확인하거나 경험해 보기가 어렵다. 따라서 기업에서는 고객에게 신뢰를 통해 고객의 구매 결정을 얻어내기 위한 서비스 상품의 유형적 단서를 제공해주는 노력이 필요하다.

1. 사람(people)

1) 직원 관리의 필요성

의료서비스의 생산과 소비의 과정에는 고객과 제공자라는 사람 간의 상호관계가 형성되어 있다. 이때 의료서비스를 제공받는 고객을 외부고객이라고 하면, 의료서비스를 제공하는 병원의 직원은 내부고객이다. 일반적으로 기업이 외부고객을 대상으로 하는 마케팅을 관계마케팅이라 한다. 그리고 기업이 직원인 내부고객을 대상으로 하는 마케팅을 내부마케팅이라 한다. 병원에서 의료서비스를 성공적으로 제공하기 위해서는 고객과 병원의 직원 양자 모두가 높은 만족감을 가질 수 있도록 관계마케팅과 내부마케팅을 동시에 잘 관리해야 한다.

병원의 고객은 내부고객인 직원이 제공하는 의료서비스를 기준으로 그 병원의 의료서비스의 질을 판단한다. 즉 고객은 의료서비스를 제공하는 직원의 서비스를 그 병원의 서비스 수준으로 평가하기 때문에 병원은 내부고객인 직원의 관리가 매우 중요한 요소가 된다. 일반적으로 직원이 자신의 업무나 조직에 대한 만족도가 높을수록 고객에게 더 만족한 서비스를 제공한다는 연구결과가 있다. 따라서 병원은 직원의 만족도를 높일 수 있는 다양한 방법들을 찾아서 이를 적극적으로 활용해야 한다.

병원조직의 직원 관리는 병원의 성패를 좌우하는 매우 중요한 활동이다. 병원의 직원 관리는 병원에 소속된 사람을 관리하고 병원조직의 목적과 개인의 행복도 동시에 추구해야 하는데 병원 직원의 대부분이 전문 직종으로 구성되어 있어 병원에서의 사람 관리는 매우 복잡하다.

병원의 내부고객인 직원은 의료서비스 생산과정에 직접 참여함으로써 외부고객이 의료서비스를 받는 동안 느끼게 되는 진료와 치료 서비스, 병원 수술 및 치료 기구, 편의시설, 환경 등의 의료서비스 과정과 결과에 영향을 미치게 된다. 예를 들어 의료서비스를 받기 위해 기다리는 고객이 병원의 직원, 시설 환경 등에서 불쾌감을 받거나 좋지 않은 분위기를 경험했다면 고객은 그 의료기관의 서비스를 낮게 평가하거나 다시 이용하지 않는다. 즉, 고객들은 직원이 병원을 대표하는 것으로 간주할 수 있기 때문에 직원의 말과 행동 등의 모든 것은 고객이 의료기관에 대한 이미지를 형성하는데 영향을 미치게 되는 것이다. 따라서 직원이 전문적인 지식을 갖추지 못한 것처럼 보이거나 무례한 언행을 하는 것은 의료기관의 좋지 않은 이미지를 형성할 수 있으므로 서비스를 향상시키기 위해 직원의 역량강화를 위한 투자를 하여야 한다. 직원과 고객 간의 상호작용이 잘 이루어지고 모두가 만족한다면 고객과 직원 모두는 의료기관을 홍보하는 역할을 할 것이다.

이처럼 고객만족을 높이기 위해서는 병원의 환경과 시설의 개선도 중요하지만, 고객을 응대하는 직원의 서비스 질이 고객과 병원의 대외적 이미지에 큰 영향을 미치므로 직원의 친절성과 적극성은 고객만족을 위해 꼭 필요한 요소 중 하나이다.

병원의 직원은 고객이 만족할만한 서비스를 제공하는 데 있어 정신적, 신체적으로 많은 스트레스를 받게 된다. 병원의 고객은 직원이 자신에게 친절하기를 원하고, 직원은 그러한 고객의 욕구를 만족시키기 위해 자신의 감정을 숨겨야 하는 상황이 존재하게 되는데 이것을 감정노동(emotional labor)이라고 한다. 즉, 감정노동은 고객에게 요구받는 감정과 직원 스스로의 내부에서 느끼는 의지 사이에서 차이를 느낄 때 받는 것이다. 감정노동이 쌓이게 되면 직원들은 양질의 서비스를 제공하는 것이 어려워지므로 병원은 다양한 방법을 통해 직원들의 감정노동 관리를 해줘야 한다. 실제로 많은 병원에서는 심리상담을 진행하거나, 힐링 교육, 옥상정원 설치 등을 통해 직원들의 감정노동 해소를 위한 노력을 하고 있다.

■ ○○병원의 「마음지기 프로그램」
「마음지기 프로그램」은 정신과 의사가 임직원의 스트레스 관리를 위해 심리상담을 진행하고, 스트레스 자가 측정 장비를 설치해 평소 스트레스 정도를 스스로 측정할 수 있게 한다.

2) 내부고객관리 전략

병원조직은 내부고객이 고객에게 양질의 서비스를 성공적으로 제공할 수 있도록 하기 위한 방안으로 다음과 같은 4가지 전략을 실행할 수 있다.

첫째, 각 직무별 적임자를 채용한다.

병원조직은 각 직무별 접합한 적임자를 확보해야 한다. 적임자를 확보하기 위해서는 인력확보 부서를 마련하고 담당자를 배치하여 해당 직무에 적임자를 찾기 위한 기준을 마련하여 적절한 프로세스를 갖추는 것이 중요하다. 예를 들어 각 직무별로 어떠한 능력의 인력이 언제, 어디에, 어느 정도 필요한지 파악한 후 직원을 모집하고 선발해야 한다. 직원채용 공고방법과 서류전형의 평가방법, 면접 시 활용하는 질문지 등을 개발해야 하는데, 면접 시 질문지에는 지원자의 인성과 성실함을 평가할 수 있는 항목, 채용 분야의 업무지식과 병원 진료과목에 대한 임상지식 등을 평가할 수 있는 항목 등을 통해 적임자를 선발을 수 있도록 병원 자체의 적절한 프로세스를 개발하여 준비해야 한다.

둘째, 고품질의 서비스를 제공하도록 직원을 교육해야 한다.

병원 직무에 필요한 적임자를 직원으로 채용했다면 양질의 서비스를 제공할 수 있도록 이들을 교육하고 개발해야 한다. 자신이 담당한 직무를 효율적으로 수행할 수 있도록 역량을 개발하게 하는 활동이 필요하며, 전문지식과 기술은 물론 의료 환경 트랜드에 맞춘 CS 역량

강화 교육을 통해 고객들에게 공감대를 형성하여 친절하고 인간적인 서비스를 제공할 수 있는 응대능력을 갖추도록 해야 한다.

셋째, 우수한 인력을 유지하여야 한다.

우수한 인력이 병원을 이직하게 되면 다른 적임자의 채용과 교육에 관련된 많은 비용이 수반되고, 병원조직의 일체감을 훼손하여 조직성과에 부정적 영향을 미쳐 전반적인 의료서비스 품질에 손상을 줄 수 있다. 따라서 우수한 인력을 유지관리하기 위해서는 병원의 비전과 목표를 공유하고 병원과 동일한 방향으로 나아갈 수 있도록 공감시키고 설득하여 자신과 병원이 함께 발전해 나갈 수 있도록 노력해야 한다. 또한 병원조직이 직원을 존중하고, 직원의 욕구 충족을 위해 최선을 다한다는 것을 진정으로 느낄 수 있게 한다면 직원들은 그 병원조직에 오래 머물려고 할 것이다.

넷째, 우수 직원에게 성과에 대한 급여 인상, 승진, 보너스, 상금 등의 보상을 통해 직원의 사기를 고취시킨다.

아무리 좋은 성과가 있더라도 이를 인정하지 않고, 그에 대한 적절한 보상을 하지 않는다면 직원은 그 조직에 남으려고 하지 않을 것이다. 보상방식은 공정성과 적정성의 원칙으로 설정되고, 직원 모두가 알 수 있도록 공지되어야 한다. 그리고 보상의 종류는 금전적 보상과 비금전적 보상이 적절히 이루어질 수 있도록 보상체계가 성립되어야 한다.

- 금전적 보상 : 급여인상, 상여금 등
- 비금전적 보상 : 승진, 권한 위임, 복리후생 등

2. 내부고객관리와 외부고객관리

병원조직과 고객이 만나는 접점은 외부시장이고, 병원조직과 직원이 만나는 접점은 내부시장이다. 병원조직을 성공적으로 경영하기 위해선 고객과 직원 양측 모두가 잘 관리되어야 하며, 각각의 두 개 시장에 대한 두 가지 다른 마케팅 전략을 실시해야 한다. 즉, 내부고객의 만족 없이 외부고객의 만족이란 매우 불가능한 일이기 때문에 내부마케팅은 외부마케팅보다 우선시 되어야 한다. 따라서 외부마케팅의 성과는 내부마케팅의 성과에 달려있으며 동시에 병원조직의 성과에 직결된다고 할 수 있다.

내부고객관리와 외부고객관리는 대상, 제공물, 가격, 목표에 따라 다음과 같이 비교할 수 있다.

그림 7-1 병원-직원-고객 관계에 따른 서비스마케팅 모형

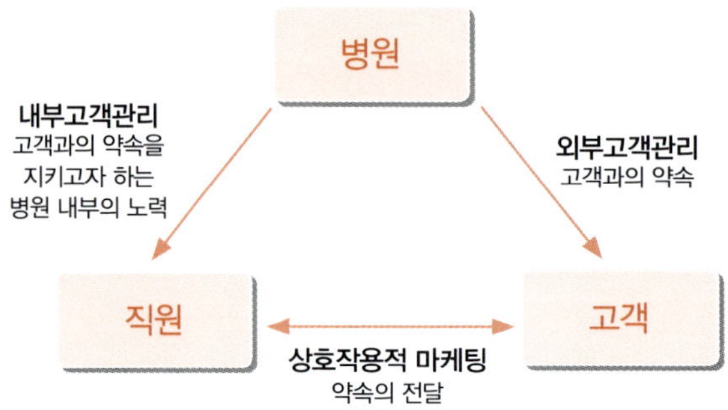

구분	내부고객관리	외부고객관리
대상	직원(내부고객)	고객(외부고객)
제공물	직무 및 작업환경	진료와 서비스
가격	직무의 대가	진료비
목표	직원 만족	고객 만족

1) 내부고객관리

(1) 내부고객관리의 개념

내부고객은 진료상품이나 서비스를 제공하는 사람으로 병원의 직원을 의미한다. 내부고객관리는 직원을 고객으로 여기고 직원들이 고객에게 양질의 서비스를 제공할 수 있도록 근무여건 관리, 적절한 교육훈련, 보상 등을 통해 긍정적인 마인드와 태도, 고객지향적 사고 등을 갖도록 하여 외부고객, 동료 직원, 사용자, 병원조직과의 관계에 있어 바람직한 역할을 할 수 있도록 하고 즐겁게 일할 수 있는 환경을 만드는 것이다.

내부고객관리를 해야 하는 기본적인 개념은 다음 아래와 같다.

① 외부고객에게 만족스러운 서비스 제공은 내부고객에 달려있다.

② 내부고객의 만족 없이는 외부고객의 만족도 없다.

③ 내부고객은 병원의 가장 소중한 자원이다.

④ 내부고객은 직무를 통하여 만족시켜야 한다.

(2) 내부고객관리의 중요성

병원을 내원하는 외부고객의 입장에서는 직원의 서비스와 태도가 곧 병원의 서비스로 받아들이기 때문에 내부고객의 만족도를 높일 수 있도록 관리하는 것은 매우 중요하다. 내부고객의 불만을 관리하지 않고 방치한다면 외부고객에게 제공되는 서비스의 품질이 저하되는 결과로 나타나고, 직원들의 사기 저하와 이탈로 연결될 수 있기 때문이다. 따라서 병원조직은 직원의 욕구충족과 동기부여를 제공하여 직무만족을 통한 양질의 서비스를 외부고객에게 제공할 수 있도록 하는 내부고객관리가 필요하다.

(3) 내부고객관리의 효과

① 고객만족 실현

'만족한 직원이 만족한 고객을 만든다.'는 컨셉에 기초하여 내부마케팅은 직원을 만족시켜 결국 고객을 만족시킨다는 개념에서 시작된 것이다. 서비스 산업인 병원은 내부마케팅을 통하여 내부고객인 직원을 만족시킴으로써 외부고객의 만족이 실현되도록 하는 효과를 거두려고 하는 것이다. 즉, 직원이 만족하면 고객을 만족시킬 수 있고, 고객만족은 고객 애호도를 증가시켜 병원 수익의 증대라는 병원조직의 목표를 달성하려는 마케팅의 한 방법이다.

② 기회비용 절감

병원 직원의 이직은 많은 기회비용을 발생시킨다. 예를 들어 서비스 품질이 우수한 직원이 불만을 품고 퇴사한다면 그 자리는 아직 서비스에 숙련되지 않은 신규직원으로 대체될 것이다. 따라서 병원의 서비스 품질은 저하되고 직원의 이직에 따른 다음과 같은 기회비용이 발생하게 될 것이다.

㉠ 신규직원에 대한 교육시간의 투입 및 비용

ⓛ 신규직원이 업무를 익히는 동안의 임금 비용
ⓒ 신규직원에 의한 고객의 불만 비용
ⓔ 신규직원이 실수를 범하는 비용
ⓜ 대체 근무자가 결정될 때까지 병원이 겪게 되는 혼란
ⓗ 이직한 직원이 가지고 있는 조직의 각종 노하우 상실에 따른 비용

(4) 내부고객관리의 성공 요인

내부고객관리를 성공적으로 달성하기 위해서는 직원의 태도관리와 의사소통관리가 중요하다.

① 태도관리

고객지향적 서비스에 대한 직원의 동기를 관리하는 것이다. 태도관리는 크게 관리자들의 태도변화와 업무를 담당하는 직원들의 태도변화로 나누어 볼 수 있다.

㉠ 관리자의 태도변화

관리자가 부하직원을 감독, 지시하는 전통적인 관리에서 벗어나 부하직원들의 애로사항을 들어주고 자부심을 심어주며 격려하여 그들이 능력을 발휘할 수 있는 여건을 조성하고 지원해주는 관계로 변화하는 것을 말한다. 상사가 부하직원을 인격적으로 대한다면 직원은 더 열심히 일하게 되고 이런 긍정적 효과는 자연스럽게 고객에게 전해지게 되는 것이다.

㉡ 직원들의 태도변화

업무 담당 직원들이 고객지향적 서비스를 제공할 수 있는 사고를 갖는 것을 말한다. 직원은 직접 고객을 접하는 접점에 위치하므로 마케팅 제공자로서의 역할을 인식해야 하며 고품질의 서비스를 지속적으로 고객에게 제공할 수 있도록 서비스 제공자로서 자신의 역할을 정확하게 인식해야 한다.

② 의사소통관리

관리자, 의료인, 행정직원들이 내부고객과 외부고객들에게 서비스를 제공하는데 필요한 정보를 상호 교환하는 것을 말한다. 모든 직원들이 업무절차, 서비스의 특징, 내원환자들

의 특성 등을 공유할 수 있어야 하며, 이러한 정보를 통하여 원활한 상호 의사소통이 가능해야 한다.

(5) 내부고객관리의 실천 전략

① 인사시스템 구축

의료기술의 발전과 고객 요구가 다양화되고 있음에 따라 병원의 직무 변화와 직원의 능력 및 태도에 변화가 요구되고 있다. 따라서 이러한 변화를 수용하고 반영하는 효율적인 인사시스템의 구축이 필요하다. 인사시스템이란 적합한 직원의 채용 절차, 선발된 직원의 역량개발을 위한 교육 및 훈련, 육성된 인력의 적재적소의 원칙에 따른 병원조직의 각 부문의 배치, 책임과 권한의 부여, 고과 및 보상 등을 통한 적절한 동기부여를 제공하는 경영활동을 말한다. 따라서 효과적인 인사시스템을 구축하기 위해서는 직무요소의 변화를 반영한 직무의 개발과 직원의 능력과 자질을 향상시키는 계속적인 경력개발이 이루어져야 하며, 직종 및 직군별 인력의 규모와 구성 상태를 적정하게 유지해야 한다.

② 동기부여와 보상

병원의 경영자가 직원에게 일을 하고자 하는 의욕이 생기도록 영향력을 행사하여 조직의 목표달성을 위한 행동을 유발시키는 과정이다. 이는 직원의 일정한 성과에 대해 금전적 보상이나 승진, 지위나 권한 부여 등의 비금전적인 대가를 통해 조직의 목표를 달성하고자 하는 방법이다. 병원의 경영자는 비전과 목표를 직원과 공유하여 함께 발전해나갈 수 있도록 해야 하며, 공정하고 적절한 보상체계를 마련하여 보상을 원칙에 따라 실시해야 효과를 거둘 수 있다.

③ 서비스 문화의 정착

서비스 문화란 병원의 모든 구성원에게 외부고객뿐만 아니라 내부고객에게 좋은 서비스를 제공하는 것이 병원의 중요한 규범이자 자연스러운 생활 방식으로 간주하도록 하는 문화이다. 따라서 병원의 구성원들은 상호존중을 통해 동료와 고객에게 서비스를 잘 표현할 수 있는 문화로 만들어 서비스 지향적인 문화를 가지고 있는 병원을 만들어야 한다. 이러한 문화는 직원에게 근로의욕의 증진과 친화적인 환경을 조성해주어 건전한 서비스 문화가 정착될 수 있게 만들어 준다.

④ 내부 커뮤니케이션 강화

직원의 불만요인을 파악하기 위해서는 만족도를 주기적으로 조사하는 등 내부 커뮤니케이션을 강화해야 한다. 즉, 일, 직장, 인사, 근로조건 등에 대한 만족도를 주기적으로 조사하고 고충상담실, 대화광장 등을 통해 내부고객의 목소리를 개방적이고 진지하게 수렴해야 한다. 또한 열린 경영을 통하여 직원에게 경영정보를 제공하고 경영계획과 의사결정 과정에 직원이 직접 참여하는 창구를 만드는 등의 내부 커뮤니케이션 강화에도 노력해야 한다.

⑤ 공정한 직무평가

직원이 이직을 결심하는 이유 중 가장 많은 것은 공정한 직무평가와 임금에 대한 불만이다. 병원조직은 직무의 다양성으로 이해 인력관리가 어렵고, 직원 간의 공정성을 확보하는 것이 매우 어렵다. 따라서 병원조직 내의 여러 직무를 비교 · 평가하여 상대적 기준을 정하는 것이 바람직하며, 직원의 직무수행능력이나 직무성과를 반영한 공정한 인사관리를 보장하고 실천해나가 직원 간의 이해를 증진시켜야 한다.

⑥ 팀워크 향상

고객이 의료서비스를 받기 위해서는 여러 접점에서 각 프로세스마다 직원이 제공하는 서비스를 경험한 후 대가를 지불하고 만족도를 평가한다. 따라서 병원에서는 고객만족을 위해서는 하나의 프로세스를 완성하기 위해 함께 협력하는 직원 간의 팀워크가 중요하다. 따라서 병원조직 공동의 목표 달성과 직원 간의 갈등 해소를 위해 팀워크를 향상시키는 노력이 있어야 한다.

2) 외부고객관리

(1) 외부고객관리의 개념

외부고객관리는 고객과 약속하는 일과 관련된 것으로 병원에 대한 고객의 기대를 형성하는 일을 말한다. 이는 병원이 서비스 제공 이전에 고객과 커뮤니케이션하는 모든 것을 말할 수 있으며, 고객에게 만족감을 줄 수 있는 서비스를 제공하는 여러 가지 활동이 잘 이루어지도록 관리하는 것을 말한다.

(2) 외부고객관리의 목표

외부고객관리의 주요 목표는 병원조직의 수익성을 제고시켜줄 수 있는 핵심고객에 대한 기반을 구축하고 유지하는 것으로 장기적으로는 브랜드 충성도를 완성하는 것이다. 이 목표를 달성하기 위해 병원은 신규고객을 유치하고 유지하며 고객관계를 제고시키는데 주안점을 두게 되며 다음의 세 단계 과정을 거친다.

① 1단계 : 신규고객의 유치(고객 창출)

② 2단계 : 고객 유지

③ 3단계 : 고객관계 제고(브랜드 충성도를 지닌 고객을 만드는 것)

(3) 관계 마케팅의 유용성

① 구매의 증가 및 시장점유율 유지

충성고객은 서비스 품질에 불만족하지 않는 한 지속적으로 병원 이용을 원하기 때문에 관계마케팅은 결국 구매를 증가시키고 고정고객을 확보함으로써 시장점유율을 유지시켜 준다.

② 마케팅 비용의 절감

신규고객을 유인하기 위해서는 광고, 신규고객을 친숙하게 하기 위한 시간비용 등의 많은 초기비용이 들어가게 된다. 단기적으로 이러한 초기비용은 신규고객으로부터 얻는 수익을 초과할 수 있기 때문에 고객과 장기적 관계를 구축해야 서비스를 제공하는 병원조직에게 이익이 된다. 즉, 조직이 고객과 관계를 유지하는 비용은 시간이 지남에 따라 점점 낮아지는 경향이 있다.

③ 구전(word of mouth)마케팅을 통한 무료 광고

구전마케팅이란 소비자들이 자발적으로 메시지를 전달하게 하여 상품에 대한 긍정적인 입소문을 내게 하는 마케팅 기법이며, '입소문 마케팅' 또는 '버즈(buzz)마케팅'이라고도 한다. 특히 서비스라는 상품은 구매 전에 테스트를 할 수 없기 때문에 구전마케팅의 효과가 큰 영향을 미치게 되며, 고객들은 서비스의 위험(risk)과 불확실성을 줄여주는 수단으로 구전에 의지하게 된다.

④ 직원 유지

고객과의 긴밀한 관계는 내부고객인 조직구성원의 직무만족에 영향을 줄 수 있으며, 그 결과 구성원의 유지가 보다 용이해질 수 있다. 사람들은 고객이 기뻐하고 선호하는 조직에서 일하기를 원한다. 고객의 애호도와 만족도가 높은 조직의 구성원은 업무를 수행하는 데 긍지를 갖게 된다. 또한 신규고객의 확보를 위해 소요되는 심리적 부담감을 줄이고, 기존 고객과의 관계를 강화하는 데 많은 시간과 노력을 사용할 수 있으며 그로 인해 고객만족도 향상뿐만 아니라 구성원의 업무 스트레스도 줄일 수 있다.

⑤ 서비스 편익 증대

서비스 편익은 고객이 제공받은 서비스의 가치를 인지하는 정도와 이를 제공받기 위해 고객이 지불한 비용의 차이에 대한 평가이다. 고객이 한 병원을 선택한 후 계속적으로 이용한다는 것은 경쟁 병원이 제공하는 서비스 편익보다 높은 편익을 제공한다는 것을 의미한다.

⑥ 사회적 지지 확보

고객이 병원과 지속적인 관계를 유지하는 것은 관계의 친밀성을 높일 수 있으며 이로 인해 사적인 지원까지 받을 수 있다. 한 예로 환자는 단골의사로부터 자신과 가족의 건강에 대한 정보나 조언을 얻을 수 있으며, 사적인 도움도 받을 수 있다. 반면 단골고객은 제공자와의 경험 때문에 멘토로서 다른 고객들이 정해진 행동규칙을 명시적 또는 묵시적으로 이해할 수 있도록 도움을 줄 수 있다.

(4) 외부고객관리의 실천 전략

① 고객 데이터베이스 구축

고객의 기본 인적사항 외에 의료이용과 관련된 모든 개별사항과 고객의 라이프스타일, 가치, 개성 등에 대한 정보를 데이터베이스로 구축하여 다음 서비스 제공 시 활용한다면 보다 고객의 욕구에 부합하는 서비스를 계획할 수 있다.

② 고객과의 관계 모니터링

고객과의 관계가 제대로 유지되고 있는지를 지속적으로 파악하고 부족한 점을 개선하려는 노력은 고객유지를 위해 필수적인 사항이다. 고객관계 모니터링은 고객의 기본 인적정보와 이용에 대한 고객 데이터베이스 구축, 주기적으로 고객의 평가와 태도를 조사하는 것을 포함한다. 대표적인 고객관계 모니터링 활동은 정기적인 환자만족도 조사로 서비스 과정에 대한 평가와 불편사항을 조사하고 서비스 개선 노력 후 실제로 얼마나 개선효과가 있었는지 추적하는 조사이다.

고객만족도 조사 이외에 고객 충성도 조사, 불만조사, 고객이탈률과 이유 등에 대한 조사도 고객관계 모니터링에 관한 조사라 할 수 있다.

③ 고객과의 관계 유대 강화

고객과의 관계 유대 수준이 높을수록 고객과의 관계가 강화되고 전환비용을 높일 수 있다. 고객과의 관계 유대 강화 방법으로는 단골고객에게 일부 비급여 항목에 대해 가격할인, 고객의 개별적인 특성과 욕구를 파악하여 결혼기념일이나 생일 등의 기념일에 축하카드 보내기, 고객과 개인적인 정보를 교환하는 활동 등을 들 수 있다.

④ 고객관계 회복 전략 구축

고객은 만족에 대한 경험보다 불만족에 대한 경험을 타인에게 더 많이 전달하기 때문에 고객이 불만족을 경험했다면 신속하게 관계를 회복할 필요가 있다. 효과적으로 고객관계를 회복한다면 오히려 고객과의 관계를 강화하는 기회가 될 수 있기 때문에 위험을 기회로 바꾸려는 적극적인 사고가 병원 서비스 현장에서 필요하다.

⑤ 서비스 접점 관리 강화

고객은 고객과 상호작용이 많이 발생하는 '서비스 접점'에서의 서비스에 대해 가장 큰 인상을 받는다. 고객이 병원 진료를 받는 경우, '서비스 접점'의 예를 들면, 전화로 진료문의하기, 주차장에서 주차하기, 안내데스크에서 안내받기, 원무과에서 진료접수하기, 진료과에서 진료받기, 의사의 설명듣기, 병원문 나서기 등의 모든 서비스 접점에서 고객은 병원의 서비스 품질을 경험한 전반적인 만족도를 형성하게 되고, 이에 대한 평가는 고객의 병원 재이용 의도에 영향을 미치게 된다. 특히, 대부분의 고객만족이 결정되는 것은 짧은 첫 순간으로 이 순간이 그 병원 전체의 이미지를 결정하게 된다. 그러므로 이 진실의 순간(moment of truth)에 고객으로 하여금 이 병원을 선택한 것이 최선의 선택이었다고 느끼도록 해야만 한다.

학습정리

1. 사람(내부고객)관리의 중요성을 설명하시오.
2. 병원의 내부고객관리 및 외부고객관리 방안에 대해 설명하시오.

참고문헌

문상식 외 1인, 의료서비스 마케팅, 보문각, 2014

이해종 외 3인, 『의료서비스 마케팅』(서울 : 퇴설당, 1999)

이훈영, 『의료서비스마케팅』(서울 : 청람, 2016)

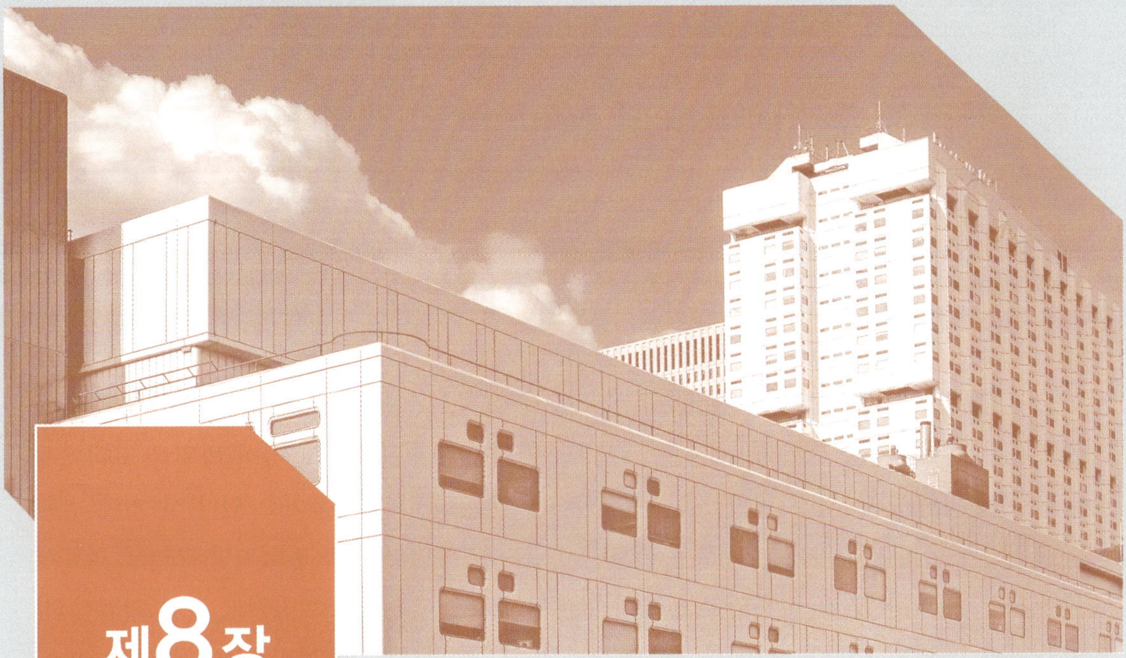

제8장

물리적 증거

학습목표

1. 물리적 환경에 대해 알 수 있다.
2. 물리적 환경 유형에 대해 알 수 있다.
3. 물리적 환경관리 방법에 대해 알 수 있다.

키워드

물리적 환경, 외부환경, 내부환경, 물리적 환경 유형, 물리적 환경관리

1. 물리적 증거(physical evidence) 개념

물리적 증거는 서비스가 제공되는 병원과 고객이 상호작용하는 환경을 말하는 것이다. 인간의 행동은 물리적 환경에 영향을 받는다. 의료서비스는 눈으로 직접 볼 수 있는 형태가 존재하지 않기 때문에 고객은 유형의 물리적 증거로 서비스의 가치와 만족을 평가하게 된다. 오늘날 인간의 지식수준 증가와 소득수준의 향상 그리고 다양한 경로를 통한 정보 획득의 용이성 등으로 인한 의료서비스에 대한 고객의 기대수준이 높아지고 있어 병원은 고객에게 만족할만한 유형의 물리적 서비스를 제공하는 데 많은 노력을 기울이고 있다. 과거에 병원을 개원하기만 하면 환자가 저절로 몰려오던 공급자 위주의 시대가 있었지만 오늘날 의료시장은 시장경제의 원리가 적용되고 있으며, 국내 의료기관의 증가로 병원들 간의 치열한 경쟁 심화와 더불어 1995년 국내 의료시장 개방으로 우수한 설비와 서비스를 갖춘 해외 병원과도 경쟁해야 하는 상황이 되었다. 이로 인해 병원은 환자중심 진료시스템을 갖추는 것은 병원의 필수조건이 되었다.

물리적 증거(physical evidence)란 서비스의 무형적 요소를 보완하고 서비스의 품질에 대한 단서를 물리적 증거로써 고객과 상호작용을 통해 고객의 구매의사결정에 영향을 미치고자 하는 유형적 요소를 말한다. 서비스 상품은 무형성의 특성 때문에 고객이 구매 전 서비스의 품질을 평가할 때 유형적인 단서가 되는 물리적 증거를 근거로 서비스의 가치를 판단하게 된다. 의료서비스는 무형성이라는 특성이 존재한다. 이때 물리적 증거는 이러한 무형적인 의료서비스를 전달하는데 이용되는 모든 유형적 요소를 포함한다. 즉, 의료서비스에 대한 유형적 요소는 의료서비스 시설, 의료장비, 의료기관의 직원들, 커뮤니케이션 체계, 다른 고객, 병원의 의료수가 등이 포함된다. 고객이 병원의 무형의 의료서비스는 볼 수 없지만, 그 병원의 유형적 요소는 무형적 의료서비스의 품질을 지각할 수 있는 단서가 되어 고객이 기대하는 의료서비스와 의료서비스 지각 간에 발생하는 차이를 줄이는 데 중요한 역할을 하게 된다.

즉, 의료서비스의 물리적 증거는 고객의 의료서비스 구매의사결정에 주요한 영향을 미치며, 한 병원의 의료서비스에 대한 고객의 기대와 평가에 영향을 준다. 또한, 병원 직원의 태도와 생산성에 영향을 주는 유형의 요소로도 작용한다.

1) 물리적 환경

물리적 환경은 서비스케이프(servicescape)라고도 하며, 외부 환경과 내부 환경으로 구분할 수 있다.

(1) 외부 환경

외부 환경은 병원의 건물 외형, 병원의 주변 환경, 주차의 용이성, 교통의 접근성 등을 말한다. 외부 환경은 신규고객을 병원으로 방문하게 하는 데 중요한 역할을 한다.

(2) 내부 환경

내부 환경은 병원의 입원실, 대기시설, 벽의 색상, 가구 등과 의료서비스 제공과 생산에 필요한 여러 시설물, 병원의 고객만족 수상 상장, 서비스 품질 우수기업 표창 등, 진료실 내부에 있는 전문의 자격증 및 박사학위증 등을 모두 포함하는 광범위한 환경을 말한다. 이것은 고객들에게 의료서비스 제공자를 신뢰하게 만들며 고객과 병원 직원의 만족과 생산성에 영향을 준다.

(3) 기타 유형적 요소

기타 유형적 요소는 직원 유니폼, 광고 팜플렛, 병원이용 안내서 등이 있는데, 직원이 유니폼을 착용함으로서 깔끔한 이미지와 통일성을 주어 병원의 이미지 형성에 도움을 준다. 광고 팜플렛이나 병원이용 안내서 등은 무형적 서비스 전달을 이미지화하는 유형적 요소로 의료서비스의 품질이나 이미지 형성에 영향을 미친다.

[표 8-1] 물리적 환경 구성 요소

구분		구성 요소
물리적 환경	외부 환경	병원시설의 외형, 간판 등의 안내 표지판, 주차장, 주변환경, 조경 등
	내부 환경	입원실, 회복실, 대기실, 안내도, 벽의 색상, 가구, 실내공기, 온도, 조명, 음악, 의료장비 등
기타 유형적 요소		업무용 명함, 웹사이트, 유니폼, 광고 팜플렛, 메모지, 영수증 등

2. 물리적 환경 유형

물리적 환경은 이용자 유형과 환경의 복잡성 정도를 기준으로 구분할 수 있다.

1) 물리적 환경 유형

[표 8-2] 물리적 환경의 복잡성 정도

환경의 복잡성 / 이용자	단순함	복잡함
셀프서비스 (고객)	티켓 자동발매기, 운송화물 접수창구, 우체국, 영화관, ATM	테마파크, 골프장, 서핑
대인서비스 (고객과 직원)	세탁소, 미용실, 페스트푸드점	호텔, 레스토랑, 병원, 은행, 항공사, 학교
원격서비스 (직원)	통신판매업, 자동응답 서비스	통신회사, 회계법인, 보험회사

셀프서비스는 티켓 자동발매기나 은행의 ATM을 이용하는 것처럼 고객 스스로가 대부분의 활동을 수행하고 직원이 관여하더라도 많은 영향을 미치지 않는 것을 말한다. 의료서비스를 이용할 때도 접수, 수납 등의 여러 업무에 셀프서비스를 이용하고 있는데 고객들이 편리하게 서비스 받을 수 있도록 하거나 특정하게 세분화된 고객들만 이용할 수 있도록 물리적 환경을 설계함으로써 시장을 세분화시키고 업무도 효율적으로 수행할 수 있다.

대인서비스는 고객과 직원이 물리적 환경 내에서 같이 활동하여 서비스를 생산하고 소비하는 것으로 셀프서비스와 원격서비스의 중간 형태이며, 은행, 병원, 호텔, 레스토랑 등의 대부분의 서비스업이 대인서비스 분야이다.

대인서비스는 고객과 직원의 니즈와 선호를 동시에 만족시키도록 설계되어야 하며, 물리적 환경이 고객과 직원 간의 상호작용에 영향을 줄 수 있어 물리적 환경의 설계 시 이를 고려해야 한다. 이 중에서 의료기관은 가장 대표적인 복잡한 시설이라 할 수 있는데 입원시설이 있는 병원급 이상의 의료기관이라면 병실 설계 시 환자들이 편리하게 진료받을 수 있도록 하는 동시에 의료진들이 신속하고 편리하게 일할 수 있도록 설계되어야 한다. 이는 의료기기의 기능과 병실 등 각 영역에 대한 시설환경도 달리 조성되도록 설계되어야 하기 때문이다.

원격서비스는 통신회사, 회계법인, 통신 판매회사 등처럼 고객이 서비스기업의 물리적 환경을 이용하거나 보지 않고도 서비스가 이루어지는 경우로서, 물리적 환경과 관련하여 고객의 이용이나 참여가 거의 없는 경우를 말한다. 통신 서비스를 받는 고객들은 불만 사항이나 서비스 관련 문의를 할 때 전화나 인터넷을 통해 서비스를 받기 때문에 원격서비스를 제공하는 서비스기업의 물리적 환경은 서비스 직원의 요구와 선호에 맞추어 설계되어야만 직원의 생산성을 향상시킬 수 있고 팀워크와 생산 효율성을 증대시킬 수 있다.

2) 물리적 환경 관리

(1) 물리적 환경의 중요성

① 이용 결정에 영향을 미친다.

병원의 분위기는 고객의 의료기관 이용 결정뿐만 아니라 고객의 태도와 서비스 경험에 대한 만족감, 이미지 형성에 직접적으로 영향을 미친다. 따라서 병원의 내부 향기, 음악, 인테리어 등은 서비스 상품 자체보다 고객의 구매 결정에 더 큰 영향을 미치기도 한다.

② 무형적 서비스에 유형적 단서를 제공한다.

의료서비스는 형태가 존재하지 않기 때문에 고객은 의료서비스를 이해하거나 평가하기 어려워서 의료서비스를 결정하고 평가하기 위해 유형적 단서를 찾으려고 한다. 이때 병원은 물리적 환경이라는 유형적 단서를 제공하여 고객의 이해와 의사결정을 도와야 한다.

③ 병원에 대한 이미지를 형성한다.

실내공기, 음향, 조명, 온도, 색상 등 물리적 환경은 고객에게 의료서비스에 대한 이미지를 형성하는 데 영향을 준다. 고객에게 서비스에 대한 긍정적 인상을 주기 위해 물리적 환경의 중요성이 강조되고 있으며, 최근 병원들도 호텔급 이상의 인테리어와 물리적 시설을 갖추며 고객의 긍정적 인식을 유도하기 위해 노력하고 있다.

④ 직원의 행동에 영향을 준다.

병원의 인테리어, 청결한 사무공간, 적절한 온도, 쾌적한 공기 등의 근무환경은 내부고객인 직원의 업무 만족도에 영향을 주게 되며, 이것은 곧 생산성 향상과 직원의 업무 효율화와 조화롭고 기분 좋게 지낼 수 있는 분위기를 제공하게 된다.

(2) 물리적 증거의 역할

① 첫인상과 기대 형성

고객은 인테리어, 진료대기실, 서비스 직원의 안내 등의 물리적 증거로 병원의 첫 인상을 형성하게 된다.

② 서비스 품질 평가

물리적 증거는 고객이 의료서비스를 이용하는 과정에서 서비스 품질에 대해 평가하는 단서가 된다.

③ 사회화

병원의 물리적 시설은 직원 혹은 고객이 취해야 할 역할과 행동을 제시하는 역할을 함으로써 직원과 고객을 사회화시킨다. 즉, 진료실이나 검사실 앞에 의자를 두거나 검사 또는 가구의 배치를 어떻게 해 놓는가에 따라 직원이나 고객이 어떻게 행동해야 하는가를 암시할 뿐 아니라 사무실 내 자리 배치에 따라 누가 해당 업무 담당자이고 상사인지 이해할 수 있다.

④ 감각적 자극 제공

병원시설의 외관, 고객시스템, 직원의 깔끔하고 안정된 표정과 이미지 등의 물리적 증거는 고객에게 다양한 감각적 자극을 제공한다.

⑤ 이미지 차별화

고객과 직원의 요구나 특성을 반영하여 병원의 차별화된 서비스를 외부에 알려 경쟁 병원과 차별화된 이미지를 인지시킨다.

⑥ 교육기회 제공

병원의 마케팅 관리자는 직원에게 서비스와 서비스 편익에 대한 교육, 서비스 수행을 위한 직원의 행동지침, 직원의 복지 등에 많은 교육 기회를 제공하여 직원의 적극적인 관심을 유도한다.

(3) 물리적 증거 관리전략

고객은 서비스 환경을 통합적으로 인식하기 때문에 고객의 반응을 결정하는 것은 모든 디자인의 전체적인 형태로서 시설이나 형태에 대해 전반적이고 통합적으로 느끼는 고객의 감정에 의해 결정된다. 즉, 고객 서비스는 서비스 시설의 디자인과 여러 요인들을 통합하고 배치함으로써 효과를 거둘 수 있다.

① 혼잡한 환경 개선

혼잡하다는 것은 공간의 인식된 면적이 부적당하다고 느끼는 주관적이면서 심리적인 평가로 밀도가 높은 공간이 반드시 혼잡하지는 않다는 것이다.

고객이 병원 환경에 대해 혼잡함을 느끼는 이유는 다음 아래와 같다.

㉠ 병원 내의 소음이 심하고 각종 시설 배치가 깔끔하지 못하다면 고객은 병원이 더 혼잡하다고 느낀다는 것이다.

㉡ 병원 이용 동기가 강한 사람은 그렇지 않은 사람보다 더 혼잡하다고 느끼는데 중증 질환으로 방문한 고객이 단순 질병으로 방문한 사람보다 더 혼잡하다고 느낀다는 것이다.

㉢ 외래진료대기 고객 중 개인적인 약속이 있거나 급한 다음 일정이 있는 사람들이 그렇지 않은 사람보다 더 혼잡하다고 느낀다는 것이다.

㉣ 방문 전 혼잡할 것을 예측한 고객은 혼잡성에 대한 불만을 덜 느낀다는 것이다.

병원의 혼잡한 상황에 대해 고객은 부정적인 감정을 느끼기 때문에 혼잡성을 피하기 위해서는 대응전략을 강구해야 한다. 즉, 시설의 재배치, 고객 수의 통제, 병동 직원의 적정 수 배치 등의 전략을 통해 실질적인 혼잡한 상황을 통제하면서 혼잡한 상황을 미리 알리거나 쾌적한 실내온도 유지 또는 진료 대기시간을 진료실 앞에 제시하는 등의 고객편의 서비스를 마련하여 고객의 인식관리를 통해 혼잡성에 대한 인식을 변화시켜야 한다.

② 병원 내부 환경관리

고객이 병원을 이용할 때 즐거운 이용환경을 제공하는 것은 병원에 대해 어떤 이미지를 갖는지를 결정하게 된다.

시설, 가구 등의 배열이나 크기 등을 고려한 공간 배치와 병원의 각 부서 명칭 또는 출입구 등의 시설 위치를 가리키는 안내표시를 적절히 활용하는 것도 내부 환경관리에 포함되며, 병원의 미적 이미지나 인상을 위한 미술품, 사진, 건축자재 등의 인공물을 활용하는 것도 내부 환경관리 방법이다.

온도, 조명, 소음, 음악, 향기, 색상과 같은 것도 중요한 내부 환경관리 중 하나이다. 즉, 병원은 환자나 직원이 24시간 근무하거나 입원하고 있어 온도나 환기 조절이 중요하며, 색상도 심리상태에 영향을 미치기 때문에 밝은 색상을 활용하는 등의 내부 환경 관리를 하여 쾌적한 진료환경을 조성해야 한다.

③ 병원 외관 환경관리

병원의 입지와 함께 병원 외관도 중요한 물리적 환경관리 요인이 된다. 과거에는 병원의 입지, 제품의 질, 다양성, 가격 등의 변수가 병원 선택에 영향을 미쳤는데 지금은 더 다양한 물리적 환경이 영향을 미치고 있다. 병원은 아픈 사람들이 찾는 곳으로 고객이 방문했을 때 편안한 분위기를 만들어 줄 수 있는 인테리어와 외관 설계가 필요하다.

학습정리

1. 물리적 환경의 개념을 설명하시오.
2. 물리적 환경관리 방법에 대해 설명하시오.

참고문헌

문상식 외 1인, 의료서비스 마케팅, 보문각, 2014

이해종 외 3인, 『의료서비스 마케팅』(서울 : 퇴설당, 1999)

이훈영, 『의료서비스마케팅』(서울 : 청람, 2016)

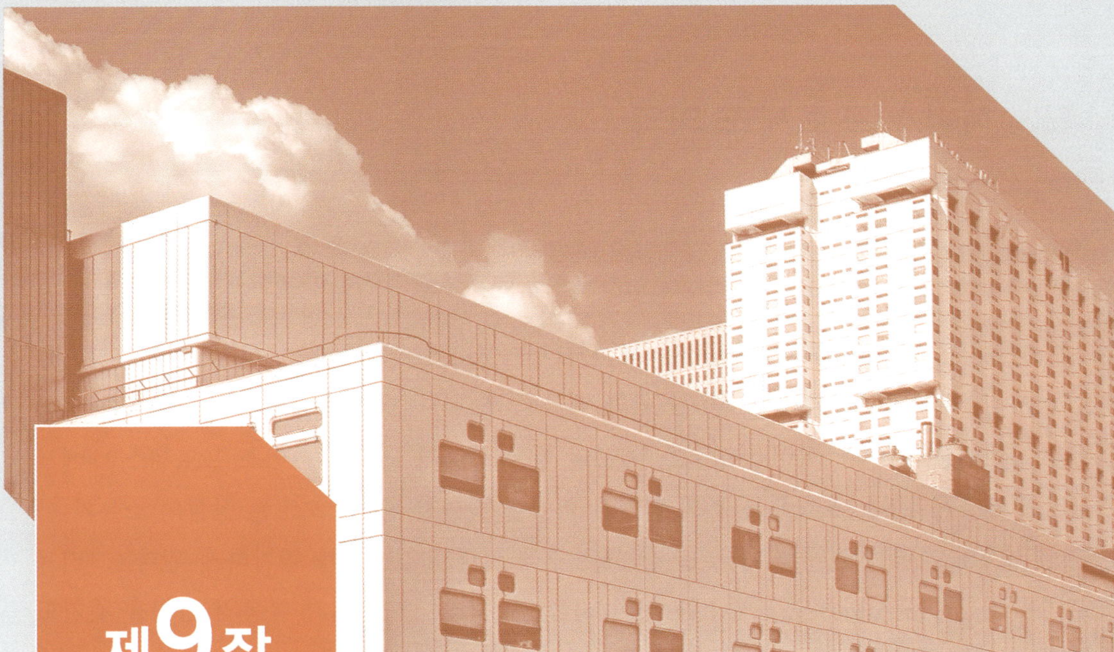

제9장

프로세스

학습목표

1. 서비스 프로세스의 개념과 중요성에 대해 알 수 있다.
2. 서비스 프로세스 분류에 대해 알 수 있다.
3. 서비스 프로세스 모델에 대해 알 수 있다.
4. 서비스 프로세스 관리에 대해 알 수 있다.
5. 서비스 프로세스 개선에 대해 알 수 있다.

키워드

서비스 프로세스 개념, 서비스 프로세스 분류, 서비스 프로세스 모델, 서비스 프로세스 관리, 서비스 프로세스 개선

1. 서비스 프로세스 의의

1) 서비스 프로세스 개념

서비스 프로세스란 서비스가 전달되는 절차나 운영시스템을 말한다. 이를 보다 구체적으로 말하면, 서비스 프로세스는 서비스가 실제로 수행되는 절차 및 활동의 메커니즘과 흐름 등을 가리키는 말이다. 서비스 상품은 제조된 상품과 달리 고객은 서비스 프로세스 내에서 서비스 제공자와의 상호작용을 통해 일정한 역할을 하면서 결과적으로는 상품의 소유가 아닌 서비스의 경험을 겪게 되며, 이러한 과정에서 고객은 서비스를 평가하게 된다. 그리고 고객이 경험하는 서비스 프로세스는 서비스의 전달 과정 그 자체가 유통의 성격을 갖기도 한다.

최근 AI 및 정보기술의 발달로 지식과 정보 획득의 용이성, 교육 및 소득수준의 향상으로 환자는 병원에서의 자신의 위치가 단순히 '환자'라는 입장보다는 '소비자'로서의 권리 의식이 커지면서 병원들은 서비스의 품질을 매우 중요한 요소로 생각한다. 환자들이 특정 병원을 선택하고 계속 방문할 것인지 아닌지를 결정할 때는 단순히 치료 한 가지 요소만을 고려하지 않는다. 소비자로서 환자는 전문성이 높은 진료의 질의 차이를 판단하기 어렵기 때문에 오히려 병원의 내부 인테리어나 분위기, 접수 및 진료받는 과정에서의 직원의 친절함이나 의사의 충실한 설명 등이 병원 선택의 주요 요인으로 작용하게 된다는 것이다. 이와 같은 이유로 병원은 의료서비스의 생산과 흐름의 과정이 매우 중요하다.

환자의 긴 대기시간으로 소비자를 장시간 기다리게 하는 병원은 서비스가 떨어지는 병원으로 인식된다. 병원은 이러한 문제를 해결하기 위해 환자의 대기시간을 최소화하는 환자관리와 의사의 효율적인 진료스케줄을 잡아주는 코디네이터를 배치하여 운영하고 있다. 이는 병원이 환자관리 차원에서 벗어나 고객관리의 개념을 통해 환자의 대기시간을 최소화하고, 고객이 만족할만한 양질의 서비스를 제공함으로써 구매 후 고객의 만족도를 향상시키고, 재구매 의도에 긍정적 영향을 미치게 하는 것이다.

병원은 처음 방문하는 고객이 진료절차나 진료방법을 잘 알지 못하여 어려움을 느끼고,

신체적이나 심리적으로 불편한 상태에서 진료 결과에 대한 불안감을 가지고 기다리는 고객의 마음을 이해하고 고객의 어려움이나 불편을 최소화할 수 있도록 병원운영에 반영해야 한다. 병원이 환자의 입장이나 마음을 이해하고 고객의 진료 접수, 진료, 검사, 치료, 수납 등에 대한 진료시스템의 설계 시 고객의 편의성을 최대화하고 대기시간의 최소화를 고려해야 한다. 그리고 직원 교육 등을 통해 병원 각 부서의 서비스 담당자들은 고객 관점의 서비스가 제공될 수 있도록 노력해야 한다.

2) 프로세스의 중요성

서비스 제공 절차에 대한 고객의 지각은 서비스의 구매나 이용에 있어서 시간과 노력을 최소화 할 수 있는 방안을 지향하는데, 시간과 노력은 서비스를 이용하는데 반드시 필요한 것이지만 고객의 비용지출을 반드시 수반하지는 않는다. 비용발생 정도는 시간과 노력의 투입 정도에 따라 달라지며, 시간과 노력을 다른 활동에 활용하지 못하므로 인해 발생되는 기회비용으로 정의할 수 있다. 고객은 서비스 구매를 위한 의사결정에서 가능한 자신의 노력과 시간 투자를 최소화 하려고 한다. 그러나 의료서비스 구매결정은 많은 노력과 시간을 투입하는 신중한 의사결정을 하게 된다.

서비스 제공자의 프로세스에 따라 고객에게 제공하는 시간과 노력이 줄어들고, 이용자의 눈에 가시적으로 보이거나 경험적으로 느끼게 된다. 프로세스는 품질을 결정하는데 매우 중요한 역할을 수행하게 되며, 고객 만족과 재구매 의도에 영향을 미치게 되어 충성고객을 확보하는데 도움을 준다.

3) 서비스 프로세스 편의성

의료서비스는 직접적인 효과와 관련된 편익 서비스를 중요하게 인식하지만, 의료서비스의 특수성으로 인해 고객은 자기의 경험이나 구전을 모두 표준화하기는 어려움이 있으므로 동일한 조건에서 편익을 인식하는 경우 서비스 편의성을 중시하게 된다. 즉, 고객은 병원을 선택할 때 본인 스스로 하기보다는 가족이나 구전 혹은 다른 의사의 권유를 통해 선택하는 경향이 높다는 것이다.

오늘날 대부분 병원은 고객에게 제공하는 서비스의 과정을 철저히 고객중심으로 수립하고 있다. 이는 병원이 고객이 적은 시간과 노력으로 의료서비스를 이용할 수 있도록 고객의 편의성 개념을 중요하게 생각한다는 것이다.

(1) 서비스 인식에 따른 서비스 제공 프로세스 편의성(Brown, 1990)

① 시간 편의성

고객의 시간 절약에 더 많은 편의를 제공하는 방법이다. 예를 들어, 고객 편의를 위해 밤늦게까지 외래진료를 제공한다.

② 장소 편의성

서비스를 이용할 수 있는 장소가 고객의 시간과 노력을 절약하게 해 주는 것이다. 예를 들어, 장기요양을 필요로 하는 고객을 위해 '방문간호서비스제도'를 통한 간호, 목욕, 요양보호 등의 가정방문서비스를 시행한다.

③ 위치 편의성

기업이 고객을 위해 서비스의 구매에서부터 이용에 이르기까지 쉽게 접근할 수 있게 해 주는 것이다. 예를 들어, 온라인을 통하여 제품의 주문, 예약, 결제를 통해 가정까지 배달해 주는 서비스를 한다.

④ 사용 편의성

고객이 서비스를 편리하게 이용할 수 있게 해 주는 것이다. 예를 들어, 진료접수나 계산에 있어 자동접수 및 계산시스템을 개발해서 고객이 줄을 서거나 기다리는 불편을 해소하여 서비스 거래를 편리하게 할 수 있게 제도화한다.

⑤ 효과 편의성

서비스를 이용함에 있어 가장 중요한 혜택을 가지게 하는 것이다. 즉, 서비스 이용이 이용 전보다 개인의 시간과 노력을 절약해 주는 편의성이다. 예를 들어, 개복수술을 시행하는 것보다 내시경을 이용한 수술이 치료 효과가 동일하지만 시간과 통증을 완화시키는 효과가 있을 경우 내시경 수술을 이용한다.

2. 서비스 프로세스 모델

서비스 프로세스를 분석하고 계획할 때 사용되는 모델은 다음과 같다.

그림 9-1 **서비스 프로세스 모델**

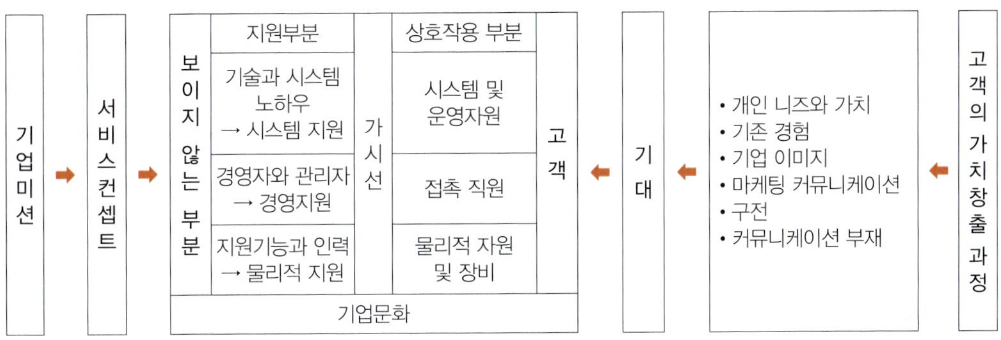

출처 : Grönroos, c.(2007). service management and marketing. 3rd ed., Southern Gate, Chichester; John Wiley & Sons, Ltd.

이 서비스 프로세스 모델에서 큰 사각형은 고객 입장에서 바라보는 서비스 생산구조를 의미하는데, 생산자 입장에서는 서비스 생산과정이 다양한 기능들과 부서들로 이루어진다고 생각할 수 있으나 고객은 이를 하나의 과정이나 시스템으로 인지한다는 것이다. 즉, 서비스에서 고객은 서비스 프로세스에 참여하는 자원의 역할을 수행하기 때문에 서비스 생산구조 안에 포함되게 된다는 것이다.

많은 서비스 기업들이 제조업 중심의 사고방식으로 인하여 고객을 외부 요인으로 인식하지만 실제로 고객은 서비스 생산구조 내에서 서비스 생산요소의 하나의 프로세스에 포함되어야 한다.

서비스 프로세스는 고객의 눈에 보이는 부분과 고객의 눈에 보이지 않는 부분으로 관리방법이 나누어지는데 사각형의 오른쪽 부분은 고객의 기대와 이에 영향을 미치는 요소들을 의미하고 왼쪽은 서비스 시스템의 계획과 운영에 영향을 주는 기업 미션과 서비스 컨셉트를 의미한다.

서비스 생산구조 내의 조직원들이 공유하고 추구하는 기업 문화는 사각형의 아랫부분이 되는데, 만약 고객 지향적 문화가 성립되지 않으면 조직은 좋은 서비스를 제공하기 어렵다.

1) 고객의 눈에 보이는 부분

고객의 눈에 보이는 부분은 고객과 상호작용하는 부분으로 상호작용 부분이라고도 하는데, 고객이 서비스 조직과 만나는 서비스 접점을 말한다. 서비스 품질에 영향을 미치는 요소로는 고객, 직원, 시스템과 일상적 업무, 물리적 자원과 장비가 있다.

(1) 고객

고객은 서비스의 특성상 수동적으로 서비스를 받는 사람이 아니라 공동 생산자로 서비스 과정에 참여하여 서비스 품질에 영향을 미치게 된다.

(2) 직원

고객과 직접 상호작용하는 직원은 대면접촉, 전화통화, 이메일, 팩스, 편지 등을 통해 고객과 상호작용하며 이러한 직원들을 고객접촉 직원으로 서비스 기업에서 가장 소중한 자원이라 할 수 있다. 때문에 고객접촉 직원들은 고객의 행동을 주시하고 어떠한 도움이 필요한지 살피고, 고객행동에 대응함으로써 고객의 바람과 욕구를 파악하고 충족시킬 수 있으며 제공된 서비스의 품질을 확인하여 시정할 수 있는 정보도 제공한다.

(3) 시스템과 일상적 업무

조직의 일상적인 업무를 포함하여 모든 행정적 · 기능적 시스템을 포함한다. 대기관리시스템, 콜센터 시스템, 웹사이트의 구매 시스템 등이 그 예이다.

시스템 상 소비자가 시스템에 따라 서비스 지향성에서 수준의 차이가 있을 수 있는데, 복잡한 문서를 작성해야 하는 경우 소비자가 인식하는 서비스 품질이 낮아지는 것은 서비스 지향적 수준이 낮은 것으로 지각된 서비스 품질을 저하시킬 수 있기 때문에 소비자 지향적 시스템을 구비할 필요가 있다. 결국 고객은 서비스 지향적인 시스템에서는 편안함을 느끼기 때문에 소비자 지향적 시스템과 일상 업무는 고객의 품질 지각에도 영향을 준다는 것이다. 또한, 직원들에게도 내부 영향을 미치게 되는데, 시대에 뒤떨어지고 복잡한 시스템을 통해 업무를 수행하는 직원들은 좌절감을 느끼게 되며 동기부여에 부정적 영향을 미치기 때문에 최신의 서비스 지향적 시스템은 직원들에게도 영향을 미치게 된다.

(4) 물리적 자원과 장비

물리적 자원과 설비는 서비스 시스템 내에서 사용되는 모든 자원을 의미하는 것으로 컴퓨터, 문서, 도구 등이 여기에 해당한다. 이는 좋은 기술적 품질의 전제가 되며 고객에게 좋은 인상을 심어 주어 기능적 품질에도 긍정적 영향을 미친다. 또한 물리적 자원과 설비는 내부고객인 직원에게도 영향을 미친다.

2) 고객의 눈에 보이지 않는 부분

고객은 대부분 보이는 부분 뒤에서 어떤 일이 일어나는지 알지 못하고 그 중요성 또한 인지하고 있지 못하다. 이로 인하여 문제가 일어날 수 있는 부분으로는 보이지 않는 부분에서 훌륭한 기술적 품질 서비스가 제공되더라도 고객 접점부분에서 제공받는 서비스가 나쁘면 고객은 서비스의 품질을 나쁘게 인식한다는 것이다. 또한, 접점에서 고객에게 제공하고 있는 서비스가 간단해 보이고 보이지 않는 부분의 서비스가 복잡할 경우(특히 의료서비스의 경우) 고객은 눈에 보이는 부분만을 고려하여 서비스의 가격이 지나치게 높다고 생각하게 될 수 있다는 것이다. 서비스 제공자 입장에서도 고객이 보이지 않는 부분에서 일어나는 서비스가치가 큰 것을 알고 있을 것이라고 믿는 우를 범하기도 한다.

눈에 보이지 않는 서비스로는 경영지원, 물리적 지원, 시스템 지원이 있는데,

① 경영지원은 가장 중요한 것으로 경영자는 조직 내의 공유된 가치와 사고방식에 영향을 미쳐 서비스 지향적 태도와 행동을 보이도록 유도해야 한다.

② 물리적 지원에 많이 의지하게 되는 눈에 보이지 않는 곳에서 일하는 접점직원을 위해 지원부서 직원들은 접점직원을 내부고객이라 생각하고 지원하여야 한다.

③ 마지막으로 시스템 지원은 정보기술, 건물, 사무실, 차량과 같은 시스템에 대한 투자를 의미하는 적절한 시스템 지원이 이루어지지 않을 경우 시스템의 잦은 충돌이나 접점직원에 대한 불충분한 지원으로 이어져 고객의 품질 지각에 악영향을 미치게 된다.

3. 서비스 프로세스 관리

1) 서비스 프로세스의 고객참여

(1) 고객참여의 중요성

서비스는 비분리성이라는 특성 때문에 고객들은 서비스 과정에 참여하여 독특한 역할을 하고 있다. 즉, 병원 안에서 다른 직원이나 고객들과 접촉하며 자신이나 다른 고객들을 위한 서비스 생산에 기여하고 있다.

서비스 전달과정에서 고객의 중요성은 공연, 콘서트, 스포츠 경기에서 잘 나타나게 되는데, 관객 또는 관람객과 함께할 때 더욱 몰입할 수 있으며 관객은 카타르시스를 느낄 수 있다. 만약 공연, 콘서트, 스포츠경기 관람 중 휴대전화를 하거나 하품을 하거나 하는 관객이 있다면 배우뿐 아니라 다른 관객도 흥이 깨지게 될 것이고, 이것은 결국 성공적인 관람을 받지 못하게 될 것이다. 때문에 고객은 서비스 과정에 적극적으로 참여하는 것이 매우 필요한 것이다.

① 서비스를 받는 고객

연주회에 참석하거나, 비행기를 타고 여행을 하는 등의 고객의 단순 참여만 필요로 하는 경우도 있으나 고객의 노력이 어느 정도 투입되어야만 서비스가 효과적으로 생산되고 전달되는 경우도 있다. 예를 들면 고객이 원하는 헤어스타일을 얻기 위해 직접 미용사와 상의를 하여 머리카락 길이, 컬러 등을 결정하는 것은 고객의 참여가 들어가는 것으로 고객의 참여가 중간 정도로 분류된다고 할 수 있다. 또한 고객의 적극적인 참여가 있어야 가능한 서비스로는 체중 조절을 위한 다이어트 프로그램 같은 것이 있는데 원하는 서비스 결과를 얻기 위해 고객이 공동으로 생산하게 되는 것이 있다.

② 동시 서비스를 받거나 대기하는 고객

대부분의 경우 고객은 다른 고객들과 함께 서비스를 받거나 다른 고객이 서비스를 받는 동안 대기를 한다. 고객들은 서비스 환경 내에 함께 존재하고 서비스의 결과나 과정에 영향을 미친다. 예를 들면 크리스마스나 어버이날에는 다른 전화 사용자들로 인해 서비스의 지연 등의 부작용이 있을 수 있고 어린이날 에버랜드 같은 테마파크에 놀러가는 사람은 무수히 많아 고객들은 즐거움보다 괴로움을 겪을 수도 있다. 또한 레스토랑에서 담배를 피우는 고객이나 꼬마 아이들이 시끄럽게 떠드는 경우 서비스 경험에 부정적으로 작용하게 된다.

반면 스포츠센터나 교회 등에서는 기존의 고객들이 신참자들의 사회화를 돕는 등의 긍정적인 영향을 줄 수도 있다. 수영장에서 수영을 배우는 회원들이 자발적으로 친목회 회장, 총무 등을 선임하여 출석을 체크하고 격려하거나 식사 모임을 통해 신입회원들이 서먹서먹하지 않게 하고 서로의 건강이나 사업 등에 대해 격려하는 등의 활동은 개개인들이 즐겁게 수영을 배울 수 있게 할 뿐 아니라 수영장에 대한 충성도를 높일 수도 있다.

(2) 고객의 역할

① 임시직원(partial employee)

기업 구성원의 범위를 고객까지 확장한다면, 고객은 기업의 임시직원(partial employee)과도 같은 입장이라고 볼 수 있다. 고객은 직원과 마찬가지로 서비스의 생산과 전달과정에서 적극적인 역할을 수행할 수 있기 때문에 마치 임시직원으로 간주될 수도 있다는 것이다. 하지만 이 경우 반드시 유의해야 할 사항으로 임시 직원으로서 고객이 가져올 수 있는 서비스 생산 활동에서의 불확실성이 문제가 될 수 있다.

일반적으로 직원은 교육 훈련과정을 통해 최상의 서비스를 생산할 수 있도록 적극 관리되지만 고객의 경우 그렇지 못하기 때문이다. 단지 임시로 직원의 역할을 수행하기 때문에 자사의 직원처럼 효과적으로 관리하는 데에는 한계가 있을 수 있기 때문이다. 그래서 항상 불확실성의 문제를 고려해야만 한다.

또한, 자사의 직원처럼 고객에게 많은 것을 기대하고 요구한다면 고객은 부담을 느끼고 다른 기업을 찾아 떠나버릴 수 있는 위험이 있다.

② 인적자원

고객은 기업의 인적자원이라고 할 수 있다. 서비스 기업이 고객에게 최적의 역할을 부여하면 고객은 스스로 자신의 생산역할을 더욱 적극적으로 수행하게 된다. 그 결과 고객은 생산성의 원천이며, 품질, 가치, 만족의 공헌자가 된다. 예를 들어 연말정산에서 세무

신고를 하려는 세무사에게 필요한 정보를 충실하게 제공하는 고객은 자신이 원하는 절세와 세금 감면과 같은 혜택의 서비스 품질에 직접적으로 공헌한다. 이런 생산성 향상은 다시 고객에게 보다 높은 혜택으로 돌아가게 되는데, 고객을 생산시스템 내로 자연스럽게 유도함으로써 고객은 해당 기업을 더 잘 이해하고 자신이 원하는 만족을 얻을 수 있다.

③ 정보를 바탕으로 한 주체적 가치창출 존재

정보통신 기술이 발전한 환경에서 고객은 기업과 거의 동일한 수준의 정보를 획득하고 접근할 수 있게 되었다. 고객은 몇 년 전만 하더라도 매우 제한된 정보만을 바탕으로 서비스를 소비할 뿐이었지만 지금은 고객에게 많은 정보와 힘이 실리게 되었고 이것은 이제 고객의 능력과 노하우의 원천이 되어 적극적으로 자신의 소비 경험을 만들고 SNS 등의 활동을 통하여 스스로의 가치를 창출해 나가고 있다. 이제 기업들은 고객들이 자신들의 서비스 접점을 가장 효율적이고 효과적으로 활용할 수 있도록 업무를 개선하고 서비스프로세스를 조정할 필요가 있다.

④ 혁신자

고객은 서비스기업에게 혁신자로서의 역할을 하고 있는데, 새로운 상품과 서비스 개발의 전면에 나섬으로서 선도 이용자(lead-user)의 형태로 고객들은 적극적으로 기업의 혁신 프로세스에 참여하고 있다. 이러한 고객은 시장에 있는 어느 고객보다 먼저 서비스의 문제점을 발견하고 해결안을 제시함으로써 시장 내 다른 고객들에게 큰 혜택을 가져다 줄 수 있다.

(3) 고객참여 증대 방안

고객이 서비스 과정에 참여하는 수준은 서비스 종류에 따라 다르고, 서비스 제공 과정에서도 고객이 참여할 수 있는 범위가 다르다. 그러나, 의료서비스에서는 서비스 제공의 모든 과정에 고객이 직접 참여하게 되므로 고객의 마음에 서비스가 만족스럽게 느껴질 수 있도록 하는 프로세스를 설계하고 설치하여야 한다. 병원 선택에 유용한 정보를 제공할 수 있도록 의사결정, 접근, 이용, 핵심편익을 비롯하여 사후 서비스까지 고객이 직접 참여하고 이용할 수 있도록 하는 것으로 컴퓨터를 이용한 진료접수, 계산방법, 증명서 발급, 진료기록지나 검사, 촬영 결과지 복사 신청 등을 할 수 있다.

서비스에는 적합한 고객유치가 필요한데, 다양한 정보매체는 고객이 자신의 증상이 어느 진료과를 선택하고 이용해야 하는지에 대한 많은 정보를 제공하고 있고, 고객은 건강교육이나 정보, 서비스 내용 등을 다양한 커뮤니케이션을 통해 정보를 획득하고 기대를 가지게 됨으로 의료서비스 제공에 있어 이러한 기대에 부응할 수 있도록 고객을 관리해야 한다. 고객유치 후에는 고객에 대한 역할을 효과적으로 수행하도록 교육하거나 소통이 되어야 한다. 특히 의료서비스는 고관여 서비스로 인해 많은 진료비가 발생할 수 있으므로 각종 검사나 촬영, 진료과정에 대한 사전정보를 제공하거나 교육을 시행하는 것이 매우 중요한 요인이다. 또, 서비스에 대한 고객의 공헌도에 따라 금전이나 시간, 심리적인 보상이 필요한데, 인터넷 뱅킹을 이용한 은행거래는 시간이나 수수료를 절약할 수 있는 혜택을 고객이 가지며, 병원에서는 시간절약과 진료과 의사 선택에 따른 의사결정의 편의를 가질 수 있다.

2) 의료서비스 구매

(1) 구매 전 관리

구매 전 프로세스 관리는 소비자의 대기시간 단축에 초점을 둔다. 대기시간의 경제적 가치는 서비스 공급자의 입장에서는 비용이고, 서비스 소비자의 입장에서는 돈이라고 할 수 있다. 즉 어떤 서비스 시스템에서나 현재의 수요가 공급능력을 초과하면 대기행렬이 생기게 되는데, 대기행렬은 하나 또는 그 이상의 서비스 제공자에게 서비스를 요구하는 고객이 대기하게 되는 줄을 말한다. 예를 들면 병원, 극장, 은행 등에서 서비스를 받기 위해 대기하는 것을 들 수 있는데, 대기행렬 과정에서 고객의 선택은 대기를 하든지 아니면 포기를 해야 한다. 만약 고객이 포기를 하게 되면 조직은 수익의 기회를 잃어버리고 서비스를 지연하게 되면 고객 불만족으로 나타날 수 있다. 따라서 대기수요를 어떻게 관리하느냐 하는 것은 서비스 마케팅의 주요한 과제라 할 수 있다. 의료서비스 불만 중에서 대기시간은 항상 주요 불만족 원인 중의 하나이다. 고객의 대기시간을 효과적으로 관리하여 고객에게 만족을 주기 위해서는 David Maister가 대기줄에 대한 심리라는 논문에서 다음과 같은 내용을 통해 조직이 어떻게 기다림을 보다 즐겁게 혹은 참을 수 있게 만들 수 있는가에 대한 시사점을 주고 있다.

㉠ 무료한 시간은 무엇인가를 하는 시간보다 길게 느껴진다.
㉡ 서비스 과정 이전의 대기시간은 서비스 과정 중의 대기시간보다 길게 느껴진다.

㉢ 불안한 고객은 편안한 고객의 대기시간보다 더욱 길게 느껴진다.
㉣ 불확실한 대기시간은 예정된 대기시간보다 길게 느껴진다.
㉤ 설명되지 않은 대기시간은 설명된 대기시간보다 길게 느껴진다.
㉥ 불공정한 대기시간은 공정한 대기시간보다 길게 느껴진다.
㉦ 서비스 가치가 높을수록 기다림이 덜 길게 느껴진다.
㉧ 혼자 대기하는 것은 많은 사람이 기다리는 것보다 길게 느껴진다.
㉨ 신체적 상태가 불편할수록 편안한 대기시간보다 길게 느껴진다.
㉩ 친숙하지 않은 대기시간은 익숙한 대기시간보다 길게 느껴진다.

① 구매 전 프로세스 관리전략

㉠ 서비스 프로세스의 단순화

대기시간이 길어지면 서비스 구매를 완료하는 시점이 늦어지고 다른 고객도 연쇄적으로 늦어질 수밖에 없다. 그러므로 가능한 프로세스를 단순화시켜 대기시간을 줄여야 한다.

㉡ 대기시간 관리

고객은 기다리는 시간을 실제 시간보다 더 길게 과대평가하는 경우가 많다. 대기시간의 지루함이 심리적 지각으로 나타나기 때문인데 대기시간 동안 지루함을 방지하기 위한 아이디어를 동원하여 대기시간이 짧게 느껴지도록 하는 것이 효과적이라 할 수 있다. 병원에서는 예약제도 활용과 자동혈압측정기 등을 설치하여 활용하는 방안이 좋은 예가 될 것이다.

㉢ 대기시간 공지

사전 설명 없이 무작정 기다린다는 것은 확실한 기다림보다 더 길게 느껴진다. 따라서 대기시간을 고지하고 명단을 공지함으로써 기다림의 시간을 심리적으로 단축시켜주는 것이 효과적이다. 특히 대기시간을 여유 있게 고려하여 예상보다 빠른 시간에 서비스가 시작된다면 고객은 만족감을 나타내게 되지만, 대기시간을 여유 없게 고려하여 예상보다 늦게 시작될 경우 고객은 불만이 가중되기 때문에 예상시간 설정을 통한 대기시간 공지는 효과적인 고객관리 방법이 될 것이다.

㉣ **공정한 대기시스템**

대기 순서가 불공정하게 진행되면 고객의 저항에 부딪히게 된다. 즉 먼저 들어온 사람이 먼저 서비스를 받는 원칙을 준수해야 한다. 서비스 고객은 누구나 자신이 존중되고 대접받기를 원한다. 때문에 대기표 활용 등을 통한 공정한 대기시스템을 마련해야 한다.

㉤ **예약 활용**

수요가 몰리면 대기시간은 길어질 수밖에 없다. 수요가 집중되는 시간 및 시기를 피하여 예약을 관리함으로써 대기수요를 분산시킬 수 있다.

㉥ **고객 교육**

서비스 구매 시점에서 수요가 몰리는 시간대와 성수기를 피하고 여유 있는 시간대와 비수기를 이용할 경우 대기시간이 없이 충분한 서비스를 받을 수 있다는 것을 고지하여 고객 스스로 수요가 몰리는 시간대와 성수기를 피하도록 하는 전략이라고 할 수 있다.

(2) 구매 중 프로세스 관리

서비스 구매는 고객이 서비스 공급자와 상호작용하는 시간이다. 고객은 서비스 구매 시 병원의 직원 또는 특정 자원과 접촉함으로써 서비스 품질인식에 영향을 받는다. 즉, 고객은 직원과 만나는 짧은 순간 제공하는 서비스에 대한 판단과 평가를 내리고 만족과 불만족을 가르게 되는데 보통 15초 만에 결정된다고 알려져 있어 이 순간을 결정적 순간(MOT, moment of truth)이라고 한다.

■ **의료기관 외래환자의 MOT 순간**

- 병원에 전화하여 진찰에 대한 문의를 한다.
- 병원에 도착하여 주차를 한다.
- 병원안내에서 진찰 접수를 한다.
- 자신의 차례가 될 때까지 진찰 대기실에서 기다린다.
- 차례가 되면 의사의 진찰실로 들어가서 의사의 진찰을 받는다.

- 처방된 약, 검사 등의 설명을 듣는다.
- 다시 원무과의 수납창구에 가서 약과 검사에 대한 수납을 한다.
- 병원 문을 나선다.

출처 : 조우현 등(1999)

단순한 외래진료에서도 수많은 접점의 순간이 있는데 인간적 고객 접점과 인간 외적 고객 접점으로 나눌 수 있다. 인간적 고객 접점은 고객이 의료기관 구성원과 직접 접하게 되는 순간으로 의료기관의 경우 환자가 의료기관을 방문하여 얼굴을 대하게 되는 안내직원이나 수납창구 직원, 접수창구 직원, 진찰실의 의사, 검사실의 직원 등과 만나는 순간을 말하며, 인간 외적 고객 접점은 건물자체, 내부인체리어, 조명, 자동화 시스템, 주차장 등의 시설 및 환경을 말하며 의료기관 외래 진찰실의 위치와 구조, 대기실의 의자, 청소상태 등이 이에 해당한다.

의료기관의 안내직원, 원무과 직원, 의사 등은 매일 수많은 환자와 보호자를 접하고 비슷한 업무를 수행하고 있어 일상적이고 타성에 젖은 태도를 취하게 되는 경우가 많다. 그러나 고객들은 각 순간이 유일한 경험으로 의료서비스에 대한 만족과 불만을 갖기 쉽다.

(3) 구매 후 프로세스 관리

구매 후 단계에서 고객들은 그들이 받았던 서비스를 평가하게 되며 이전에 받았던 서비스와 비교하게 된다. 물리적 환경과 서비스 직원에 의해 제공받은 서비스는 서비스 인식에 영향을 준다. 만약 고객이 기대했던 서비스가 충족되거나 기대 이상의 서비스를 받게 된다면 고객은 양질의 서비스를 받았다고 생각할 것이다. 만약 다른 상황적 요소나 개인적 요소 또한 긍정적이라면 고객은 더 큰 만족을 할 것이며 재구매로 이어져 충성고객이 될 것이다. 반면 서비스에 대한 고객의 기대가 충족되지 않으면 실망하게 되어 불평을 하게 될 것이고, 불만족한 서비스를 침묵으로 인내하거나 서비스 공급업체가 충족시켜 주길 기대한다.

① 고객만족

고객만족은 구매 행동 후의 판단 또는 고객과 제품 간 상호작용 후의 판단과 같은 하나의 태도이다. 만족에 대한 대부분의 연구는 고객의 기대에 대한 일치 · 불일치가 만족을 결정짓는 주요 원인이라는 이론에 기반을 두고 있다. 이것은 고객이 구매를 하기 전에 특정한 서비스 기준을 마음속에 생각하고 있다는 것을 의미한다. 고객이 마음속으로 생각하는 기준은 일반적으로 그들이 특정 서비스를 구매하겠다고 결정을 내리고, 서비스에 대한 정보를 탐색하고 선택하는 과정의 결과에서 얻어진다. 고객은 서비스를 경험하고 그들의 마음속에서 생각했던 기준과 실제로 행해진 서비스를 비교한다. 따라서 이러한 비교가 만족을 결정짓는다. 만약 서비스에 대한 평가가 기대했던 것보다 좋지 않다면 부정적 불일치라 한다. 그러나 서비스에 대한 평가가 기대 이상이라면 긍정적 불일치라 한다. 만약 서비스에 대한 평가가 기대했던 정도라면 그것은 단순히 일치라고 한다.

② 기쁨

기쁨은 기대했던 것보다 훨씬 높은 수준의 서비스, 자각, 긍정적 효과에 따라 받을 수 있는 감정이다. 그러나 주의할 점은 고객은 기쁨을 경험한 뒤에 기대가 높아진다는 것이다. 만약 서비스 수준이 이전과 같다면 고객은 불만족할 것이고 후에 고객을 기쁘게 하려면 더 많은 노력이 필요하게 된다.

③ 피쉬본 다이어그램(fishbone diagram)

피쉬본 다이어그램은 어골도 라고도 하며 일본의 품질 전문가인 Karou Ishkawa(카오루 이시가와)에 의해 개발된 것으로 잘못된 결과에 대한 원인을 찾아 연결하는 인과관계 도표(cause and effect diagram)라고도 한다. 피쉬본 다이어그램은 조직이 고객의 불만을 직접 추적하는데 도움을 준다. 이것은 또한 특정한 고객의 불만족한 응대나 서비스만을 고치는 것이 아니라 그것의 근본원인을 알아내는데도 기여한다. 그리고 특정한 불만에 영향을 끼치지 않는 응대나 의료서비스 불만은 피쉬본 다이어그램에는 나타나지 않을 것이다. 피쉬본 다이어그램을 이용하면 품질문제를 일으킨다고 의심되는 요인과 그에 관계되는 부수적인 요소들을 함께 고려하여 이 중 어떤 것이 문제를 야기하고 있는가를 확인할 수 있다.

4. 프로세스 개선

1) 서비스 청사진(service blueprinting)에 의한 개선

청사진이란 용어의 유래는 새로운 건물이나 선박에 대한 설계는 일반적으로 '청사진'이라 불리는 건축설계도가 만들어지는데 이때 설계도면이 푸른색으로 그려지기 때문에 청사진이라는 용어가 사용되기 시작했다. 이러한 청사진은 제품이 어떻게 만들어져야 하는지 구체적 명세에 대해 보여준다. 그러나 건물이나 선적의 설계와는 달리 서비스 프로세스는 주로 무형적인 구조이기 때문에 시각화하기 어렵다.

서비스 청사진은 새로운 서비스를 디자인하기 위한 유용한 방법으로 핵심서비스 프로세스를 그 특성이 나타나도록 알아보기 쉬운 방식의 그림으로 나타낸 것이다. 직원, 고객, 조직 측에서 서비스 전달 과정에서 해야 하는 각자의 역할과 서비스 프로세스와 관련된 단계와 흐름 등 서비스 전반을 이해하도록 묘사해 놓은 도표 또는 지도라고 할 수 있다. 즉 서비스 청사진은 서비스를 제공하는 과정, 고객과 직원의 역할, 고객과의 접점, 서비스의 요소들을 동시에 묘사함으로써 서비스를 시각적으로 볼 수 있게 한다. 또한 서비스 청사진은 고객이 체험하게 되는 서비스 환경이고, 업무수행의 지침이며, 서비스 제공과정의 단계를 나누는 방법이기도 한다. 흐름, 순서, 관계, 기타 부가사항에 대한 프로세스 기술에 있어 청사진과 같은 기법을 사용하는 것은 매우 유용하다고 하겠다.

2) 서비스 프로세스 재설계(service process redesign)

서비스 프로세스 재설계는 낡은 프로세스에 새 생명을 불어넣는 과정이다. 통상적으로 서비스 과정 자체가 처음부터 잘못되어 재설계한다기 보다는 과학기술의 진보, 고객들의 새로운 서비스의 요구증대, 추가로 부가되는 서비스의 출현 등으로 기존에 제공되던 서비스 프로세스가 맞지 않는다는 것을 의미한다. 미국의 미첼 랩킨(Michell T. Rabkin)은 낡은 서비스 프로세스를 조직의 부식화라고 표현하였는데 조직은 철강재와 같이 한 때 원활하고 부드럽게 작동되는 조직도 시간이 지나면 부식된다는 것이다. 이러한 부식화 현상이 일어나는 이유를 외부 및 내부 환경의 변화 두 가지로 설명하였다.

외부환경의 변화는 기존의 관행을 진부화 시키기 때문에 조직은 외부환경 변화에 적절히 대응하기 위해 서비스 프로세스를 재설계하여야 한다는 것으로 의료서비스에서의 외부환경 변화는 새로운 형태의 경쟁병원 출현, 건강보험정책의 변화, 새로운 기술의 개발, 법과 제도의 변화, 고객 욕구의 변화 등을 들 수 있다.

조직의 부식화는 조직 내부의 변화로부터 기인하는 것으로 내부 운영과정의 자연스러운 진부화, 관료주의의 확대, 불필요하고 비공식적인 서비스 표준의 형성 등을 말한다.

서비스 프로세스가 원활하게 이루어지지 않고 재설계가 필요함을 알려주는 몇 가지 징후가 있는데 지나치게 광범위한 정보교환, 유용하지 않고 넘쳐나는 데이터 즉, 자료의 중복, 예외적 업무처리의 증가, 부가가치 활동에 있어 확인과 통제활동 비용의 증가, 불편하고 불필요한 절차에 대한 고객 불만의 증가 등이다. 이러한 현상이 나타나는 것은 조직 내 업무처리가 원할히 수행되지 않고 있음을 의미하는 것이며 서비스 과정의 재설계가 요구됨을 보여주는 것이다.

서비스 프로세스 재설계를 담당하는 관리자는 서비스 품질과 생산성 향상을 동시에 도약시킬 수 있는 기회를 찾아야 한다. 이러한 업무수행 방식의 개선은 서비스 효과증대 측면에서 영향력이 크다고 할 수 있으며, 특히 지원부서 서비스직원들의 역할이 중요시된다. 이러한 서비스과정 재설계는 서비스 실패 발생빈도의 감소, 서비스 프로세스를 시작해서 종료하는데 소요되는 총 서비스 시간의 감소, 생산성 향상, 고객만족도 향상과 같은 성과지표를 달성하는 방향으로 이루어져야 한다.

학습정리

1. 서비스 프로세스의 개념과 중요성을 설명하시오.
2. 서비스 프로세스 모델에 대해 설명하시오.

참고문헌

강혜순 외 4인, 항공관광 마케팅, 한올, 2019

문상식 외 1인, 의료서비스 마케팅, 보문각, 2014

조우현 외, 의료서비스 마케팅, 퇴설당, 1999

Grönroos, c, Service management and marketing. 3rd ed., Southern Gate, Chichester; John Wiley & Sons, Ltd. 2007

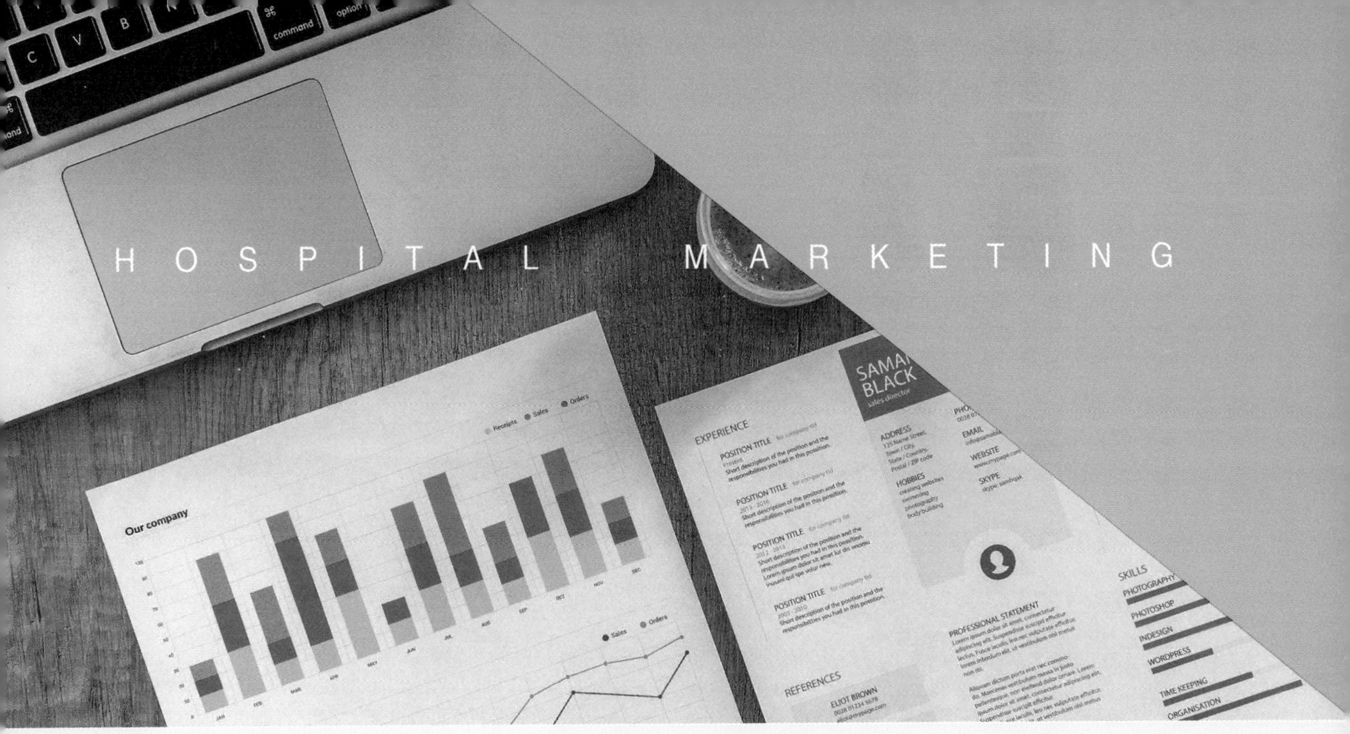

제5편

병원 특수 마케팅

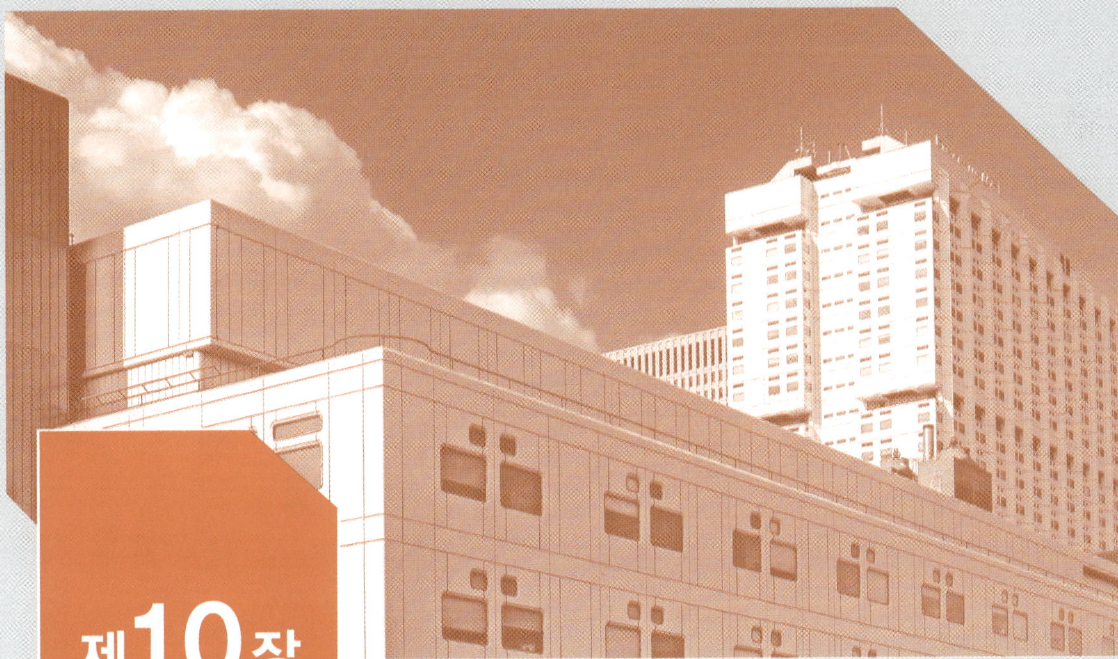

제10장

병원 내부마케팅

제1절 병원 내부마케팅의 개념

제2절 병원 내부마케팅 실행 방법

제3절 병원 내부마케팅의 과정

제4절 병원 내부고객 만족을 위한 동기부여

제1절

병원 내부마케팅의 개념

학습목표

1. 병원 내부마케팅의 정의를 설명할 수 있다.
2. 병원 내부마케팅의 목표를 설명할 수 있다.
3. 병원 내부마케팅의 성공요인을 설명할 수 있다.

키워드

병원 내부마케팅의 개념, 병원 내부마케팅의 목표, 병원 내부마케팅의 성공요인

오늘날 우리나라의 의료환경은 경쟁의 강도가 점점 더 치열해지고 있다. 이러한 경쟁 구도 속에서 병원들은 경쟁우위를 점하지 않으면 도태될 수도 있다는 위기 속에 다양한 경영전략들을 도입하여 추진하고 있다. 그중 가장 핵심적인 것은 고객만족의 개념의 도입으로 병원의 기준에서 제공하는 서비스 보다는 고객이 원하는 서비스를 파악하여 고객이 만족하는 서비스를 제공하는 전략을 실천하는 것이다. 이는 곧 병원에 마케팅의 개념이 도입되는 것으로서 외부고객의 만족을 위해서는 내부고객의 만족도 향상이 우선되어야 하는 것이다.

조직의 구성원 모두가 병원조직의 목표를 공유하고 직원들 스스로가 주인의식을 갖기 위해서는 조직 내부의 목소리를 적극적으로 피드백할 수 있는 효율적인 소통채널의 가동과 더불어 '내부고객 만족이 곧 외부고객 만족으로 이어진다.'라는 인식의 전환이 필요하다. 세계 1위의 커피전문점 스타벅스의 CEO 하워드 슐츠(Howard Schultz)는 "스타벅스에서 가장 중요한 이는 고객이 아니다. 가장 중요한 이는 우리 직원들이다. 회사가 직원들을 돌보면 직원들은 저절로 고객을 돌볼 것이다"라고 했다. 이는 유형의 제품을 생산하여 판매하는 기업들보다 외부고객들에게 무형의 서비스를 제공하는 병원 조직에 시사하는 바가 더 크다 할 수 있다.

이처럼 병원은 양질의 의료서비스를 제공하여 외부고객들의 만족도를 향상시키기 위해 병원조직의 내부고객의 만족도 향상을 위한 지속적인 노력이 필요하다.

1. 병원 내부마케팅의 정의

병원 내부마케팅은 병원 구성원을 고객으로 생각하고 이들 내부 구성원과 병원 경영진 간의 적절한 마케팅 의사전달체계를 유지함으로써 외부고객들에게 보다 양질의 서비스를 제공하려는 병원경영 활동이다. 따라서 내부마케팅이란 병원 내의 구성원을 최초의 고객으로 보고 그들에게 서비스 정신이나 고객지향적인 사고를 심어주는 것을 말한다. 즉 내부고객들이 자신이 속한 병원에서 제공하는 서비스 품질이 중요하다고 생각하지 않는다면 외부고객에게 최선을 다하여 봉사하려는 마음이 없을 것이기 때문에 내부마케팅은 병원의 내부고객인 구성원의 동기부여에 중점을 두고 있으며, 구성원의 욕구를 충족시키는 경영능력에 따라서 최종 고객인 외부고객의 욕구를 충족시키는 능력이 결정된다는 생각에 기초하고 있다.

특히 병원은 서비스 산업으로써 직원에 의한 인적서비스의 의존도가 매우 높기 때문에 병원의 성과는 고객을 직접 대면하여 서비스를 제공하는 직원들의 역할이 매우 중요하므로 내부마케팅의 실질적인 성공을 위한 노력이 크게 요구된다.

내부마케팅의 개념적 특성은 다음과 같이 정의할 수 있다.

1. 만족스러운 서비스의 대상은 내부고객이다.
2. 내부마케팅의 제공물은 직무와 작업환경이다.
3. 내부고객은 의료기관의 가장 소중한 자원이다.
4. 내부고객은 직무를 통하여 만족시켜야 한다.

2. 병원 내부마케팅의 목표

병원 내부마케팅의 목표는 외부고객들을 만족시켜서 계속해서 충성고객으로 이어질 수 있도록 내부고객을 동기유발하는 것이다. 동기유발이란 개인이나 집단이 적극적으로 책임을 갖고 자신의 직무를 스스로 하고자 하는 의욕이 생기도록 행동 방향과 정도에 영향을 행사하는 것으로 조직의 목표달성을 위한 행동을 유발하는 것이다. 이러한 내부고객의 동기유발을 촉진시키기 위해서는 내부고객의 만족이 필수적이다.

[표 10-1] **내부마케팅의 목표(박주희, 1999)**

내부마케팅	목 표
전략 수준	내부고객을 동기부여 하여, 고객지향적인 사고를 가진 인적자원을 확보 1. 관리방법의 지원 2. 인적자원 정책의 지원 3. 내부 교육 · 훈련 정책의 지원 4. 계획 수립 절차의 지원
전술 수준	의료인들에게 서비스, 캠페인의 수용, 참여 촉진, 우수한 직무수행 유도 1. 의료인은 의료기관의 제1차적 표적고객이다. 2. 의료인에게 자신들이 왜 특정한 매너로 업무를 수행해야 하며, 어떤 상황에서 부수적 서비스를 제공해야 하는가에 대해 이해시킨다. 3. 서비스는 판매되기 전에 충분히 조사 · 분석되어야 한다. 4. 조직 내부의 정보교환이 이루어져야 한다.

내부고객인 직원들의 동기유발을 위한 구체적인 전략을 수립해야 한다. 내부마케팅의 목표 달성을 위한 전략으로는 전략 수준과 전술 수준으로 나눌 수 있다. 전략 수준에서는 고객지향적인 사고를 갖도록 인적자원을 관리하는 것이고, 전술 수준에서는 의료인들에게 서비스, 캠페인의 수용, 참여의 촉진, 우수한 직무 수행을 하도록 하는 것이 내부마케팅의 목표이다.

병원 내부마케팅의 목표를 효과적으로 달성하려면 세 가지 요소가 필요하다.

1. 의료기관의 서비스 문화의 개발이 우선되어야 한다.

의료기관의 서비스 문화란 내부고객 및 외부고객에게 양질의 서비스를 제공하는 것이 당연하고 가장 중요한 목표라는 인식을 심어주는 것이다. 의료기관의 서비스 문화의 개발 시 고려사항은 다음과 같다.

1) 내부고객은 의료기관의 사명, 목표, 전략, 전술 등에 대한 모든 영역을 이해하고 수용하여야 한다.
2) 관리자는 서비스 지향적 관리 및 리더십을 발휘하여야 한다.
3) 모든 직원을 대상으로 서비스 지향적인 커뮤니케이션과 대인관계에 대해 교육하고 활용할 수 있도록 지원하여야 한다.

2. 의료기관의 서비스 문화의 유지가 필요하다.

서비스 문화가 확립된 이후에는 서비스 문화를 유지하기 위한 시스템의 정착이 필요하다. 서비스 문화의 측정지표는 다음과 같다.

1) 의료기관의 서비스에 대한 명확한 사고가 확립되어야 한다.
2) 직원들에게 서비스의 중요성을 계속 교육해야 한다.
3) 고객이 제일이라는 사고방식이 관리자 사이에 정착이 되어야 한다.
4) 모든 조직구성원이 서비스 품질의 중요성을 인식하여야 한다.
5) 양질의 서비스가 실현될 때마다 적절한 보상이 이루어져야 한다.

이러한 서비스 유지와 관련된 내부마케팅의 목표는 다음과 같다.

1) 직원들의 서비스 마인드와 고객지향성이 향상되도록 관리방법이 지원적이어야 한다.
2) 직원들에게 지속적으로 정보와 피드백을 제공하여야 한다.
3) 새로운 제품, 서비스, 마케팅 캠페인을 시장도입 전에 직원들에게 먼저 알려 숙지할

수 있게 한다.

3. 새로운 서비스 활동의 도입이 있어야 한다.

고객들을 직접 상대하는 내부직원들이 서비스나 마케팅을 충분히 이해하지 못하면 주어진 목표의 달성이 어렵기 때문에 새로운 서비스에 대한 마케팅 목표는 다음과 같다.

1) 새로운 서비스는 외부고객에게 제공하기 전에 내부고객이 충분히 숙지되어야 한다.
2) 새로운 서비스를 직원들이 이해하고 수용해야 한다.
3) 외부 마케팅 성과에 영향을 미치는 여러 업무들의 수행방법에 대해 직원들이 인식하고 수용하도록 해야 한다.

3. 병원 내부마케팅의 성공요인

1) 병원 경영자의 적극적 지원과 내부 커뮤니케이션의 활성화

병원의 경영자는 병원경영계획의 수립에 직원을 참여시키고, 직원들의 제안을 경영활동에 적극적으로 반영하는 노력을 해야 한다. 이러한 조직 분위기가 형성되면 내부고객인 직원의 병원조직에 대한 적극적인 수용 태도가 향상되어 경영자가 지향하는 경영정책의 방향에 대한 일치성의 증가 및 주인의식이 함양될 수 있다.

병원 내부 커뮤니케이션을 활성화하여 조직이 지향하는 정책과 원칙을 모든 구성원이 공유하고, 업무수행 방향과 지침의 명확한 제시로 업무의 불확실성을 감소하고, 각 기능 간의 협력 강화와 조직 몰입도를 높여서 조직성과를 최대로 높일 수 있도록 병원 경영자는 직원들에 대해 통제나 처벌보다는 경청, 칭찬과 격려, 설득을 중심으로 관리하는 것이 더 효과적이다.

2) 직원의 태도

병원 내부마케팅을 성공하기 위한 직원들의 태도 관리란 직원들 간의 태도와 고객지향적 서비스에 대한 동기를 관리하는 것으로, 관리자들의 태도 변화와 업무를 담당하는 직원들의 태도 변화를 들 수 있다. 조직상황에서 만족과 불만 결정인자는 다음과 같다.

(1) **직무만족의 결정인자** : 직무상의 성취감과 그에 대한 인정, 보람있는 직무, 직무상의 책임과 성장 등 직무 자체의 관련 요소
(2) **직무불만족 결정인자** : 조직의 정책과 행정, 감독, 보수, 대인관계, 작업조건 등 직무 외적 또는 환경적 요인

따라서 관리자는 고객접점에 있는 부하직원들과 소통하여 인정해주고 격려하여 자부심을 심어주어 본인의 능력을 충분히 발휘하여 외부고객의 만족도를 높일 수 있도록 이끌어 주어야 한다.

3) 동기부여

내부고객들은 목표의 설정, 보수제도의 도입, 근무환경의 개선, 목표나 계획수립의 평가, 다양한 복리후생제도의 수립 등에 동참함으로써 동기가 부여된다. 이와 같이 모든 직원들이 업무절차, 서비스의 특징, 외부고객들의 특성 등을 공유할 수 있어야 하며, 이러한 정보를 통하여 상호 의사소통이 가능하여야 동기부여가 이루어진다. 최근 많은 병원에서 내부고객의 만족도를 높이기 위한 다양한 프로그램을 운영하고 있다.

직원들에게 보상제도를 실시하여 병원이 지향하는 방향으로 직원들의 행동이나 사고를 수용하도록 동기부여할 수 있다. 직원에 대한 보상제도는 내부고객의 행위기준 성과를 평가하여 실시하는 것이 바람직하다. 예를 들어, 외부고객에게 우수한 서비스를 제공한 행위기준을 평가하여 보상하게 되면 모든 직원들에게 우수한 서비스 제공이라는 행동을 유도하는 긍정적인 후속 효과를 기대할 수 있다.

[표 10-2] **직원 만족의 유형**

구 분	내 용
담당업무	• 현재 담당업무가 자신을 성장시켜주는가? • 위임된 권한의 폭이 넓은가? • 고객 등 타인에게 도움이 되고 있는가?

직장	• 상사와 소통은 잘 이루어지고 있는가? • 동료와의 소통은 잘 되고 있는가? • 의사결정이 확정된 업무들은 잘 추진되고 있는가?
인사제도	• 인사평가와 처우는 공정하다고 생각되는가? • 실패한 업무는 비난하지 않고 재도전하게 해 주는가? • 개인의 성장을 지원해 주는가?
근로조건	• 후생복지제도는 우수하게 되어 있는가? • 소득수준은 담당업무에 비해 합당한가? • 근무조건은 이해할 만한가?
의료기관	• 경영방식에 공감할 수 있는가? • 직원으로서 자부심을 갖고 있는가? • 지역사회 공헌 등 좋은 이미지를 가지고 있는가?

출처 : 이유재(2010), 서비스마케팅, 학현사

학습정리

1. 병원 내부마케팅의 개념을 설명하시오.
2. 병원 내부마케팅의 목표를 설명하시오.
3. 병원 내부마케팅의 성공요인을 설명하시오.

제2절

병원 내부마케팅 실행 방법

학습목표

1. 병원 내부마케팅의 대상을 설명할 수 있다.
2. 병원 내부마케팅의 영역을 설명할 수 있다.
3. 병원 내부마케팅의 방법을 활용할 수 있다.

키워드

병원 내부마케팅의 대상, 병원 내부마케팅의 영역, 병원 내부마케팅의 방법

1. 병원 내부마케팅의 대상

병원 내부마케팅을 실행하기 위해서는 무엇보다도 의료진뿐만 아니라 모든 구성원들을 고객으로 인식하여야 한다. 그러나 고객들이 만나는 접점은 의료진 못지 않게 일반 직원들과의 만남의 기회도 있지만 병원에서의 서비스 생산의 주된 역할은 의료인이기 때문에 의료인에 대한 동기부여와 고객만족도 향상에 대하여 고민할 필요가 있다. 따라서 내부마케팅의 대상은 의료인, 직원 등 모든 내부고객들을 고객으로 인식할 때 조직은 그들에게 효과적인 교육훈련과 동기부여를 제공하며, 모든 지원서비스를 제공하게 된다. 특히 의료인은 의료기관의 가장 소중한 생산 자원이며 첫 번째 시장이다. 의료서비스의 생산자인 의료인의 만족을 통하여 외부고객의 만족을 얻을 수 있다.

2. 병원 내부마케팅의 영역

내부고객들이 외부고객 만족도를 높이기 위한 내부 환경인자는 다음과 같다.

1) 인력관리방법으로 내부 구성원들이 외부고객 지향적으로 될 수 있도록 관리방법을 개선하고 재구성하는 것이다.
2) 인적자원정책으로 직원의 선발 및 유지와 관련된 것이다.
3) 내부 교육방법으로 내부 구성원들의 업무능력을 향상하기 위한 것으로 일반적인 내부마케팅이 여기에 해당된다.
4) 각종 정책 수립 및 의사결정에 직원들을 참여시킴으로써 동기부여를 유도하는 것이다.

3. 병원 내부마케팅의 방법

1) 우수 인재 확보

의료기관에서 우수한 의료인을 포함한 직원의 선발은 매우 중요하다. 각 직무별로 유능하고 인격적으로도 우수한 인재를 채용하기를 희망하지만 접수, 서류전형, 면접 등의 채용과정에서도 평가가 어려울 뿐만 아니라 어려운 병원환경에서 우수한 인재를 채용하기란 쉬운 일이 아니다. 일부의 병원에서는 추천, 인적성검사 등의 방법도 적용하여 친절하고 우수한 직원을 채용하고자 노력하는 병원들도 있다. 이러한 원인은 외부고객과의 접점에 있는 내부고객의 친절은 교육을 통하여 이루지기도 하지만 주로 개인의 인성에 바탕을 두고 있는 경우가 많기 때문이다.

2) 직원교육

직원교육은 기 의료기관에 채용되어 근무하는 내부고객을 대상으로 실시하는 내부마케팅으로 단기간에 성과를 얻을 수 있는 방법이다. 직원교육방법은 현재 대부분의 병원에서 이루어지고 있지만 체계적이지 못한 경우도 많다. 효과적인 직원교육을 위해서는 부서별, 업무별 매뉴얼을 제작하고 신규 채용 시 매뉴얼에 근거하여 교육하고 주기적으로 업그레이드를 실시한다. 새로운 의료서비스나 신규장비 도입 시에도 직원들에 대한 교육을 실시하고 정기적인 모니터링을 통하여 고객서비스를 평가하고 이를 서비스교육에 반영한다.

3) 동기부여

동기부여는 기존 직원들의 역량을 극대화함과 아울러 우수한 신규직원의 채용에도 충분한 장점으로 작용할 수 있는 작업환경이다. 현재 이용되고 있는 몇 개의 예를 보면 사업부제, 성과급제, 팀제, 권한위임, 시간변동근무제, 제안제도 등이 있다.

학습정리

1. 병원 내부마케팅의 대상을 설명하시오.
2. 병원 내부마케팅의 영역을 설명하시오.
3. 병원 내부마케팅의 활용방법을 설명하시오.

제3절

병원 내부마케팅의 과정

학습목표

1. 병원 내부고객 조사를 활용할 수 있다.
2. 병원 내부고객의 세분화를 활용할 수 있다.
3. 병원 내부고객의 홍보 및 교육을 실시할 수 있다.

키워드

병원 내부고객 조사, 병원 내부고객의 세분화, 병원 내부고객의 홍보 및 교육

의료기관에서의 내부마케팅의 과정은 우선 내부고객 조사를 통하여 내부고객을 세분화하고 세분된 내부고객들에게 필요한 교육 및 홍보를 실시하여 고객 지향적인 인적자원을 유지하여 조직문화를 얻어내는 것이다.

1. 병원 내부고객 조사

병원 내부마케팅에서도 내부고객의 태도, 관심, 만족도 등을 파악하기 위해 고객조사가 필요하다. 외부고객의 만족도를 향상시키기 위해서는 내부고객에 대한 기본적인 생각을 조사하여 그에 따른 교육 등 경영계획의 수립에 중요한 자료로 활용된다. 일반적으로 고객과 접점에 있는 직원들은 외부고객의 니즈를 파악하고 있지만 그 외의 직원들은 그렇지 못하므로 각급 의료기관들이 추구하는 총체적 품질관리를 통한 외부고객 대상 양질의 의료서비스를 위해서는 병원 내부고객 조사가 선행되어야 한다.

2. 병원 내부고객의 세분화

병원 내부고객의 세분화는 진료를 담당하고 있는 진료부서와 진료를 지원하고 있는 지원부서, 행정업무를 담당하고 있는 행정부서로 크게 나눌 수 있으며, 또한 진료부서는 의사와 간호사 등과 같이 세분화할 수 있고 지원부서도 다시 하부부서로 세분화할 수 있다. 그리고 행정부서도 원무팀, 인사팀, 총무팀, 구매팀 등으로 나눌 수 있다. 이러한 병원 내부고객의 세분화는 업무의 효율성을 높여 내부고객의 만족도 증가에 따라 외부고객의 만족도를 높이는데 도움이 된다.

3. 병원 내부고객의 홍보 및 교육

병원 내부고객을 대상으로 실시하는 홍보와 교육은 직원들의 사기진작과 업무의 개선에 중요한 요소로 작용한다. 특히 병원의 인사정책이나 복지제도 개선뿐만 아니라 고객대상 보험수가 변경 등 새로운 정책의 도입에 따른 홍보는 구성원들로 하여금 소속감을 향상시키고 새로운 정책을 이해하여 외부고객에게도 전파되어 고객의 만족도 향상으로 이어질 수 있다. 또한 고객들과 접점에 있는 구성원들은 지속적인 외부고객만족도 평가와 이에 따른 정기적인 교육을 통하여 더욱 우수한 병원으로 평가받을 수 있다.

4. 고객지향적 인적자원 관리

병원에서 직원은 외부고객 만족의 출발점이다. 직원들은 자신들이 병원에서 대접받는 만큼 외부고객들을 대한다. 병원에 큰 불만을 가진 직원이 자신의 혼을 바쳐서 외부고객을 응대하기를 바랄 수는 없다. 직원이 불만을 가진 경우에는 아무리 뛰어난 제품과 서비스로 무장해도 고객만족 효과를 제대로 기대하기 어렵다.

의욕적으로 고객만족을 추진했지만 실패한 기업들을 보면 외부고객에 대해 지나칠 만큼 많은 관심과 애정을 쏟으면서 정작 중요한 내부고객인 직원에게는 아무런 주의나 관심을 기울이지 않는다. 내부고객을 만족시키려면 고객지향적인 인재 육성이 필수적이다. 인재를 육성하는 목적은 조직 구성원들이 회사가 원하는 '역량'을 갖추도록 하는 데 있다. 최근 좋은 성과를 낸 경영자들은 직원을 대할 때 '최고의 자산이며, 최상의 파트너'로 여긴다는 공통점이 있다.

직원을 '종업원'이나 거대 조직의 일부로 간주하는 시대는 지났다. 새로운 경영환경에서 직원은 시너지를 공동으로 창출하는 동료이자, 아이디어의 근원이요, 수익의 원천이다.

5. 고객지향적 조직문화 유도

병원 내부마케팅의 효율성을 향상시키기 위해서는 고객지향적인 조직문화의 정착이 중요하다. 대다수 병원들이 외부고객의 불만을 최소화하고 자신들만의 차별화한 서비스 활동을 적극적으로 전개하고 있지만 평가 결과는 종종 낮게 나왔다. 이러한 원인은 병원의 조직문화가 체계적이지 않았기 때문이다. 실질적인 고객 서비스 향상을 위해서는 조직문화의 활동과 성과의 관계를 분석해 장기적인 관점에서 체계적으로 대응해야 한다.

일반적으로 조직문화 정착을 위한 구성 요소로 다음의 7 가지를 들 수 있다.

(1) **공유가치** : 조직이 가장 중요시 해 왔고, 구성원들에게 강조해 온 가치관, 이념, 기본 목적 등을 포함한다. 조직문화 형성에 가장 중요한 위치를 차지하고 있다.

(2) **전략** : 조직의 목적달성을 위한 장기계획과 자원배분 형식을 포함한다. 조직의 중심가치 또는 상위 목적을 중심으로 이를 달성하기 위한 조직의 운영에 중요 개념을 제공함으로써 다른 요소들에게 많은 영향을 주게 된다.

(3) **조직구조, 업무설계** : 조직의 구조, 업무설계 및 책임 소재에 따라 조직문화가 달라진다. 우수한 조직문화 창출을 위해서는 이를 뒷받침할 수 있는 적절한 조직 및 관리 평가구조가 필요하다.

(4) **시스템** : 일반적으로 조직의 운영 및 경영과 관련된 모든 제도를 의미한다. 커뮤니케이션제도, 의사결정제도, 경영정보공지, 상과금제도, 목표할당제도 등이다.

(5) **개인의 능력** : 새로운 업무시스템은 내부고객들에게 또 다른 기술이나 능력을 요구하게 된다. 조직구성원들이 새로운 요구를 수용할 수 있는 능력이 없으면 새로운 조직문화를 창출하는 것이 어렵다.

(6) **리더십 스타일** : 내부고객들의 행동경향과 행동패턴을 말하며, 특히 리더십 행동 스타일을 포함한다. 조직구성원간의 상호관계, 집단간의 관계, 그리고 리더와 부하간의 상호관계를 지배하는 요소로서 조직문화와 조직 분위기에 많은 영향을 주고 있다.

(7) **기술** : 조직구성원들이 지니고 있는 경영관리상의 능력요소로서 동기부여, 통제, 조정, 갈등관리, 그리고 과업수행상의 구체적인 기술과 방법을 포함한다.

학습정리

1. 병원 내부고객 조사방법을 설명하시오.
2. 병원 내부고객의 홍보 및 교육방법을 설명하시오.

제4절

병원 내부고객 만족을 위한 동기부여

학습목표

1. 성과급제를 활용할 수 있다.
2. 권한위임 확대를 활용할 수 있다.
3. 제안제도의 활성화를 활용할 수 있다.

키워드

성과급제, 권한위임 확대, 제안제도의 활성화

1. 성과급제 실시

각 개인의 능력과 성과에 따라 보상하는 성과급을 의미하며 성과급은 기본급 성격의 고과 승급과 부가급 성격의 인센티브로 구분된다. 현재 각급 병원의 의사들에게 많이 적용되는 제도이다.

2. 권한위임 확대

상위직급에서 꼭 필요한 사항이 아닌 업무에 대해서는 해당 부서장에게 의사 결정권을 위임하는 것을 말하는 제도로서 특히 환자나 보호자와 접점에 있는 직원들에게 환자의 불편사항 등을 직접 해결할 수 있는 권한을 줌으로써 내부고객들에게 책임감과 보람을 느낄 수 있도록 하는 제도이다.

3. 제안제도의 활성화

내부고객이 의료서비스나 고객만족을 위해 필요한 아이디어를 제안하도록 하고 이를 심사하여 우수한 제안에 대해서는 적절한 보상을 하고 실천에 옮기는 제도를 말한다. 제안제도를 통해 전 직원들의 업무에 대한 적극적인 참여와 창의적인 업무개선을 유도할 수 있다.

4. 기타

병원 내부고객의 동기부여가 가능한 기타 사례로는

(1) **사업부제** : 비교적 독립적인 서비스기능 혹은 기능단위로 하나의 사업부를 형성함으로써 기능적 활동 및 경영활동에 있어 독자성을 확보하는 운영체계를 말한다. 즉 인력관리의 효율적인 측면이 있어서 많이 운영되고 있으며, 각 사업부별로 독자적인 성과를 얻기 위해 나름대로 독자적인 활동을 보장해 주는 제도이다.

(2) **팀제** : 특정한 주제나 업무를 해결하기 위해 일정한 구성원들로 구성된 조직을 말하며 TF팀제라고도 불리고 있다. 이러한 팀제는 각 의료기관에서 필요에 따라 편성 해체되며, 직원들의 적극적인 참여유도와 창의성 발휘, 개인적 성장을 촉진시킬 수 있으며, 생산성을 향상시키고 업무상 갈등을 감소시킬 수 있다. 또한 팀활동을 통하여 개인 리더십, 문제해결 능력, 부서간 의사소통 능력 등의 향상을 가져올 수 있고 또한 조직 업무를 활력 있게 할 수 있다.

(3) **시간변동근무제** : 근무시간의 2/3 정도는 필수 근무시간으로 정하고, 나머지 1/3 은 원하는 시간대에 근무하도록 하는 제도이다. 서비스 제공이나 근무시간에 꼭 필요한 필수직원을 제외한 일부 인원에 대해서는 필요에 따라 근무시간을 자유롭게 해주어 내부고객들의 시간 활용의 자율성을 인정하는 제도로서 구성원의 업무만족과 업무 효율성을 증가시킬 수 있다.

학습정리

1. 병원 내부고객 만족을 위한 동기부여 방법을 설명하시오.

참고문헌

강보화, 종합병원 내부마케팅전략에 관한 연구 –S병원사례를 중심으로– 중앙대학교 국제경영대학원 석사학위논문, 2002

김동승, 실전 병원마케팅 전략, 동현출판사, 2008

김수배, 실무중심의 병원마케팅 관리, 에듀팩토리, 2015

한국경제신문, 고객만족경영대상(2009.11.24.)

후생일보, 어려운 병원경영 현실극복 해법제시(2018.9.4.)

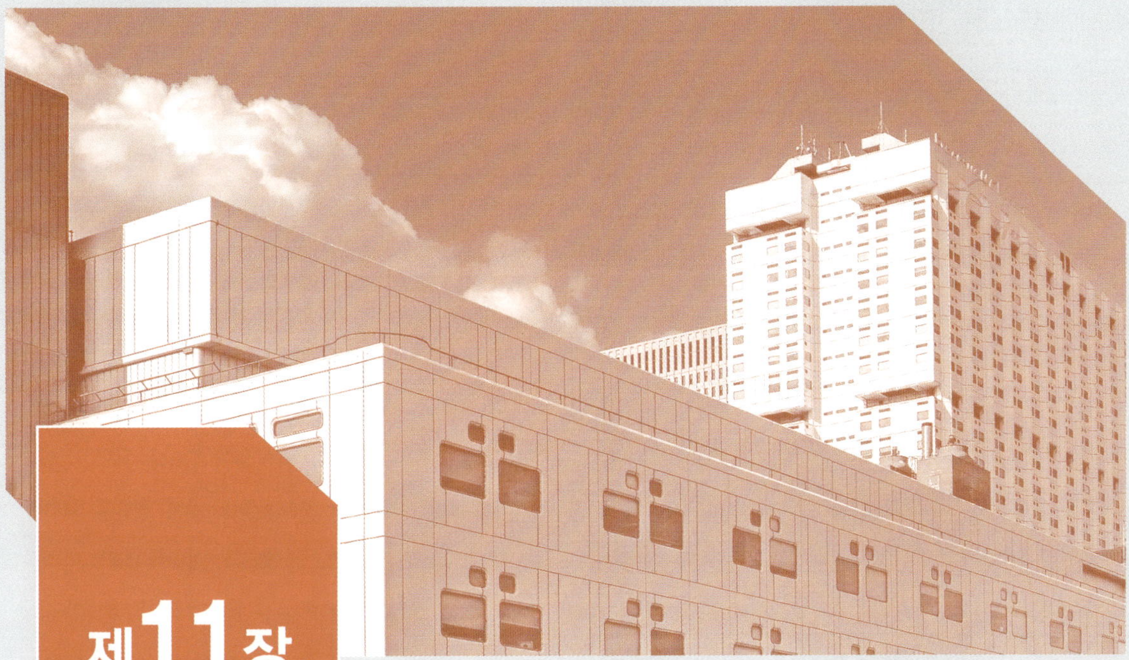

제11장

병원 관계마케팅

제1절 병원 관계마케팅의 개념

제1절

병원 관계마케팅의 개념

학습목표

1. 병원 관계마케팅의 개념을 설명할 수 있다.
2. 병원 관계마케팅의 유용성을 설명할 수 있다.
3. 병원 고객관계 구축 전략을 설명할 수 있다.

키워드

병원 관계마케팅의 개념, 병원 관계마케팅의 유용성, 병원 고객관계 구축 전략

1. 병원 관계마케팅의 개념

의료시장의 환경변화로 의료기관 간 경쟁이 치열해지면서 신규 고객을 창출하는 일이 매우 어려워졌다. 이에 많은 의료기관은 기존고객을 이탈 없이 계속적으로 유지하고자 하는 마케팅 전략에 많은 관심을 갖게 되었다. 이처럼 의료기관이 기존고객과의 돈독한 관계를 지속적으로 유지하고자 하는 전략의 개발 과정에서 관계마케팅(relation marketing)의 개념이 대두하게 되었다.

Berry(1982)는 관계마케팅이란 "유익한 고객이 조직에 몰입할 수 있는 고객 기반을 구축하기 위해 고객 관계를 수립하고, 유지하며, 강화하는 활동이다."라고 정의하였다. 이처럼 관계마케팅은 의료기관이 기존고객의 지속적인 유지를 통해 고객의 수준을 [표 11-1]과 같이 "잠재고객 → 고객 → 단골고객 → 지지자 → 옹호자" 수준으로 높여 고객충성도를 강화하기 위해 고객과의 긴밀한 관계를 구축하려는 노력이다(조우현 외 3인, 1999, p.450).

[표 11-1] 의료기관에 대한 충성도에 따른 고객 수준의 구분

구 분	거래중심 마케팅
5단계 (옹호자)	자신이 이용하는 의료기관을 적극적으로 홍보하고 타인에게 이용을 권하는 고객
4단계 (지지자)	자신이 이용하는 의료기관에 대해 심정적으로 긍정적인 인식과 태도를 갖는 고객
3단계 (단골고객)	해당 의료기관의 이용 빈도가 잦은 고객
2단계 (고객)	해당 의료기관을 실제로 이용한 경험이 있는 고객
1단계 (잠재고객)	장차 고객이 될 가능성이 있는 미래 고객

관계마케팅은 기존고객에 우선적으로 관심을 갖고 고객과 적극적으로 접촉한다. 또한 고객에게 제공되는 서비스의 생산과 이용 그리고 이용 후에 이르기까지 모든 단계에서의 고객의 기대에 부응하는 노력을 통해 장기적인 고객유지에 초점을 맞추는 특성을 갖는다([표 11-

2] 참고).

[표 11-2] 관계마케팅의 특성

관계마케팅의 기본적 특성
• 병원조직 및 구성원이 고객지향적 체계와 사고를 형성한다. • 고객관계에서 상호 의사소통을 중시한다. • 세분시장 내 각 고객에 맞춘 개별적인 서비스를 차별화함으로써 고객과 긴밀한 관계를 유지한다. • 조직과 고객관계의 강도와 연속성을 지속적으로 점검하고 분석한다.

2. 병원 관계마케팅의 효과

관계마케팅을 통해 조직과 고객이 장기적으로 안정적인 관계를 유지함으로써 고객과 조직이 얻을 수 있는 편익은 다음과 같다(Zeithaml & Bitner, 1988)

1) 고객 측의 편익

(1) 고객에 대한 서비스 편익이 증대한다.

고객은 가장 높은 수준의 의료서비스 편익을 제공하는 의료기관을 정하여 이러한 편익에 변함이 없으면 계속해서 이 의료기관을 이용하려 할 것이다. 따라서 의료기관은 고객에게 경쟁 의료기관보다 상대적으로 더 높은 편익을 지속적으로 제공하여 고객관계를 돈독하고 신뢰성 있게 유지하려는 노력을 기울여야 한다.

(2) 고객은 거래의 안정성을 통해 생활의 질이 향상된다.

고객이 자신의 가치와 기준에 따라 의료기관을 선택하게 되면 특별한 문제가 없는 한 이 의료기관을 계속해서 이용하려는 경향이 있다. 특히, 전환비용이 크거나 복잡한 서비스 또는 개인정보가 관련된 서비스의 경우는 더욱 그렇다. 따라서 의료기관은 기존고객과의 지속적인 관계 유지를 위해 고객이 만족할만한 수준의 편익이 높은 의료서비스를 제공하도록 관리해 나가기 때문에 이를 통해 고객의 생활의 질도 함께 향상된다.

(3) 고객은 사회적 지원을 확보할 수 있다.

고객은 의료기관과의 지속적인 유대관계를 통해 단골의사 등으로부터 자신과 가족들의 건강과 관련된 정보를 전반적으로 지원받을 수 있다. 이러한 고객관계는 사회지원 시스템의 확장으로 고객의 삶의 질을 높여줄 수 있다.

2) 의료기관 측의 편익

의료기관이 고객과 지속적인 관계 유지를 함으로써 다음과 같은 편익을 얻을 수 있다.

(1) 환자수 및 의료이용량의 증가

의료기관이 지속적인 고객유지관리를 추진하여 기존고객의 만족도를 충족시키면 고객의 이탈이 최소화되고 기존고객이 가족이나 지인들을 해당 의료기관을 이용하도록 추천자의 역할을 하게 되어 의료기관에서는 전체 환자수 및 의료이용량이 증가하는 효과를 얻을 수 있다.

(2) 내부고객의 유지에 기여

고객관계가 성공적으로 운영되어 고객들의 만족도가 높은 조직에서 일하는 조직의 구성원들은 이에 긍지를 느끼게 되고 자존감 또한 높아지며 직무에 만족하게 되어 직장 이탈 없이 계속 근무할 가능성을 높여준다.

(3) 구전을 통한 홍보 효과 기여

관계마케팅을 효과적으로 운영하여 의료기관에 대한 고객의 충성도 수준이 지지자나 옹호자로까지 발전하게 되면 고객들은 주변의 지인들에게 의료기관의 우수성을 전달하고 의료기관의 이용을 강력하게 추천하는 구전홍보의 효과를 거둘 수 있다.

3. 고객관계 구축 전략

의료기관의 고객관계의 구축 전략은 고객관계 정보체계의 수립, 고객관계 유지 전략, 고객관계 회복 전략, 고객관계 강화 전략으로 나누어 추진할 수 있다. 이 네 개의 전략을 체계적으로 구성하여 실시하면 고객관계의 구축 및 유지관리를 효과적으로 달성할 수 있다고 생각한다.

1) 고객관계 정보체계의 수립

고객관계의 유지에서 효과적인 성과를 도출하기 위해서는 고객이 무엇을 요구하는지에 대한 고객욕구의 파악이 선행되고 이어서 고객만족을 위한 서비스의 개발 및 실행이 되어야 한다. 그리고 실행 후에는 고객의 평가를 지속적으로 모니터링하여야 한다. 이러한 고객관계의 유지를 위한 고객관계 정보체계를 수립하기 위해서는 고객 데이터베이스의 구축과 고객관계 모니터링을 실시해야 한다.

(1) 고객 데이터베이스 구축

고객 데이터베이스는 고객의 인적사항, 진료기록, 의료이용 내역, 의료이용 횟수, 진료비 등의 사항들을 기본으로 구축된다. 이러한 고객 데이터베이스를 활용하면 고객의 의료수요 측면과 의료이용 경향을 파악할 수 있으므로 고객욕구에 보다 적합하고 개별화된 의료서비스를 개발하여 제공할 수 있다.

(2) 고객관계 모니터링

고객관계의 효과적인 유지를 위해서는 고객관계를 모니터링해야 한다. 고객관계 모니터링은 환자만족도 조사, 환자불만조사, 고객 충성도 조사 등을 통해 실시할 수 있다. 이러한 조사를 통해 의료기관에 대한 고객의 태도와 평가 등을 파악할 수 있으므로 조사 결과를 분석하여 고객관계의 유지 및 개선에 적극적으로 활용해야 한다.

2) 고객관계 유지 전략

Berry와 Parasuraman(1990)은 조직이 고객과의 관계를 유지하는 수준을 [표 11-3]과 같이 제1수준(재무적 유대), 제2수준(사회적 유대), 제3수준(구조적 유대)의 세 단계로 분류하였다. 또한 그들은 제1수준에서 제3수준으로 높아질수록 고객관계가 강화되고, 전환비용을 높일 수 있다고 하였다(조우현 외 3인, 1999, pp. 457-458).

[표 11-3] 고객관계의 유지 수준(Berry와 Parasuraman, 1990)

수 준	내 용
제1수준 (재무적 유대)	• 재무적 유인을 통하여 고객과의 관계를 유지하는 전략 • 단골고객이나 많은 양을 구매하는 고객들을 대상으로 할인, 포인트 적립 등을 실시하는 방법
제2수준 (사회적 유대)	• 고객의 개별적인 특성과 욕구를 파악하여 고객의 취향을 반영한 서비스를 제공하는 것 • 고객의 결혼기념일, 생일 등의 특별한 기념일에 축하 카드나 케익 등 보내는 방법
제3수준 (구조적 유대)	• 고객의 개별적인 욕구를 충족시키기 위한 임의적 서비스 제공 체계를 제도화하는 방법 • 전화 진료예약제 실시로 고객의 불필요한 병원 방문과 대기시간을 줄임, 각종 절차의 간편화, 외래 대기시간의 단축, 응급실 진료체계의 개선 등의 다양한 분야에서 가능함

3) 고객관계 회복 전략

의료기관의 고객관리는 기존고객과의 관계를 지속적으로 유지하고 강화하여 의료기관에 대한 충성도 높은 지지자 또는 옹호자 수준까지 발전시켜 그들이 주변의 지인들까지도 의료기관의 이용을 추천할 수 있도록 하는 전략이다. 고객이 의료기관의 서비스에 불만족하게 되면 그의 불만족 경험을 만족한 고객이 주변 사람들에게 전하는 것보다 2~3배나 더 많은 주변 사람들에게 전한다고 한다. 이처럼 불만족한 고객을 그대로 방치하거나 또는 어떠한 조치도 취하지 않거나 관리도 하지 않는다면 의료기관에는 큰 손실이 발생하기 마련이다. 따라서 의료기관은 불만족한 고객의 불만이나 불편을 해소함으로써 고객관계를 회복하는 것이 고객관계의 유지에 매우 핵심적인 관건이 된다. 이러한 고객관계의 회복을 위한 전략은 다음 아래와 같다(Hart, 1990).

(1) 고객관계의 실패 사실을 지속적으로 파악하여 회복기회를 마련한다.

의료기관은 불만을 제기하는 고객을 외면하거나 무시하지 않고 그의 말을 경청해야 한다. 일반적으로 불만족한 고객의 대다수는 불만족을 표현하지 않는다고 알려져 있다. 고객이 불만을 표출한다는 것은 해당 의료기관에 애착이 남아있다는 의미로도 해석이 되므로 불만 고객의 불만이나 불편 사항을 경청하여 신속히 해결해주게 되면 고객관계의 회복을 통해 고객 유지의 기회가 되는 것이다.

(2) 고객관계의 문제가 발생하면 현장에서 신속히 해결한다.

의료기관에서 고객의 불만족이나 불편 등의 문제가 발생하면 발생 현장에서 즉시 고객의 문제를 접수함과 동시에 신속히 처리하여 고객의 요구를 해결하는 것이 고객관계 회복에 가장 효과적이다. 고객이 제기한 문제를 회피하거나 문제해결이 지연되면 고객의 불만은 가중되고 해결 시점을 놓칠 수가 있으므로 고객의 불만을 경청하고 문제해결에 진심이라는 성실한 태도로 임하게 되면 문제해결을 위한 고객과의 긍정적 토대가 마련되어 위기를 기회로 전환할 가능성이 커진다.

(3) 현장의 서비스 제공자에게 문제해결의 권한을 위임한다.

고객이 제기하는 문제는 현장에서 신속히 해결하여 고객의 불만을 해소해 주는 것이 고객관계 회복의 최우선적인 목표이다. 따라서 각 현장의 서비스 제공자에게 고객 불만의 문제를 현장에서 지체 없이 해결할 수 있는 권한위임을 상당한 범위까지 부여하는 것이 바람직하다. 이렇게 하면 문제의 원인과 해결방안을 가장 잘 알고 이를 효과적으로 해결할 수 있는 현장 담당자들이 강한 책임의식을 바탕으로 성실하게 고객의 불만을 신속히 해소함으로써 고객의 이탈을 방지하고 동시에 고객관계를 회복하는 긍정적인 방안이 될 수 있다.

4) 고객관계 강화 전략 : 고객접점 관리

(1) 고객접점의 MOT(진실의 순간) 개념

관계마케팅의 가장 중요한 핵심 전략은 고객과의 지속적인 관계를 유지하는 것이다. 그리고 이와 더불어 고객관계의 강화를 기반으로 고객 충성도를 높이는 것이다. 고객관계의 유지와 강화가 굳건하게 형성되기 위해서는 고객이 의료기관의 서비스에 대해 고객만족과 고객감동을 느끼는 수준까지 도달해야 한다. 의료기관이 이러한 수준에 이르기 위해서는 의료기관의 각 서비스 접점에서 MOT(Moment Of Truth, 진실의 순간) 관리가 잘 준비되고 실천되어야 한다. 고객접점의 MOT란 고객이 조직의 일면과 접촉하여 그 서비스 품질에 관하여 고객이 중요하게 인식하고 기억하며 의사결정의 근거로 삼는 결정적이고 중요한 순간 모두를 의미한다. 의료기관은 고객만족을 위해서 고객과 접하는 이 결정적인 순간 모두를 철저히 관리해야 한다(조우현 외 3인, 1999, p. 464).

(2) 의료기관에서 MOT

MOT(진실의 순간)는 고객의 만족을 결정하는 다양한 서비스 순간들을 의미하는데, 의료기관에서 외래 환자가 접하게 되는 MOT는 [표 11-4]의 예시와 같다.

[표 11-4] 의료기관의 외래 고객의 MOT 사례

- 병원 주차장에 주차한다.
- 원무과에서 진료 접수를 한다.
- 진찰 대기실에서 기다린다.
- 의사의 진찰을 받는다.
- 원무과에서 진료비를 수납하고 처방전을 받는다.
- 병원 문을 나선다.

고객접점(MOT)은 '인간적 고객접점' 과 '인간 외적 고객접점'으로 구분할 수 있다. 인간적 접점은 고객이 의료기관의 직원과 직접 접하게 되는 순간을 말한다. 그리고 '인간 외적 고객접점'은 고객이 의료기관의 건물이나 시설 및 장비 등을 접하게 되는 순간을 말한다.

[표 11-5] 고객접점(MOT)의 구분

구 분	예 시
인간적 고객접점	고객이 안내 직원, 원무과 접수창구의 직원, 진찰 의사, 간호사, 검사실 직원 등을 만나는 순간
인간 외적 고객접점	고객이 의료기관의 건물, 주차장, 내부 인테리어, 실내조명, 대기실의 분위기, 진찰실 환경, 화장실의 청결 상태 등을 만나는 순간

의료기관은 위와 같이 고객과 만나는 모든 접점에서 고객이 만족할 수 있도록 체계적인 계획을 수립하여 빈틈없이 관리해야 한다. 특히 MOT 순간에서 가장 중요한 순간은 고객과 접하는 최초 15초의 순간이라고 한다. 이 짧은 순간에 고객이 느낀 인상이 전체 의료기관의 대표 인상이 된다고 하므로 이 순간에 고객의 마음속에 좋은 의료기관으로 각인될 수 있도록 고객접점의 각 서비스 제공자들에 대한 지속적인 교육과 훈련을 실시하여야 한다. 그리고 그들이 각 접점에서 책임의식을 바탕으로 고객에게 신뢰감을 주고 편안함을 느낄 수 있도록 MOT 관리를 실천해서 성공할 수 있도록 해야 한다.

학습정리

1. 병원 관계마케팅의 개념을 설명하시오.
2. 병원 관계마케팅의 유용성 설명하시오.
3. 병원 고객관계 구축 전략을 설명하시오.

참고문헌

조우현 외 3인, 『의료서비스 마케팅』(서울 : 퇴설당, 1999)

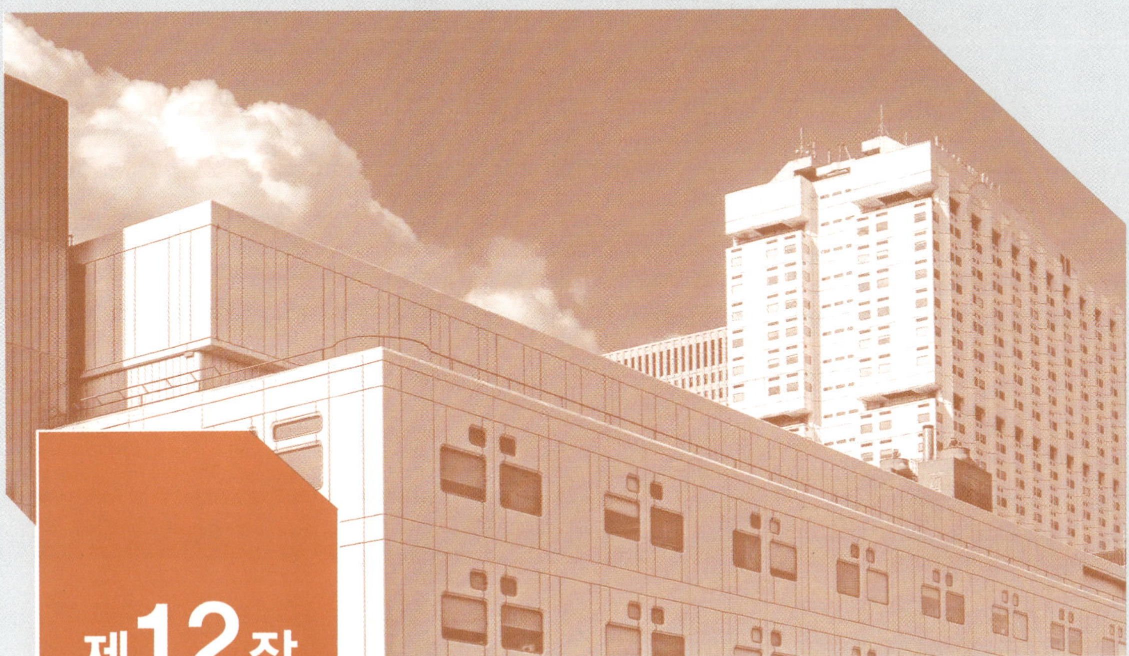

제12장

병원 온라인 마케팅

제1절

온라인 마케팅의 이해

학습목표

1. 온라인 마케팅의 개념을 이해하고 설명할 수 있다.
2. 온라인 마케팅의 중요성을 이해할 수 있다.
3. 온라인 마케팅의 장점과 특징을 알고 활용할 수 있다.
4. 전통적인 마케팅과 온라인 마케팅의 차이점을 이해할 수 있다.

키워드

온라인 마케팅, 인터넷 마케팅, 인터넷 이용 실태 조사, 전통적인 마케팅, 인터넷 이용 목적, 온라인 마케팅 장점

1. 온라인 마케팅의 정의

1) 인터넷 마케팅과 온라인 마케팅

인터넷 마케팅(Internet marketing)은 제품이나 서비스가 인터넷을 통해 마케팅 활동이 행해지는 것을 의미한다. 인터넷 마케팅은 온라인 마케팅(online marketing)이나 웹 마케팅(web marketing) 등으로 불리기도 하며, 이메일과 무선 매체 등을 포함하기 때문에 그 범위가 넓다. 온라인 마케팅은 인터넷 마케팅보다는 작은 의미로 사용되고 있으며, 인터넷을 기반으로 하여 온라인상에서 이루어지고 있는 마케팅을 말한다.

2) 온라인 마케팅의 필요성

인터넷과 스마트폰의 보급으로 인해 온라인 마케팅은 빠르게 성장하고 있다. 불과 몇 년 전만 해도 온라인 마케팅은 마케팅의 작은 부분을 차지하는 정도였다. 그러나 지금은 온라인 마케팅의 중요성과 비중이 더 커지고 있다.

한국인터넷진흥원에서 발표한 2016년 인터넷 이용 실태 조사 보고서에 의하면 인터넷 이용 빈도는 하루에 1회 이상 이용한다는 응답자가 90.2%, 일주일에 1회 이상 이용한다는 응

그림 12-1 인터넷 이용빈도(%)－만 3세 이상 인터넷이용자

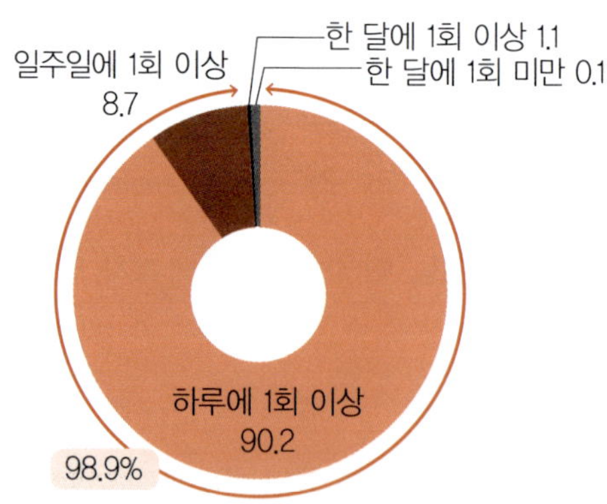

출처 : 2016년 인터넷 이용 실태 조사 보고서, 한국인터넷진흥원

답자는 8.7%로 대부분 인터넷을 자주 사용하고 있는 것으로 나타나고 있다.

고객은 어디에서든지 시간과 장소에 구애를 받지 않고 인터넷이라는 정보통신기술을 통해 여러 가지 필요한 정보를 얻고자 한다. 예전에는 건강 및 치료에 관한 자료를 얻기까지 많은 노력이 필요했거나 병원에서 제공하는 일방적인 자료에 의존해야 했지만, 인터넷이 발달된 요즘에는 병원에 의존하지 않고도 방대한 양의 정보를 고객들이 스스로 만들고 공유하게 되었다. 온라인상에서 여러 정보를 얻기 원하는 고객이 많아짐에 따라 병원도 우리 병원을 알리고 고객과 소통하기 위해 온라인 마케팅 활동에 힘을 쏟고 있다.

그림 12-2 인터넷 이용목적(복수응답, %)－만 3세 이상 인터넷이용자

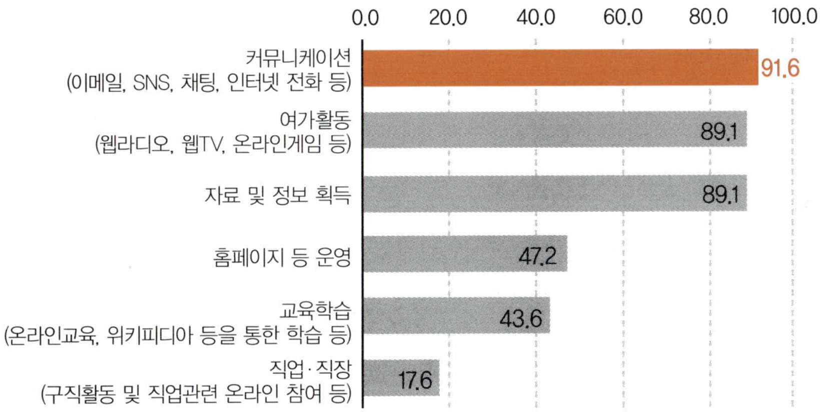

출처 : 2016년 인터넷 이용 실태 조사 보고서, 한국인터넷진흥원

인터넷 이용 실태 조사 보고서의 인터넷을 이용하는 목적으로 첫 번째는 채팅, SNS, 이메일, 인터넷 전화 등과 같은 커뮤니케이션이 가장 많았고, 두 번째로는 여가활동과 자료 및 정보 획득을 위해 인터넷을 한다고 응답하였다. 이처럼 많은 사람들이 정보 획득과 커뮤니케이션을 위해 인터넷을 활용하고 있으므로 병원도 인터넷을 통해 고객에게 다가가고 소통해야 한다. 이제 온라인 마케팅은 선택이 아니라 필수이며, 고객에게 우리 병원을 알리고 소통할 수 있는 중요한 영역임에는 틀림없다.

초기 온라인 마케팅은 주로 홈페이지를 잘 만들고 고객에게 이메일을 발송하거나 웹진을 발송하는 등의 형태로 이루어졌었다. 그러나 현재는 소셜 미디어(Social Media)의 발달로 인하여 페이스북(Facebook) 또는 인스타그램(Instagram) 등을 활용하는 형태로 변화하고 있으며, 이미지와 텍스트 그리고 동영상 등을 통해 다양한 콘텐츠를 만들어 고객에게 다가가기 위해 노력하고 있다. 병원과 기업들은 온라인상에서 고객과 소통하기 위해 노력하고 있고, 다양한 방법으로 브랜드 인지도를 높이기 위해 온라인 마케팅 기법을 개발하고 있다.

2. 온라인 마케팅의 특징

1) 온라인 마케팅의 여러 가지 특징

인터넷상에서 이루어지는 온라인 마케팅은 오프라인 마케팅에 비하여 많은 장점과 여러 가지 특징들을 가지고 있다.

첫째, 인터넷은 시 · 공간상의 제약을 받지 않는다. 그렇기 때문에 컴퓨터만 있다면 시공간의 제약과 제한 없이 마케팅 활동을 할 수 있다. 공간상의 제약을 받지 않기 때문에 웹사이트를 통해 전 세계와 여러 고객을 대상으로 광고를 진행할 수도 있고, 시간상의 제약을 받지 않으므로 24시간 내내 지속적이고 다양한 여러 마케팅 활동들을 실행할 수 있다.

둘째, 정보 제공자와 수용자 간의 커뮤니케이션이 쉽고, 고객 맞춤형 정보 전달이 가능한 특징이 있다. 고객은 우리 병원의 서비스에 대한 다양한 의견을 온라인을 통해 쉽게 제시할 수 있으며, 병원은 고객의 의견을 마케팅 활동에 효과적으로 반영하여 활용할 수 있다. 또한 고객이 원하는 정보를 맞춤형으로 제공하는 것이 가능하다.

셋째, 비용이 저렴한 편이다. TV, 신문, 라디오 등 일반 매체에 비하여 인터넷을 통한 광고는 상대적으로 저렴한 편이다. 또한 인터넷을 통해 무료 또는 유료로 여러 가지 마케팅 활동이 가능하다. 인터넷을 잘 활용한다면 병원은 적은 비용으로 고효율의 마케팅 활동을 할 수 있다.

넷째, 광고의 형태가 무척 다양하다. 영상과 그래픽, 이미지, 문자, 애니메이션 등 다양한 멀티미디어 기술을 활용한 광고가 가능하므로 고객에게 다양한 정보를 전달할 수 있다.

2) 온라인 마케팅과 전통적인 마케팅의 차이 비교

온라인 마케팅은 전통적인 마케팅과는 여러 부분에서 차이가 있다. 가장 기본적으로 마케팅 활동을 하는 영역의 차이가 있다. 온라인 마케팅은 온라인에서 마케팅 활동이 이루어지며, 전통적인 마케팅은 오프라인에서 이루어진다. 마케팅 대상 지역도 온라인 마케팅은 전 세계를 대상으로 하지만 전통적 마케팅은 한정된 지역을 대상으로 한다. 온라인 마케팅은 24시간 마케팅 활동이 가능하다. 그러나 전통적 마케팅은 정해진 제한된 시간동안 노출되며 활동할 수 있다는 차이가 있다. 고객에 대한 관점에도 차이가 발생하는데, 온라인 마케팅은 고객을 동반자로 인식하지만 전통적 마케팅에서는 고객을 대상자로 인식한다. 온라인 마케팅은 쌍방향 마케팅 전략을 주로 하며, 전통적 마케팅은 매스지향적 전략을 주로 한다. 활용하는 매체에서도 차이가 발생하는데 온라인 마케팅은 홈페이지, SNS, 인터넷신문 등 온라인 매체를 활용하는 반면 전통적인 마케팅은 TV, 라디오, 신문, 잡지, 서적, 포스터, 전단 등과 같은 대중매체를 활용한다. 마케팅 목표에도 차이가 있는데, 온라인 마케팅의 마케팅 목표는 고객 만족을 극대화하는 것이다. 이에 반하여 전통적 마케팅은 마케팅의 목표가 매출의 극대화이다.

[표 12-1] 전통적인 마케팅과 온라인 마케팅의 비교

	전통적 마케팅	온라인 마케팅
마케팅 영역	오프라인	온라인
대상 지역	일부 지역에 한정	전 세계
마케팅 활동시간	제한된 시간	24시간
고객에 대한 관점	대상자로 인식	동반자로 인식
마케팅 전략	매스지향적 전략	쌍방향 마케팅 전략
활용 매체	대중 매체	온라인 매체
마케팅 목표	매출의 극대화	고객만족의 극대화

학습정리

1. 온라인 마케팅의 정의를 설명하시오.
2. 온라인 마케팅의 장점에 대해서 설명하시오.
3. 온라인 마케팅과 전통적인 마케팅의 차이를 설명하시오.

제2절

온라인 마케팅 종류

학습목표

1. 온라인 마케팅 최신 트랜드를 파악하여 병원 경쟁력 향상을 위한 온라인 마케팅 기획을 할 수 있다.
2. 온라인 마케팅의 종류를 이해하고 현장에서 활용할 수 있다.
3. 각각의 온라인 마케팅 활동시 의료법에 위배되지 않도록 운영할 수 있다.
4. 여러 가지 온라인 마케팅 기법 중 우리 병원에 적합한 방법을 선택하여 활용할 수 있다.

키워드

홈페이지, 로그분석, 블로그, 카페, 페이스북, 인스타그램, 키워드

1. 홈페이지

1) 홈페이지의 중요성

병원의 홈페이지는 고객들이 병원과 처음 만나게 되는 첫 접점의 역할을 하기도 하며, 우리 병원의 얼굴이며 또한 고객에게 우리 병원의 인상을 심어줄 수 있는 중요한 역할을 하기도 한다. 인터넷 상에서 고객과 만나고 이미지를 심어주는 곳이 바로 홈페이지 이기 때문에 주기적으로 홈페이지를 관리하고 새로운 콘텐츠를 지속적으로 확보하고 업그레이드해야 한다.

홈페이지는 온라인 마케팅의 기본이라고 할 수 있다. 많은 병원들이 블로그나 카페, 인스타그램, 페이스북 등을 통해서 여러 가지 정보들을 고객에게 알리고 싶어 한다.

병원은 다양한 소셜 미디어를 통하여 고객이 관심을 갖고 주목할 만한 정보들을 만들고, 고객의 눈과 귀를 사로잡기 위해 노력하고 있다. 양질의 정보를 제공하면 고객은 '좋은 병원 같은데!' '치료를 잘하는 병원 같다!'라는 생각이 들게 되고, 궁극적으로 해당 병원에 대한 관심도가 높아지게 되며 더 자세하게 알고 싶은 욕구가 생기게 된다. 이때 고객은 병원의 메인 웹사이트인 병원홈페이지에 방문하여 더 자세히 알아보고 구매로 이어질 확률이 높아지게 된다. 이와 같이 소셜 미디어를 통해서 최종적으로 고객을 유입하고자 하는 곳이 홈페이지이기 때문에 홈페이지를 잘 만들어 관리하는 것은 매우 중요한 일이다.

병원 홈페이지는 병원의 브랜드 정체성(identity)을 나타내는 곳으로 병원의 비전과 가치가 무엇인지를 알려주는 중요한 역할을 한다. 고객은 병원의 홈페이지에서 믿을 수 있는 병원인지, 실력이 있는 병원인지를 확인하고 여러 서비스를 이용하며 진료 상담을 받을지 말지를 결정하게 된다. 홈페이지는 단순한 도구가 아니라 온라인 마케팅의 기본이며, 고객과의 거래를 이끌어 낼 수 있는 중요한 장소임을 잊어서는 안 된다.

2) 좋은 홈페이지의 조건

병원 홈페이지는 다음과 같은 조건을 갖추었을 때 고객에게 좋은 홈페이지로 인식될 수 있다.

첫 번째는 보기 좋은 디자인(design)이다. '보기 좋은 떡이 먹기도 좋다'는 속담이 있다. 눈으로 보기에 예쁘면 먹을 때도 맛있게 느낀다는 뜻이다. 병원의 홈페이지도 보기에 좋으면 고객의 호감을 얻을 수 있다. 보기 좋은 홈페이지로 만들기 위해서는 여러 가지 정보와 현란한 효과들을 사용하여 산만하게 만들기 보다는 단순하고 깔끔하게 디자인을 구성하는 것이 좋다. 디자인이 화려하고 멋있어도 고객이 원하는 정보가 노출되지 않거나 이용하기 불편하게 만들어진 홈페이지는 고객의 외면을 받을 수 있기 때문이다. 우리 병원 홈페이지의 성격과 컨셉에 따라 메인 색상을 결정하고 기업의 로고와 잘 어우러지고 통일감 있게 디자인을 하는 것이 중요하다.

고객의 성향과 이용패턴을 분석하여 만든 홈페이지 중 간단하면서도 짜임새 있게 디자인을 한 홈페이지로는 구글의 홈페이지를 예로 들 수 있다. 구글의 홈페이지는 메인에 최소한의 검색창만을 두고, 기타 메뉴들은 상단의 메뉴바를 통해 이용할 수 있도록 디자인했다. 구글은 이용하는 고객 대부분이 검색을 위해 방문한다는 것을 알고 있기에 고객이 가장 편리하게 이용할 수 있도록 홈페이지를 디자인한 것이다.

특정 진료과목을 전문으로 하는 병원들의 홈페이지도 병원의 전문성을 강조하기 위하여 메인 페이지 디자인에 신경을 많이 쓰는 편인다. 여러 가지 정보를 제공하는 것보다는 깔끔

그림 12-3 시온여성병원 홈페이지

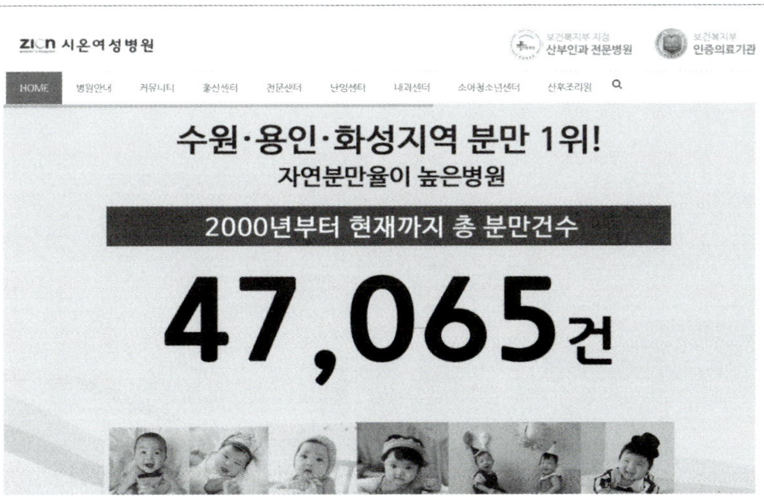

출처 : http://ladyzion.co.kr

하게 보이도록 하고 특정 진료과목이 부각될 수 있도록 디자인하여 해당 분야의 전문임을 강조하는 형태로 구성하고 있다. 시온여성병원 홈페이지의 경우 메인페이지에서 보건복지부에서 인정받은 의료기관임을 알림과 동시에 해당 지역에서 분만건수가 높고 자연분만율이 높은 병원임을 수치로 보여주어 홈페이지를 방문한 고객에게 명확한 메시지를 전달하고 있다.

이와 같이 좋은 홈페이지는 고객이 방문했을 때 보기 좋고 이용하기 편리하게 디자인한 홈페이지이다. 우리 병원에 관심을 가지고 홈페이지에 들어오는 고객들이 어떤 것을 원하는지를 먼저 이해하고 고객의 입장에서 만드는 것이 좋다.

두 번째는 좋은 콘텐츠(contents)를 가지고 있어야 한다. 그러기 위해서는 고객이 병원홈페이지에서 얻고자 하는 정보가 무엇인지를 먼저 알고 있어야 한다. 어떤 것을 원하는지 안다면 그 정보들을 고객이 보기 좋고, 이해하기 쉽게 만들어야 한다. 예를 들어 시술을 많이 하는 성형외과나 피부과의 경우에는 고객이 시술에 대한 두려움을 떨쳐낼 수 있도록 다른 환자 고객의 리얼 스토리를 만들어서 제공하고 있다. 홈페이지 내 리얼스토리는 환자 고객이 병원에 방문했을 때부터 치료받는 과정 그리고 치료 후의 변화를 이야기 형태로 담아 보여

그림 12-4 예미원피부과 눈밑지방다크서클센터 홈페이지

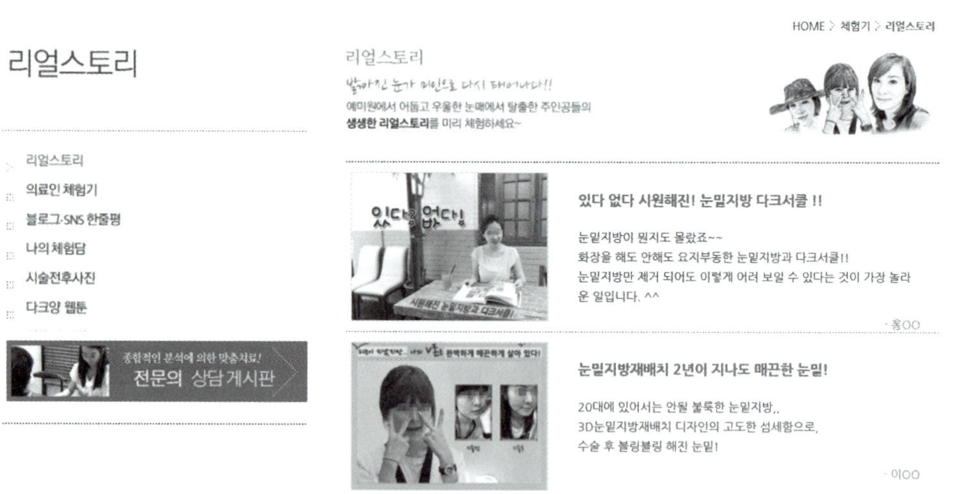

출처 : http://www.yemiwonfaceline.co.kr

주는 것을 말한다. 리얼스토리 외에도 치료과정을 애니메이션 또는 동영상 등 여러형태로 제작하여 고객에게 제공하기도 한다.

이와 같은 정보를 제공하는 이유는 먼저 치료 받은 다른 사람의 사례를 통해 불안감을 줄이고 치료 과정에 대한 이해도를 높이기 위해서다. 만약 단순하게 치료에 대한 설명과 치료 과정 소개 등 딱딱한 형태로만 정보를 전달하였다면 어땠을까? 고객의 흥미를 끌지 못했을 뿐만 아니라 고객이 원하는 니즈를 충족하지 못했을 것이다.

세 번째는 고객이 원하는 정보를 빠르게 찾을 수 있는 구조로 홈페이지를 만들어야 한다는 것이다. 아무리 좋은 정보가 있어도 찾기 어려워서 고객이 보지 못한다면 아무 소용이 없기 때문이다. 예를 들어 우리가 많이 이용하는 대형마트를 생각해보자. 많은 종류의 물건들을 고객이 구매하기 쉽게 배치하기 위해서 고객이 쇼핑하는 동선을 파악하고, 고객의 시선이 주로 어디로 향하는지, 각 요일마다 시즌마다 시간대별로 어떤 상품들을 가장 많이 구매하는지 등 많은 부분에 대한 관찰과 연구를 한다. 이와 같이 홈페이지에서도 고객들이 어떤 정보를 찾기 원하는지, 어떤 목적으로 우리 홈페이지에 방문했는지, 어떤 부분으로 시선을 많이 두는지 등 여러 가지를 고객 입장에서 고려하여 고객이 이용하기 편리한 홈페이지를 만들어야 한다.

이용하기 편리한 홈페이지는 메뉴바를 눈에 잘 띄는 곳에 구성하여 고객이 빠르게 원하는 곳을 찾을 수 있도록 한다. 병원 홈페이지의 일반적인 메뉴바의 위치는 홈페이지의 가장 상단이나 화면의 왼쪽 사이드이다. 규모가 큰 병원은 여러 고객들의 니즈에 맞는 정보를 홈페이지 첫 화면에 모두 담기가 어렵다. 그래서 다양한 고객들이 원하는 정보를 빠르게 찾을 수 있도록 구조를 잘 만들어야 한다.

대표적인 예로 서울아산병원의 홈페이지를 예로 들 수 있다. 서울아산병원은 고객들이 가장 많이 찾는 메뉴를 고객의 입장으로 표현을 했다. '진료를 위해 오셨나요?' '건강정보가 궁금하신가요?' '병원 방문을 도와드릴까요?' 등으로 표현하여 어느 연령대든지 이해하기 쉽게 만들어 이용의 편리성을 증대시킨 좋은 예이다.

요즘에는 PC버전을 이용하는 고객만큼이나 스마트폰을 이용하여 홈페이지에 방문하는 고객들이 늘어나고 있다. 다음 그래프는 가구내 인터넷 접속기기에 대한 조사 결과이다. 인터넷을 할 때 가장 많이 사용하는 기기는 스마트폰으로 88.5%를 차지하는 것으로 나타났다. 과거에는 PC를 통해 인터넷을 접속하여 정보를 탐색했지만 스마트폰의 보급률이 높아지면서 모바일 인터넷을 활용하는 사람들이 급격하게 늘어났다.

그림 12-5 가구 인터넷 접속기기

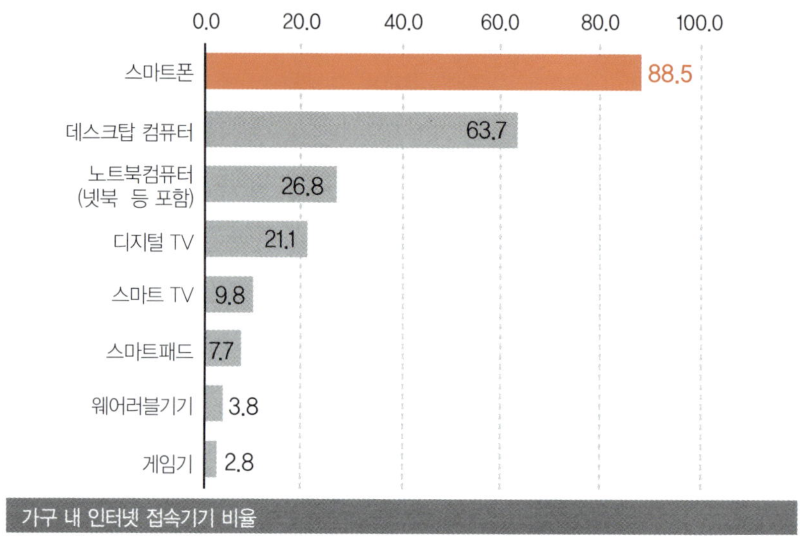

출처 : 한국인터넷진흥원

이런 이유로 PC에서 보이는 화면과는 다른 모바일 전용 홈페이지를 만드는 병원이 많아지고 있다. 모바일 홈페이지는 스마트폰의 화면 사이즈를 고려하여 심플하게 디자인하고 아이콘 형식을 많이 사용하고 있다.

최근에는 반응형 웹(responsive web)으로 만드는 의료기관이 늘고 있다. 반응형 웹은 디스플레이 종류에 따라서 보이는 화면의 크기가 자동적으로 최적화되어 조절되는 웹페이지를 말한다. 따라서 사이트를 한 개만 만들어도 PC, 스마트폰, 테블릿PC 등에서 각기 다른 화면 크기와 해상도를 가진 형태로 변환되어 보이게 된다.

그림 12-6 클린업피부과 홈페이지- PC와 모바일

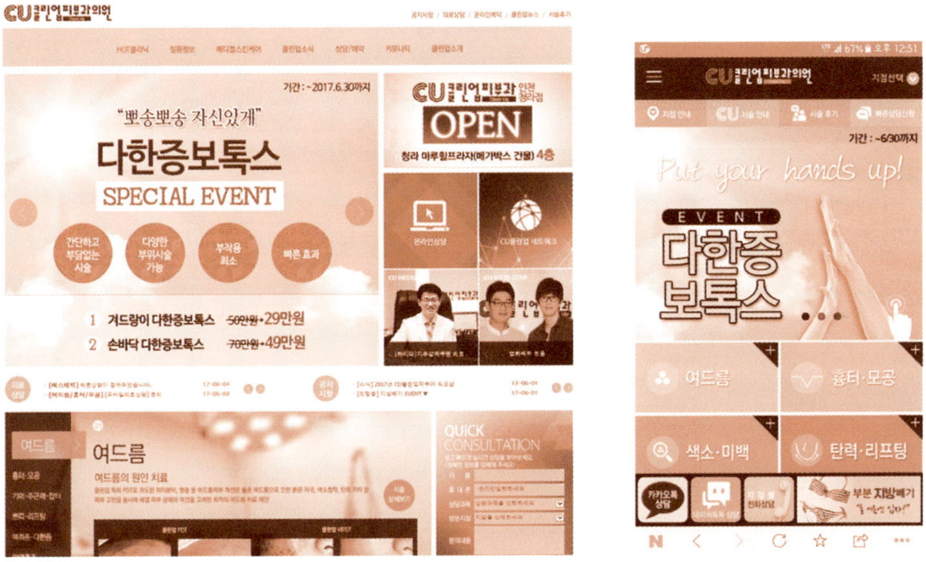

PC 모바일

출처 : http://www.upskin.co.kr

네 번째는 지속적인 관리가 이루어지며 고객과 소통하고 살아있는 홈페이지여야 한다. 아무리 좋은 디자인과 콘텐츠를 가지고 있는 홈페이지라고 해도 주기적으로 점검하고 관리가 이루어지지 않으면 고객에게 좋은 인상을 남길 수 없기 때문이다.

보통 홈페이지에 방문한 고객은 치료에 관련된 여러 가지 궁금증을 빠르게 해결하고 싶어 한다. 그래서 병원 방문을 염두에 둔 고객들은 홈페이지 상담게시판을 통해 문의를 하고 답변 내용의 충실도와 전문성, 답변을 받는 시간 등 여러 가지를 복합적으로 고려하여 병원에 방문할지 말지를 결정하게 된다. 따라서 고객의 질문에 대한 빠른 답변과 성실한 답변은 매우 중요한 부분이라는 것을 잊어서는 안 된다. CU클린업피부과의 의료상담 게시판은 피부과 전문의인 의료진이 직접 답변을 한다는 설명을 덧붙여서 고객에게 질 높은 답변을 하고 있다는 점을 알리고 답변에 대한 신뢰도를 높인 좋은 예이다. 고객이 궁금해 하는 부분을 전문가가 답변해 준다는 것만으로도 답변에 만족할 가능성이 높아지고 병원 내원으로 연결될 가능성도 높기 때문이다. 또 다른 병원인 365mc병원 비만클리닉은 비용에 관한 문의를 많이 하는 고객의 특성을 고려하여 비용 문의 3초 메일이라는 메뉴를 따로 두어서 고객이 편리하게 가장 많이 묻는 질문에 대한 접근성을 높인 좋은 예이다.

그림 12-7 CU클린업피부과 홈페이지 상담게시판

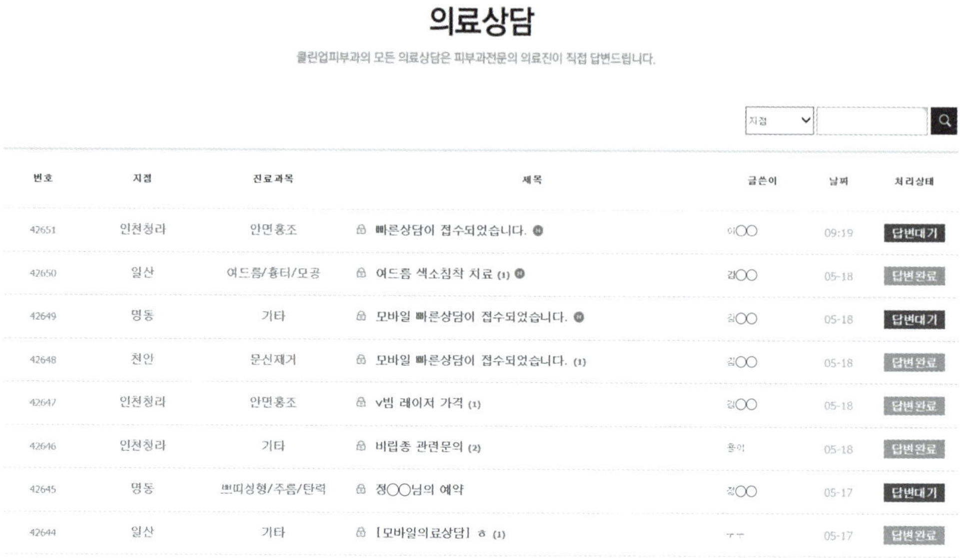

의료상담

클린업피부과의 모든 의료상담은 피부과전문의 의료진이 직접 답변드립니다.

번호	지점	진료과목	제목	글쓴이	날짜	처리상태
42651	인천청라	안면홍조	빠른상담이 접수되었습니다.	이○○	09:19	답변대기
42650	일산	여드름/흉터/모공	여드름 색소침착 치료 (1)	김○○	05-18	답변완료
42649	명동	기타	모바일 빠른상담이 접수되었습니다.	김○○	05-18	답변대기
42648	천안	문신제거	모바일 빠른상담이 접수되었습니다. (1)	김○○	05-18	답변완료
42647	인천청라	안면홍조	v빔 레이저 가격 (1)	김○○	05-18	답변완료
42646	인천청라	기타	비립종 관련문의 (2)	풍이	05-18	답변완료
42645	명동	쁘띠성형/주름/탄력	정○○님의 예약	정○○	05-17	답변대기
42644	일산	기타	[모바일의료상담] ㅎ (1)	ㅜㅜ	05-17	답변완료

출처 : www.upskin.co.kr

상담게시판 외에도 병원 소식을 자세히 알 수 있는 정보들을 자주 등록하여 업데이트할 필요도 있다. 주로 병원에서 많이 사용하는 게시판은 공지사항, 의료진 칼럼, 병원 소식, 보도자료, 학술 연구 활동 등이 있는데 전문적인 느낌을 고객에게 전달할 수 있는 여러 정보들을 지속적으로 업데이트하고 관리하는 것이 매우 중요하다. 우리 병원의 홈페이지의 마지막 게시물은 언제인지 확인하고 정체되지 않은 홈페이지로 관리하기 위해 지속적인 관리에 신경 써야 한다.

3) 홈페이지 로그분석

우리 의료기관의 홈페이지 방문자를 분석하여 어떤 경로를 통해서 들어오는지, 얼마나 많은 사람들이 들어오는지, 어느 시간대에 주로 들어오고, 어떤 것을 검색했으며 가장 오래 체류한 페이지는 무엇인지 등을 분석해서 파악하는 것을 로그분석이라고 한다. 로그분석은 홈페이지 관리자 프로그램에 기본적으로 구성되어 있으므로 우리 병원 홈페이지에 방문한 방문자들의 특성을 분석하고 통계자료로 활용하여 홈페이지 운영 및 마케팅 전략을 수립하는 데 활용하면 좋다.

■ 홈페이지 로그분석 내용

- **방문분석** – 홈페이지 방문자수 현황, 시간대·요일별 방문분포, 재방문간격, 체류시간, 지역, 경로
- **유입분석** – 검색유입현황, 유입검색어, 유입상세 URL, 검색엔진
- **페이지분석** – 페이지뷰, 평균 체류시간, 인기페이지, 사이트접속의 시작과 종료
- **사용자 환경분석** – 브라우저, 운영체제, 모바일 단말기 환경 분포

4) 홈페이지 운영시 주의할 점

의료기관이 운영하는 홈페이지는 의료법상 몇 가지 제약이 있으므로 운영 담당자는 주의해서 관리해야 한다. 아래 의료법 제5장 의료광고 제56조를 참고하여 홈페이지를 운영해야 한다.

■ 〈의료법〉

제56조(의료광고의 금지 등)

① 의료기관 개설자, 의료기관의 장 또는 의료인(이하 "의료인등"이라 한다)이 아닌 자는 의료에 관한 광고(의료인등이 신문·잡지·음성·음향·영상·인터넷·인쇄물·간판, 그 밖의 방법에 의하여 의료행위, 의료기관 및 의료인등에 대한 정보를 소비자에게 나타내거나 알리는 행위를 말한다. 이하 "의료광고"라 한다)를 하지 못한다. 〈개정 2018. 3. 27.〉

② 의료인등은 다음 각 호의 어느 하나에 해당하는 의료광고를 하지 못한다. 〈개정 2016. 5. 29., 2018. 3. 27.〉

1. 제53조에 따른 평가를 받지 아니한 신의료기술에 관한 광고
2. 환자에 관한 치료경험담 등 소비자로 하여금 치료 효과를 오인하게 할 우려가 있는 내용의 광고
3. 거짓된 내용을 표시하는 광고
4. 다른 의료인등의 기능 또는 진료 방법과 비교하는 내용의 광고
5. 다른 의료인등을 비방하는 내용의 광고
6. 수술 장면 등 직접적인 시술행위를 노출하는 내용의 광고
7. 의료인등의 기능, 진료 방법과 관련하여 심각한 부작용 등 중요한 정보를 누락하는 광고
8. 객관적인 사실을 과장하는 내용의 광고
9. 법적 근거가 없는 자격이나 명칭을 표방하는 내용의 광고
10. 신문, 방송, 잡지 등을 이용하여 기사(記事) 또는 전문가의 의견 형태로 표현되는 광고
11. 제57조에 따른 심의를 받지 아니하거나 심의받은 내용과 다른 내용의 광고
12. 제27조제3항에 따라 외국인환자를 유치하기 위한 국내광고

13. 소비자를 속이거나 소비자로 하여금 잘못 알게 할 우려가 있는 방법으로 제45조에 따른 비급여 진료비용을 할인하거나 면제하는 내용의 광고
14. 각종 상장·감사장 등을 이용하는 광고 또는 인증·보증·추천을 받았다는 내용을 사용하거나 이와 유사한 내용을 표현하는 광고. 다만, 다음 각 목의 어느 하나에 해당하는 경우는 제외한다.
    가. 제58조에 따른 의료기관 인증을 표시한 광고
    나. 「정부조직법」 제2조부터 제4조까지의 규정에 따른 중앙행정기관·특별지방행정기관 및 그 부속기관, 「지방자치법」 제2조에 따른 지방자치단체 또는 「공공기관의 운영에 관한 법률」 제4조에 따른 공공기관으로부터 받은 인증·보증을 표시한 광고
    다. 다른 법령에 따라 받은 인증·보증을 표시한 광고
    라. 세계보건기구와 협력을 맺은 국제평가기구로부터 받은 인증을 표시한 광고 등 대통령령으로 정하는 광고
15. 그 밖에 의료광고의 방법 또는 내용이 국민의 보건과 건전한 의료경쟁의 질서를 해치거나 소비자에게 피해를 줄 우려가 있는 것으로서 대통령령으로 정하는 내용의 광고

③ 의료광고는 다음 각 호의 방법으로는 하지 못한다. 〈개정 2018. 3. 27.〉
1. 「방송법」 제2조제1호의 방송
2. 그 밖에 국민의 보건과 건전한 의료경쟁의 질서를 유지하기 위하여 제한할 필요가 있는 경우로서 대통령령으로 정하는 방법

④ 제2항에 따라 금지되는 의료광고의 구체적인 내용 등 의료광고에 관하여 필요한 사항은 대통령령으로 정한다. 〈개정 2018. 3. 27.〉

⑤ 보건복지부장관, 시장·군수·구청장은 제2항제2호부터 제5호까지 및 제7호부터 제9호까지를 위반한 의료인등에 대하여 제63조, 제64조 및 제67조에 따른 처분을 하려는 경우에는 지체 없이 그 내용을 공정거래위원회에 통보하여야 한다. 〈신설 2016. 5. 29., 2018. 3. 27.〉

[2018. 3. 27. 법률 제15540호에 의하여 2015. 12. 23. 헌법재판소에서 위헌 결정된 이 조를 개정함.]

의료기관의 홈페이지에서 환자의 치료 경험담(치료 후기)과 시술전후 사진 등을 열람하기 위해서는 반드시 로그인 절차를 거친 특정인에 한해서만 가능하도록 제한하고 있다. 회원가입을 하지 않아도 환자 치료 경험담을 볼 수 있게 개방해 놓은 경우에는 문제가 된다. 일부 의료기관에서는 편법으로 로그인 없이 제목과 일부 노출된 글의 내용만으로도 전체 내용을 파악할 수 있도록 하여 문제가 되었던 사례도 있다. 또한 의료기관은 치료효과를 보장하는 등의 고객을 현혹하거나 거짓, 과장 광고 등을 게시할 수 없다. 특히 의료인의 진료 방법이 질병 치료에 반드시 효과가 있다고 표현하는 것도 문제가 된다.

의료법을 위반하는 경우에는 의료법 제89조(벌칙)에 의한 벌칙이 주어진다.

제89조(벌칙) 다음 각 호의 어느 하나에 해당하는 자는 1년 이하의 징역이나 1천만원 이하의 벌금에 처한다. 〈개정 2018. 3. 27., 2019. 8. 27.〉

1. 제15조제1항, 제17조제1항·제2항(제1항 단서 후단과 제2항 단서는 제외한다), 제17조의2제1항·제2항(처방전을 교부하거나 발송한 경우만을 말한다), 제23조의2제3항 후단, 제33조제9항, 제56조제1항부터 제3항까지 또는 제58조의6제2항을 위반한 자
2. 정당한 사유 없이 제40조제4항에 따른 권익보호조치를 하지 아니한 자
3. 제51조의2를 위반하여 의료법인의 임원 선임과 관련하여 금품 등을 주고받거나 주고받을 것을 약속한 자
4. 제61조제1항에 따른 검사를 거부·방해 또는 기피한 자(제33조제2항·제10항 위반 여부에 관한 조사임을 명시한 경우에 한정한다)

[전문개정 2016.12.20.]

홈페이지에 등록된 정보가 의료법상 문제가 되지 않는지 확인하고 관리하여 불필요한 규제를 받지 않도록 유의해야 한다.

2. 개별 온라인 마케팅

1) SNS(Social Network Services) 마케팅

SNS(사회 관계망 서비스)는 온라인상에서 특정 부분의 관심사나 활동을 공유하는 사람들 사이의 소통과 관계망을 구축해 주는 웹기반의 서비스를 말한다. 쉽게 표현하면 여러 사람들과 관계를 형성하고 정보를 공유하고 교류하는 서비스를 말한다. SNS는 사람들의 사랑을 많이 받으면서 꾸준하게 성장하고 있고 종류도 다양해졌다. 현재 국내에서 많이 사용되고 있는 SNS 중 의료기관에서 마케팅시 많이 사용하고 있는 블로그, 페이스북, 인스타그램의 특징과 활용방안에 대해서 알아보자.

(1) 블로그(Blog)

블로그는 인터넷을 의미하는 웹(web)과 항해일지를 의미하는 로그(log)가 합쳐진 줄임말로 일반인들이 자신의 관심 분야에 따른 글을 자유롭게 일기처럼 올리고 블로그에 방문한

사람들이 그 글을 읽을 수 있도록 한 웹 사이트를 말한다. 블로그는 컴퓨터 활용 능력이 전문가처럼 뛰어나지 않아도 만들 수 있고 텍스트나 이미지, 동영상 등을 이용해서 하고 싶은 이야기들을 올릴 수 있는 미디어이다.

여러 병원들도 고객에게 병원의 브랜드를 인식시키고, 병원 홈페이지로 유입하는 장치로 활용하기 위해 블로그를 운영하고 있다. 그러나 블로그를 운영하고 있는 병원 중에서 효과적으로 운영하고 있는 곳은 많지 않은데, 그 이유는 블로그를 어떻게 활용할지에 대한 방향을 정확하게 정하지 못했거나 블로그의 역할을 이해하지 못했기 때문이다.

블로그는 병원 홈페이지와는 다르다. 병원 홈페이지는 병원의 비전과 핵심 가치, 주 진료과목의 진료 상품을 소개하거나 병원의 정보들을 제공하는 것이 목적이다. 그에 반해 블로그는 일방적인 정보 전달을 목적으로 하지 않는다. 블로그는 고객과 병원 간의 커뮤니케이션을 위한 도구이다. 그러므로 병원이 운영하는 블로그는 고객이 우리 병원의 브랜드를 친근하게 인식하고 신뢰할 수 있도록 하는 데 목적이 있다. 딱딱하고 일방적인 정보를 전달하는 것이 아니라 고객이 쉽게 읽을 수 있고 참여할 수 있는 형태로 분위기를 만드는 것이 필요하다.

모 치과는 블로그를 통해 병원 소개를 친근하게 하고 있는데, 병원에서 일어나는 여러 가지 일상과 이벤트 등을 재치있는 글과 함께 정기적으로 등록하고 있다. 치과 치료에 대해서 재미있게 웹툰 형식으로 만들어서 제공하여 고객이 쉽고 재미있게 읽고 이해할 수 있도록 운영하는 점이 눈에 띈다.

의료기관에서 운영하는 블로그는 고객에게 친근감을 느끼게 하고 서로 소통할 수 있는 공간으로 활용하는 것이 효과적이다.

① 블로그의 장점

블로그는 여러 가지 장점이 있는데, 어떤 장점들이 있는지 알아보도록 하자. 첫째, 블로그는 누구나 쉽게 만들어서 운영할 수 있는 장점이 있다. 블로그 내에 있는 여러 가지 기능을 이용하면 손쉽고 다양하게 블로그를 디자인할 수 있고 텍스트와 사진, 음악, 동영상과 같은 자료를 올리는 일도 어렵지 않아서 다양한 콘텐츠를 구성할 수 있는 장점이 있다. 둘째, 블로그는 고객과 24시간 실시간으로 소통할 수 있는 장점이 있다. PC와 모바일에서 블로그를 관리할 수 있기 때문에 문의에 대한 댓글 관리와 이웃 블로그와의 소통, 포스팅 등 언제 어디서나 편리하게 이용할 수 있다. 셋째, 별도의 로그인 과정을 거치지 않아도 블로그의 내용이 검색되기 때문에 편리한 장점이 있다. 고객은 로그인을 하지 않아도 블로그에서 여러 정보를 검색할 수 있고, 필요로 하는 정보들은 쉽게 스크랩할 수 있다. 요즘 네이버 블로그의 경우에는 로직의 변경으로 인해 시작한 지 얼마 안 된 블로그라 하더라도 내용의 품질이 우수하고 좋은 글이라고 인식되면 검색시 상단에 노출되기도 한다. 그래서 예전과 같이 많은 포스팅을 하지 않아도 작성한 글이 첫 페이지에서도 검색되므로 블로그 관리에 겁내지 않고 도전해 볼만하다.

② 블로그 활용 및 관리

고객이 병원이나 치료에 관해 궁금해서 포털사이트에서 검색했을 때 최상위 상단에 노출되는 링크들은 대부분 광고비가 발생하는 광고이다. 광고 영역 바로 아래에는 블로그나 카페, 이미지, 동영상, 언론보도, 기타 등 여러 가지 정보가 뒤를 잇는다.

'레진치료'라고 검색하면 여러 정보들이 노출되면서 블로그 영역에서도 여러 병원에서 포스팅한 글이 노출된다. 레진치료를 치과에서 받고 싶어하는 환자들은 노출된 블로그의 글을 읽을 가능성이 높아지게 된다.

이렇게 블로그를 잘 활용한다면 광고비 없이 광고와 비슷한 효과를 얻을 수 있다. 이런 이유로 많은 의료기관에서 블로그를 운영하고 있고 포털사이트에서도 노출이 될 가능성이 높기 때문에 자세하게 알아보려고 한다. 효과적으로 블로그를 운영하기 위해서 어떤 점들을 알고 활용해야 하는지 알아보자.

㉠ 우리 병원과 어울리는 블로그 만들기

우리 병원의 목적에 맞는 블로그를 먼저 만들어야 하는데, 우리 병원의 특색을 잘 나타낼 수 있는 이름으로 블로그의 이름을 정하고 그에 어울리는 스킨을 만들어서 적용한다. 네이버와 같은 포털사이트에서 블로그를 운영할 경우에는 기업 블로그로 만드는 것이 좋다. 기업 블로그란 기업의 소식이나 특정 이슈에 대해서 글을 쓰고 싶을 때 이용하는 기업이 운영하는 웹기반 블로그를 말한다. 기업 블로그는 단체아이디를 생성하면 만들 수 있다. 단체 아이디(단체 회원)는 개인사업자 또는 공식 단체, 법인(영리/비영리), 동아리, 친목 모임 등도 가입할 수 있다.

네이버 블로그 중 인기 있는 '친절한혜강씨' 블로그는 파워포인트나 엑셀, 무료사진, 강좌 등의 자료가 풍부해서 많은 블로거들이 방문하는 블로그이다. 친숙한 이름을 사용하고 블로그 이름과 사용자의 이름을 통일시켜서 기억이 잘 남게 만들었다. 그래서 한 번 방문한 사람들도 블로그의 이름을 잘 잊지 않고 기억하게 하는 효과가 있다. 또한 내용은 자신을 홍보하는 내용을 주로 담는 것이 아니라 사람들이 많이 찾고 있는 필요한 정보들을 보기 좋은 형태로 가공하여 올리기 때문에 방문자가 많고 이웃으로 등록한 블로거들도 많다.

이와 같이 인기 있는 블로그는 블로그명, 스킨, 위젯 등이 블로그의 특성을 잘 나타낼 수 있도록 구성되어 있고 내용면에서도 양질의 정보와 읽고 싶어지는 글들로 구성되어 있다는 것이다. 우리 병원을 잘 나타낼 수 있고 고객에게 도움 되는 내용을 충실히 담고 있는 블로그로 잘 만들면 방문하는 고객도 늘어날 뿐만 아니라 우리 병원에 호감을 가지고 홈페이지를 방문하는 고객도 늘어날 수 있다.

그림 12-8 친절한혜강씨 네이버블로그

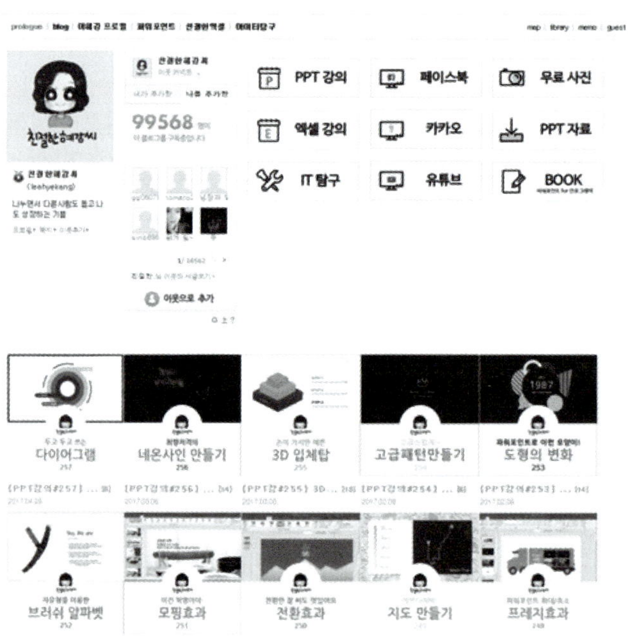

출처 : http://leehyekang.com

㉡ 블로그 포스트 작성하기

현재 병원 관련 검색을 해서 노출되는 블로그를 방문해보면 광고성의 글을 주로 담고 있는 경우가 많다. 블로그는 고객에게 신뢰를 주는 형태로 만들어야 한다.

ⓐ 좋은 블로그 글의 조건

사람들에게 도움 되고 읽고 싶을 만한 글로 작성한다면 좋은 블로그가 될 수 있다. 좋은 블로그의 조건은 아래와 같다.

- 신뢰할 수 있는 정보를 담고 있거나 실제 경험한 일을 토대로 작성한 창의적인 글을 좋은 글이라고 생각한다. 따라서 다른 병원의 글이나 다른 블로그의 글을 베끼지 않고 순수 창작해서 작성해야 한다.
- 글의 주제에 맞는 글을 충분한 길이로 작성해야 한다. 짧은 글은 오히려 품질이 낮은 글로 인식할 수 있기 때문에 시간과 노력을 들여 양질의 글을 작성해야 한다.
- 공감과 댓글을 많이 받을 수 있을 만한 글을 작성한다. 우리 병원에서 고객에게 알려드리고 싶은 내용들을 재미있게 스토리텔링하여 만든다면 읽는 사람들은 공감을 클릭하거나 댓글을 남길 수 있다. 포털사이트에서는 이와 같은 공감과 댓글을 많이 받는 글을 좋은 글로 인식한다.

ⓑ 블로그 포스트 작성할 때 유의할 점

- 홈페이지와 같은 내용을 블로그에 반복해서 담을 필요는 없다. 블로그는 홈페이지 대용이 아니기 때문이다.
- 중복되는 글을 등록하지 않도록 유의한다. 고객은 같은 종류의 글이 여러 번 반복되는 블로그를 신뢰하지 않고 광고로 인식한다.
- 제목과 본문에는 고객에게 꼭 알리고 싶은 핵심 키워드를 반드시 넣어준다. 제목과 본문에 키워드가 없으면 포털사이트에서 검색할 때 검색이 되지 않을 수 있으므로 넣어야 한다. 이때 문장이 자연스럽게 연결될 수 있도록 작성해야 한다.
- 태그 등록시 핵심 키워드와 본문에 있는 내용 중 고객들이 관심을 많이 가질 수 있는 단어들을 등록하여 검색에서 잘 노출될 수 있도록 해야 한다.
- 고객들이 많이 검색하는 키워드와 특정 고객들이 검색하는 키워드를 찾아서 블로그에 포스팅 할 때 활용해야 한다. 그러나 글의 내용과는 관계없이 일부러 키워드를 계속 반복하는 것은 오히려 질 낮은 글로 인식될 수 있으므로 유의해야 한다.
- 블로그 글은 글자와 이미지, 스티커, 동영상 등을 적절하게 배치하여 보기 좋고 읽기 좋은 형태로 작성해야 한다. 글자만 가득한 글은 블로거들이 별로 읽고 싶지

않은 글로 인식될 수 있기 때문에 내용이 아무리 좋아도 읽지 않을 수 있다.

- 블로그에 등록하는 이미지와 동영상 등은 직접 촬영한 것을 사용하는 것이 가장 좋다. 만약 매번 촬영해서 사용하기가 어렵다면 픽사베이와 같은 무료 이미지를 배포하는 사이트를 이용하는 것도 한 가지 방법이다.
- 정기적으로 자주 글을 올리도록 해야 한다. 매일 한 개씩 포스트를 작성하면 좋겠지만, 그렇게 하지 않더라도 일주일에 2회 이상은 꾸준하게 포스트를 작성하는 것이 좋다.

그림 12-9 피부과전문의 김지영 원장의 밸런스 뷰티 블로그

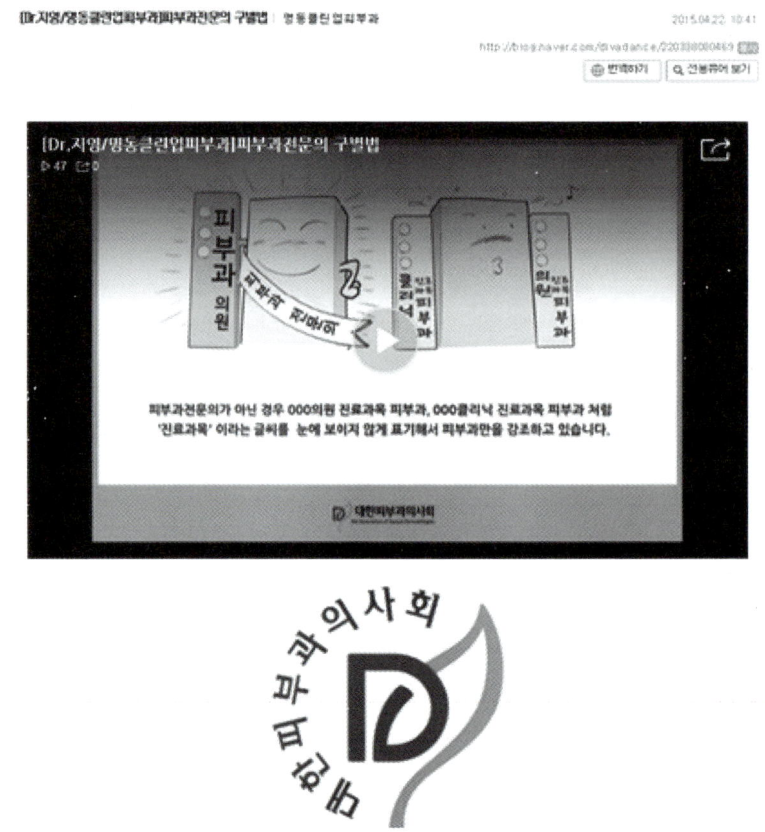

출처 : http://blog.naver.com/divadance

위의 사례처럼 병원내의 소소한 이야기를 작성하면 고객에게 친근한 느낌을 전달할 수 있다. 병원 블로그는 무조건 진료에 관련된 내용만 담아야 한다는 편견을 갖기 쉽다. 하지

만 고객의 입장으로 생각해보면 고객은 좋은 병원을 찾고 싶어서 검색하는 것이지 무조건 질병이나 치료법이 궁금해서 블로그를 검색하는 것은 아니라는 것이다. 병원이 운영하는 블로그에는 우리 병원에만 있는 특별한 무엇을 알리기도 하고, 고객들이 많이 궁금해하는 치료 상식에 대한 글들도 올릴 수 있다. 또 직접 전문의가 블로그를 운영해서 정보에 대한 신뢰성과 전문성을 높여준다면 고객이 더 신뢰하는 블로그와 병원이 되는 데 도움이 된다.

ⓒ 병 · 의원의 블로그 마케팅의 주의할 점

블로그를 마케팅에 활용하려면 반드시 주의해야 할 점이 있다. 병원의 특성으로 인해 고객에게 알리고자 하는 부분이 치료에 관련된 것이 많을 수 있다. 이때 의료법상에 문제가 되지 않도록 몇 가지 주의할 점에 대해서 반드시 숙지하자.

복지부에서는 의료법 유권해석을 통해 아래와 같이 밝혔다.

- 의료기관이 인터넷상에서 카페나 블로그를 통해 의료광고를 하는 것은 가능하지만 의료법상에서 금하고 있는 내용은 사용할 수 없다.
- 환자 치료 경험담은 환자든 의료인이든 불문하고 블로그나 카페에 올릴 수 없다. '대가성 게시물'이라고 표기를 해도 치료 경험담은 게재할 수 없다. 또한 실제로 치료를 받은 적이 없는 광고대행사 직원 등이 치료 경험담을 블로그나 카페에 등록할 경우 의료법상 허위 광고 또는 과장 광고에 해당될 수 있으므로 유의해야 한다.
- 의료법령에서 금지하고 있는 광고 내용을 포함하지 않으면 블로그 또는 카페에 의료법인, 의료기관 그리고 의료인이 주체가 되는 광고를 하는 것은 가능하다. 단 의료광고의 글을 올릴 경우에는 '의료광고'라고 표시하여 의료광고라는 사실을 알려야 한다.

  위와 같은 경우에는 벌금형에 처해질 수 있으며 업무정지 행정처분도 받을 수 있으므로 반드시 유의해야 한다.

(2) 페이스북(Facebook)

2004년에 마크 주커버그(Mark Zuckerberg)에 의해서 만들어진 페이스북은 전 세계 11억 명이 사용하고 있으며 국내에서는 약 1,600만 명이 사용하고 있다. 페이스북은 SNS하면 바로 떠오를 정도로 인기가 많다. 페이스북에서 사람들은 많은 사람들과 자신의 일상, 생각 그리고 여러 이야기들을 공유하고 있다. 페이스북에 포스팅을 하면 페이스북의 친구관계를 타고 게시된 글이 퍼지게 되고 페이스북 친구들과는 '좋아요' 또는 '댓글'을 통해서 소통을 하게 된다.

페이스북은 프로필, 페이지, 그룹 등 세 가지의 형태로 서비스가 구성되어 있다. 쉽게 설명하면 개인 사용자는 프로필을 만들어 사용하고 있고 페이지는 기업이 홈페이지처럼 사용할 때 만든다. 그룹은 동호회를 만들고자 할 때 이용하면 된다. 때에 따라서 프로필을 상업적인 목적으로 사용하는 경우도 있으나 광고를 진행하기 위해서는 페이지를 활용하는 것이 더 유리하다.

프로필은 개인들이 사용하고 있는 친구들과 소통하는 개인공간이다. 다른 사람들과 관계를 형성할 때에는 친구 신청 후 허가받는 형식으로 되어 있다. 친구는 최고 5,000명까지 가능하다. 친구관계를 통해서 자연스러운 인맥을 확장하고 싶을 때나 관계를 유지하거나 강화시킬 때에는 프로필을 활용하는 것이 좋다.

페이지는 회사나 기관 또는 유명인들이 홈페이지처럼 사용하기 위해 만드는 공개 프로필이다. 페이지를 개설하면 일반 페이스북에서 개인들이 소통하는 것과 같이 기업도 페이스북 사용자들과 소통할 수 있게 된다. 페이지는 기관이나 단체의 승인을 받은 대표자만 운영이 가능하도록 되어 있다. 관계를 형성하는 방법은 '좋아요' 버튼을 클릭하면 간단하게 이루어지고, 이후 페이지의 업데이트 등을 받아볼 수 있게 된다. 팬의 숫자에는 제한이 없다. 페이지는 기본이 전체 공개로 되어 있어서 페이스북 회원이 아니어도 콘텐츠를 볼 수 있다. 또한 페이스북 페이지에서는 페이지 운영에 관한 통계자료를 제공해 주기 때문에 마케팅 활동에 많은 도움이 된다.

마지막으로 그룹은 동호회와 같은 형태로 활용하고자 할 때 사용된다. 그룹은 개인이 특정 주제와 관련되어 만드는 커뮤니티로 공개, 비공개, 허가제 등으로 설정을 할 수 있다. 그룹에서는 멤버들에게 단체 쪽지를 보낼 수 있다.

페이스북은 사용자의 편의에 따라 이렇게 다양하게 활용할 수 있다.

① 페이스북의 장점

페이스북의 가장 큰 장점은 사용자들의 정보를 쉽게 얻을 수 있다는 점이다.

페이스북은 의료기관이 운영하고 있는 페이지에 '좋아요'를 한 팬의 인구통계학적인 기본 정보를 얻을 수 있다. 거주지역, 인맥, 취미, 좋아하는 페이지 등 기본적인 자료를 제공하고 있지만 이와 같은 자료들이 타겟 마케팅을 할 경우에는 매우 중요한 자료가 된다. 최근에는 페이스북과 트위터, 블로그 등이 연동될 수 있게 되어 광고의 시너지 효과를 얻을 수 있게 되었다.

페이스북은 빠르게 정보를 확산시킬 수 있는 장점이 있다. 페이스북 사용자가 의료기관의 게시물을 공유하거나 댓글을 남길 경우 그리고 '좋아요'를 클릭한 경우 자신의 페이스북 친구에게 '뉴스피드'로 노출이 된다. 페이스북 사용자들은 자신의 친구가 '좋아요'를 한 기업과 상품 등에 신뢰와 호감을 갖게 된다. 그래서 의료기관의 글을 광고로 생각하지 않고 자연스럽게 받아들일 수 있는 장점이 있다.

② 페이스북의 활용

규모가 큰 종합병원 또는 병원급에서는 주로 페이스북 '페이지'를 통해 '팬'을 확보하고 소통하는 형태로 페이스북을 활용하지만, 규모가 작은 병 · 의원은 '페이지' 또는 '프로필'을 통해 자연스럽고 소소하게 우리 병원을 알리는 경우가 많다.

페이스북의 첫인상을 결정하는 것은 바로 홈의 이미지와 프로필 사진이다. 되도록 병원 홍보를 위한 페이스북이라는 느낌이 들지 않도록 꾸미는 것이 좋으며, 우리 병원의 특성과 이미지가 잘 전달되도록 구성하는 것이 좋다.

우리 병원을 알리기 위해 페이스북 계정을 만든 경우 많은 병원들이 친구 수를 늘리는데 신경을 쓰는 경우가 많다. 하지만 친구가 많은 것보다 좋은 친구를 맺어 꾸준하게 교류하고 소통하는 것이 더 효과적이다. 만약 우리 병원의 주 고객이 우리 병원이 위치한 지역 내에 거주하는 사람이 대부분이라면 페이스북의 '그룹'을 활용하여 활동하는 것도 좋은 방법이다. 지역별로 분류된 그룹에 가입하여 실제 거주하는 우리지역의 주민들과 소통하면서 자연스럽게 우리 병원을 알릴 수도 있기 때문이다. 우리 병원의 페이스북을 운영하기로 결정하였다면 부지런해져야 한다. 정기적으로 게시물을 등록하고 타임라인에 올라온 글들에 '좋아요'를 누르고 댓글도 남기는 등 활발하게 활동을 해야 한다. 만들어 놓고 관리가 되지 않은 페이스북은 있으나 마나 하기 때문이다.

[그림 12-10]은 페이스북을 잘 운영하고 있는 삼성서울병원의 페이스북이다.

페이스북에 포스팅할 때는 텍스트 위주로 작성하면 잘 읽지 않기 때문에 이미지를 적절하게 활용하거나 글과 이미지가 혼합된 '인포그래픽' 형태로 작성하면 좋다.

병원에서 운영하는 페이스북의 포스팅을 살펴보면 대부분 건강정보와 병원 진료에 관련된 내용들로만 구성된 경우가 많은데, 병원의 진료 철학을 알 수 있는 글 또는 병원내 따뜻한 일상, 신뢰감을 줄 수 있는 글 등을 작성하여 올리는 것도 좋다. 삼성서울병원에서는 진료와 건강에 관한 정보들도 페이스북에 등록하지만 삼성서울병원의 또 다른 매력을 엿볼 수 있는 인간적이고 따뜻한 글들도 자주 등록이 된다(그림 12-11 참고). 종합병원은 차갑고 딱딱하다는 인식들을 바꾸는데 이와 같은 포스팅은 좋은 역할을 해준다.

그림 12-10 삼성서울병원 페이스북

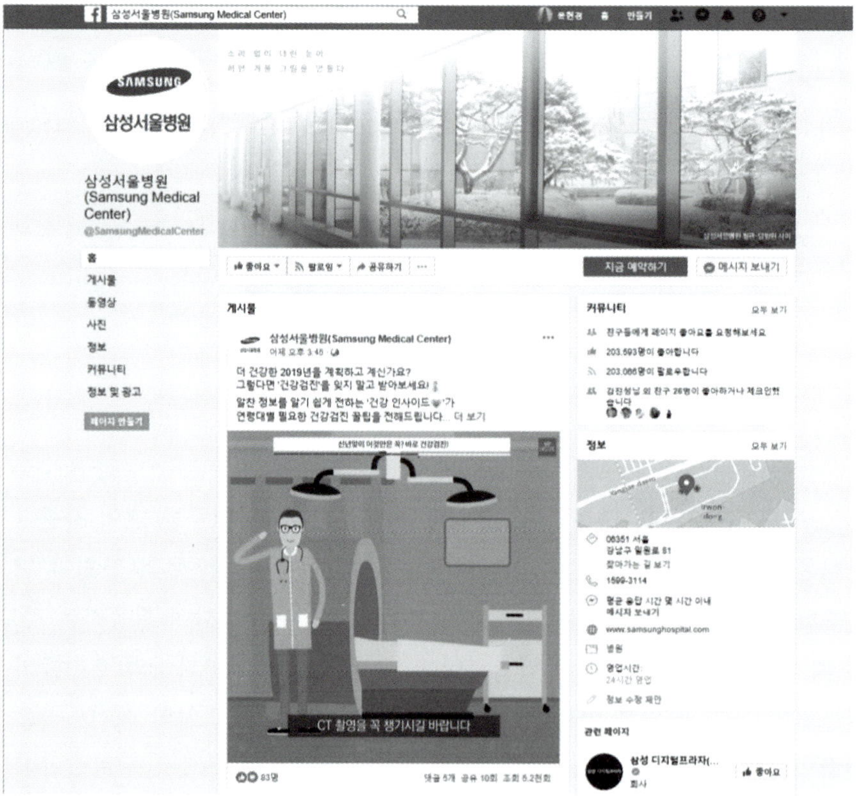

출처 : https://www.facebook.com/SamsungMedicalCenter

고객과 건강하게 소통하는 방법으로 페이스북을 활용하면 좋다. 그러나 단순히 홍보만을 위해 만들어서 이벤트 또는 진료홍보 만을 한다면 외면받는 페이스북이 될 수 있으며, 환자 유인행위에 해당하는 문제가 야기될 수 있으므로 어떻게 페이스북을 운영할지에 대한 명확한 목적을 바탕으로 잘 활용해야 한다.

그림 12-11 삼성서울병원 페이스북

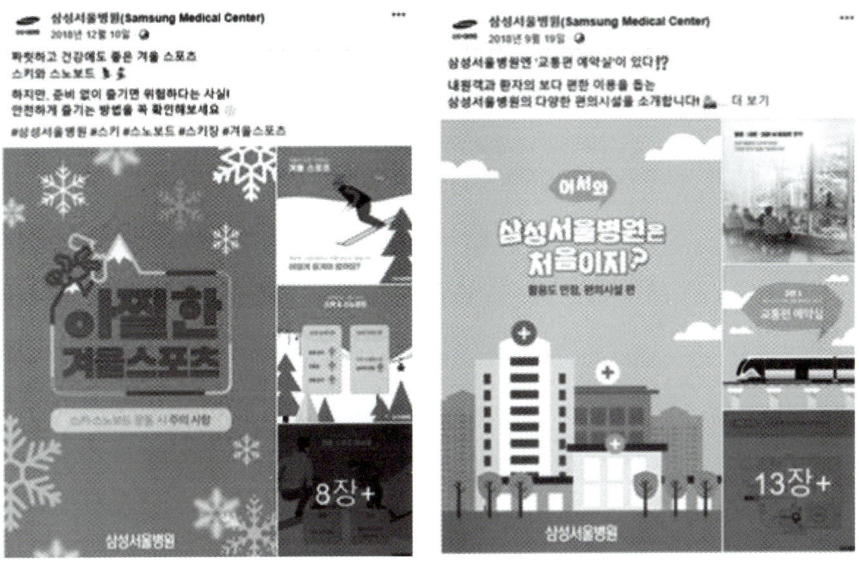
삼성서울병원(Samsung Medical Center)
2018년 12월 10일
짜릿하고 건강에도 좋은 겨울 스포츠
스키와 스노보드
하지만, 준비 없이 즐기면 위험하다는 사실!
안전하게 즐기는 방법을 꼭 확인해보세요
#삼성서울병원 #스키 #스노보드 #스키장 #겨울스포츠
아찔한 겨울스포츠
8장+
삼성서울병원
삼성서울병원(Samsung Medical Center)
2018년 9월 19일
삼성서울병원엔 '교통편 예약실'이 있다!?
내원객과 환자의 보다 편한 이용을 돕는
삼성서울병원의 다양한 편의시설을 소개합니다! ... 더 보기
어서와
삼성서울병원은 처음이지?
13장+
삼성서울병원

출처 : https://www.facebook.com/SamsungMedicalCenter

(3) 인스타그램(Instagram)

인스타그램은 인스턴트(instant)와 텔레그램(telegram)을 합쳐서 만들어진 단어이다. 즉 인스타그램은 사진 또는 동영상 등을 공유할 수 있는 소셜미디어 플랫폼을 말한다. 젊은 사람들이 많이 이용하고 있는 인스타그램은 2010년 케빈 시스트롬과 마이크 크리거에 의해 출시되었고, '세상의 순간들을 포착하고 공유한다'라는 슬로건을 내걸고 있다.

인스타그램은 초기에는 아이폰용 앱으로만 나왔다가 2012년 4월 3일에 안드로이드용 앱이 출시되었다. 인스타그램이 많은 사용자들로부터 사랑받고 이용자가 늘어나자 2012년 4

월 페이스북 최고 경영자인 마크 주커버그는 인스타그램을 10억 달러에 인수했다. 인스타그램은 10대와 20대를 중심으로 사용자가 빠르게 확장되고 있는데, 글보다는 이미지가 중심이 되는 인스타그램의 특성을 젊은 층이 선호하기 때문이다.

① 인스타그램의 장점

인스타그램은 관심사가 같은 사람들과의 인맥을 자연스럽게 쌓을 수 있다는 장점이 있다. 해시태그(#키워드)를 기반으로 검색하기 때문에 친구가 아닌 모르는 사람의 계정도 열람이 가능하고 '좋아요'를 클릭하거나 댓글을 달 수도 있다. 인스타그램은 자체에 사진 보정 기능이 있어서 사진을 올리기에 편리하다. 일상의 사진을 찍어서 간단하게 보정하고 공유할 수 있다는 장점이 있다.

② 인스타그램의 활용

인스타그램은 포스팅을 한번 할 때 한 장의 정사각 이미지나 직사각 이미지 또는 60초 길이의 동영상을 올릴 수 있다. 인스타그램은 '사진 SNS'라고 불릴 정도로 인스타그램하면 사진이 떠오른다. 인스타그램 사용자들은 사진을 보기 위해 앱을 켜고 검색하는 경우가 많다. 따라서 의료기관에서 인스타그램을 운영하려면 다수의 사진과 영상 콘텐츠가 꾸준하게 필요하다. 의료기관 마케팅 담당자는 여러 자료들을 확보하기 위해 노력해야 하는데, 직접 촬영하는 방법이 가장 좋으므로 시간이 될 때마다 또는 이슈가 있을 때마다 자료 수집을 위해 사진 및 동영상 촬영을 할 필요가 있다.

우리 병원 인스타그램을 볼 가능성이 있는 내원 고객들과 잠재고객들이 우리 병원에 대해서 좋은 이미지를 가질 수 있고, 신뢰할 수 있도록 전문적이지만 따뜻한 이미지를 쌓아가야 한다. 인스타그램을 잘 활용하고 있는 병원의 사례로 웰니스병원을 예로 들 수 있다. 개원기념 행사, 병원 내 음악공연, 직원 관련 소식 등 다양한 소식들을 인스타그램에 올려 고객들과 공유하며 잘 운영하고 있다. 인스타그램도 지속적인 관리와 업데이트가 무척 중요하기 때문에 담당자를 선정하여 꾸준하게 운영하는 것이 좋다.

인스타그램에서는 해시태그(#)가 매우 중요한데, 한 개의 사진에 최대 30개의 태그를 달 수 있도록 되어 있다. 태그를 어떻게 설정하느냐에 따라 팔로워가 많지 않아도 어느 정도 노출이 될 수 있다. 만약 인스타그램에 해시태그를 입력하지 않고 게시물을 올리면 자신의 팔로우한 사람들에게만 사진과 글이 보이지만 해시태그를 남기면 해시태그를 검색한 모든 사람들에게 보이게 된다. 해시태그는 내가 사용하고 싶은 단어에 '#'를 앞에 넣어주기만 하면 된다. '병원'을 해시태그로 사용하고 싶다면 '#병원'이라고 입력하면 된다. 해시태그를 입력할 때 주의사항이 있다. 해시태그는 띄어쓰기가 적용되지 않는다. 따라서 '#병원 음악회'라고 입력하는 것이 아니라 '#병원음악회'라고 입력해야 한다. 인기있는 해시태그를 활용하거나 우리 병원에 관심을 가질만한 분들이 사용하는 인기 해시태그가 무엇인지 벤치마킹하여 참고하면 좀 더 도움이 된다. 국내에서 인기 있는 해시태그는 #먹스타그램, #셀스타그램, #일상, #맞팔, #술스타그램, #다이어트, #소통 등이 있으며 그 외에도 여러 가지의 해시태그들이 사용되고 있다.

그림 12-12 웰니스병원 인스타그램

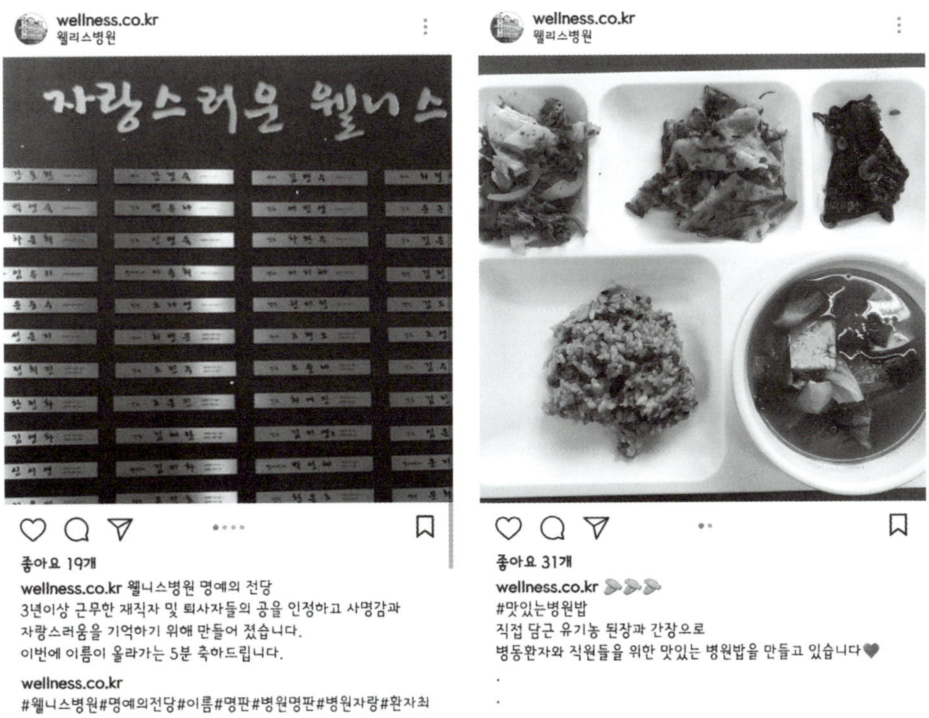
wellness.co.kr
자랑스러운 웰니스
좋아요 19개
wellness.co.kr 웰니스병원 명예의 전당
3년이상 근무한 재직자 및 퇴사자들의 공을 인정하고 사명감과
자랑스러움을 기억하기 위해 만들어 졌습니다.
이번에 이름이 올라가는 5분 축하드립니다.
wellness.co.kr
#웰니스병원#명예의전당#이름#명판#병원명판#병원자랑#환자최
wellness.co.kr
좋아요 31개
wellness.co.kr
#맛있는병원밥
직접 담근 유기농 된장과 간장으로
병동환자와 직원들을 위한 맛있는 병원밥을 만들고 있습니다

출처 : https://www.wellness.co.kr

2) 카페 마케팅

(1) 카페(cafe)란

포털사이트에서 제공하고 있는 인터넷 카페(Internet Cafe)는 카페와 같이 차를 마시면서 사람들이 교류하며 대화하는 것처럼 인터넷상에서 같은 분야에 관심 있는 사람들이 모여 여러 가지 정보를 주고받으며 대화할 수 있도록 만든 곳을 말한다. 따라서 카페는 친목을 위한 성격이 강한 웹페이지라고 생각할 수 있다.

카페는 누구나 개설할 수 있으며, 회원들의 가입을 받아 운영하게 된다. 카페는 많은 사람들이 모일 수 있기 때문에 회원관리와 카페관리를 잘한다면 회원 확보 및 유지가 가능하다. 현재 많은 회원 수를 보유하고 있고 활발하게 운영되고 있는 카페들은 회원들 간의 교류가 활발하게 이루어지고 있고, 공통적인 관심사에 대한 여러 가지 활동들을 하고 있다.

카페를 통해 온라인 마케팅을 하고자 할 때 담당자는 블로그와 카페는 다르다는 것을 알고 접근해야 한다. 블로그는 짧은 기간 동안 얼마나 포스팅을 많이 하고 관리했느냐에 따라 어느 정도 구성을 할 수 있다면 카페는 단기간에 눈에 보이는 효과가 나타나기 어려우며 회원을 확보하는 데에도 많은 노력과 오랜 시간이 필요하다.

네이버 카페에서 의료기관 관련 카페를 검색하면 많은 병 · 의원의 카페가 검색된다. 우리 의료기관의 카페를 어떻게 만들면 되는지 잘하고 있는 병원들의 카페를 방문하여 노하우를 얻는 것도 좋은 방법이다.

카페를 활용하여 온라인 마케팅에 활용하고자 할 경우 반드시 카페를 개설해야 하는 것은 아니다. 현재 활성화되어 있는 좋은 카페를 활용하여 마케팅에 활용할 수도 있다. 예를 들어 전국의 임산부들 중 상당수가 가입한다는 '맘스홀릭베이비' 네이버카페(https://cafe.naver.com/imsanbu)는 산부인과 전문인 여성전문병원의 마케팅 담당자에게는 도움이 되는 카페이다. 전국적으로 많은 임산부들이 활발하게 활동하고 있고, 우리 병원에 대한 사실적이고 구체적인 평을 들을 수 있으며 고객의 소리를 들을 수 있기 때문이다. 이와 같이 임산부 카페에서 고객들의 관심사와 병원에 바라는 것, 불편한 점 등을 알 수 있으므로 타 카페를 활용하는 것도 한 가지 방법이 될 수 있다.

(2) 좋은 카페의 조건

① 카페 운영목표와 운영방식 결정

어떤 목적으로 카페를 만드는지에 대한 목표와 운영방식을 먼저 결정해야 한다. 우리 의료기관이 카페를 운영하는 목표와 목적이 무엇인지를 생각해보고 기획하지 않으면 카페를 어떻게 운영해 나가야 하는지 방향을 잡지 못하게 된다. 만약 우리 병원이 '즐거운 임신과 행복한 출산을 경험하는 데 도움이 되는 카페'가 되기로 한다면 그에 맞는 카페 구성과 내용을 갖춰나가야 한다. 병원 카페를 통해 임산부들이 참여하고 활동할 수 있도록 여러 가지를 기획하여 운영해야 하고, 즐거운 임신과 행복한 출산이 될 수 있도록 고객과 소통하는 여러 가지 상담과 대화도 이루어질 수 있도록 구성해야 한다.

② 카페 이름과 스킨 설정

카페의 이름은 브랜드가 될 수 있다. 그렇기 때문에 부르기 쉽고 잘 기억할 수 있으며

그림 12-13 시온여성병원 네이버카페

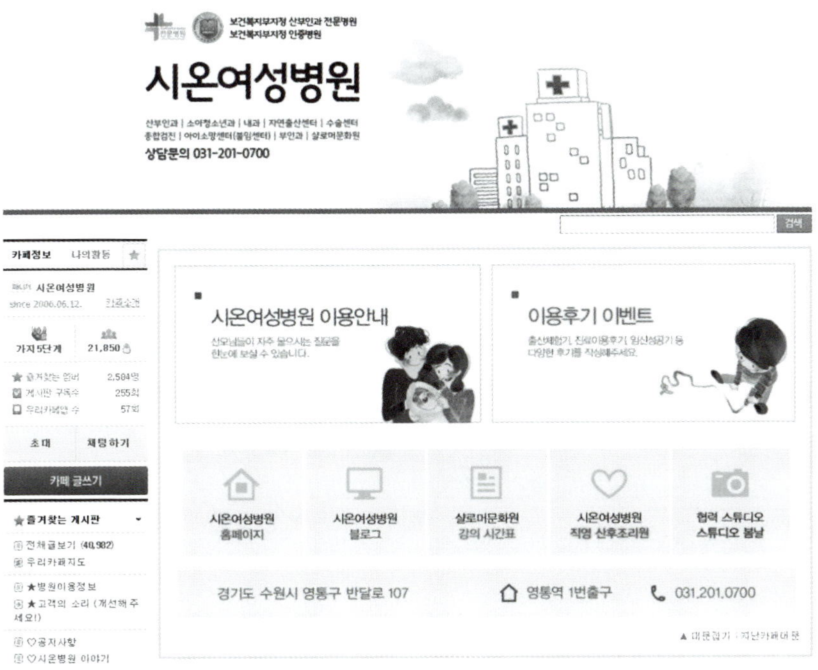

출처 : http://cafe.naver.com/ladysamsung

우리 의료기관의 이미지와 잘 맞는 이름을 선택하는 것이 좋다. 병원은 주로 병원에 내원하는 고객들이 편리하게 가입할 수 있도록 병원이름을 활용하여 카페 이름을 만드는 경우가 많다. 카페 스킨은 해당 병원의 분위기가 잘 느껴질 수 있도록 디자인하여 등록하면 효과적이다. 시온여성병원은 네이버에서 병원 카페를 운영하고 있는데, 병원의 외형을 형상화하고 로고 색상에 맞춰 카페의 전체적인 색상 톤을 통일화하여 깔끔한 인상을 주고 있다.

그림 12-14 시온여성병원 네이버카페

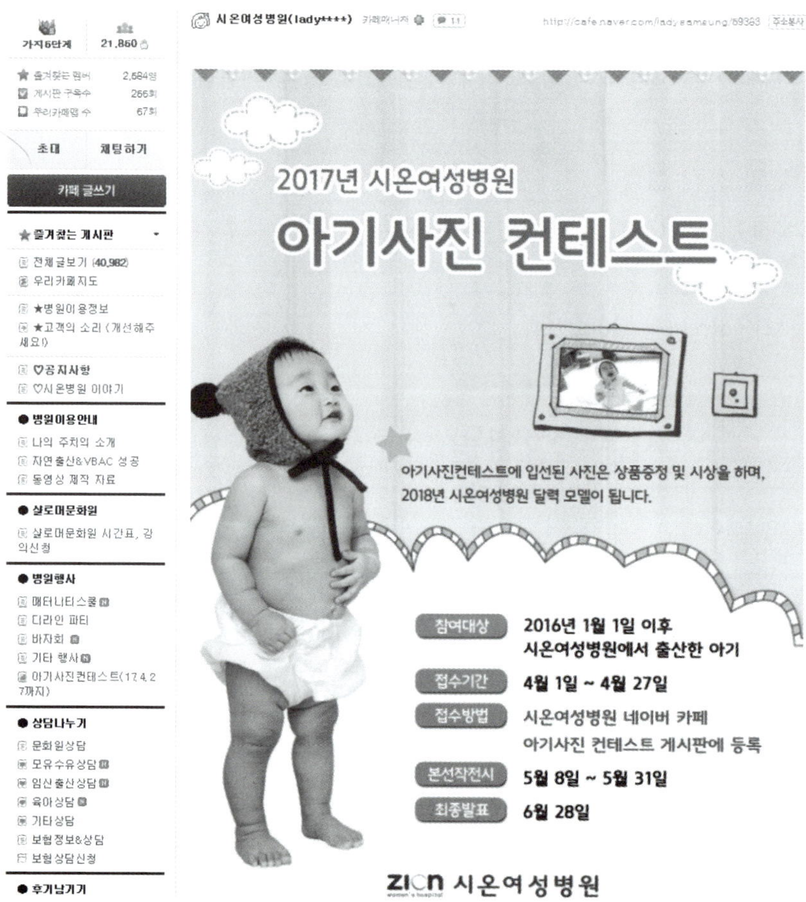

출처 : http://cafe.naver.com/ladysamsung

③ 지속적인 카페 관리

카페를 운영하는 병원은 카페가 잘 운영되도록 관리해야 한다. 고객의 질문이 등록되는 게시판은 24시간 내 답변을 할 수 있도록 담당자를 정하여 관리해야 한다. 또한 회원들이 궁금해하는 정보와 병원 소식을 정기적으로 업데이트해서 정체되지 않은 카페로 운영해야 한다. 고객이 참여할 수 있는 여러 가지 행사 등을 기획하여 공지하는 것도 좋은 방법이다. 시온여성병원은 여러 가지 임신출산과 관련된 상담 게시판을 활발하게 운영하고 있으며, 다양한 병원 행사를 기획하여 운영하고 있다. 그 중 시온여성병원에서 출산한 경험이 있는 고객을 대상으로 시행하는 '아기사진 컨테스트'는 매년 고객에게 많은 사랑과 관심을 받고 있는 이벤트이다. 아기사진 컨테스트는 시온여성병원에서 태어난 아기들의 예쁜 사진들을 접수받아 병원 내부에서 투표하는 형태로 운영된다. 매년 수백 명의 아기 사진이 접수될 정도로 인기가 많은 이와 같은 이벤트를 공지하고 신청하는 창구로도 카페가 활용되고 있다.

함소아 한의원의 카페인 '마미클럽(https://cafe.naver.com/hammommy)'은 다양한 문화 클래스와 정모 등을 운영하며 활발한 카페로 운영되고 있다. 꼬마한의사 체험을 하거나 초콜릿으로 공진단을 만드는 체험 등을 기획하여 한의원과 조금 더 친숙해질 수 있도록 여러 가지 노력을 하고 있다. 또한 한의사가 직접 상담게시판에 답변을 해줌으로 인해 온라인 상담에 대한 신뢰도와 전문성을 높이고 있다. 답변의 내용도 짧게 응대하는 것이 아니라 고객이 충분히 이해할 수 있도록 쉽게 설명하고자 노력한 흔적이 느껴지는 답변이 이루어지고 있다. 진심이 느껴지는 병원과의 소통은 병원 카페의 가장 중요한 핵심이다. 카페를 만들어서 운영할 계획이 있는 의료기관이라면 고객이 어떤 것을 원하는지를 먼저 생각해보고 고객이 다시 찾고 싶은 카페로 만들기 위해 기획 단계부터 세심하게 신경 써야 한다.

3) 키워드 광고(keyword advertising)

(1) 키워드 광고란

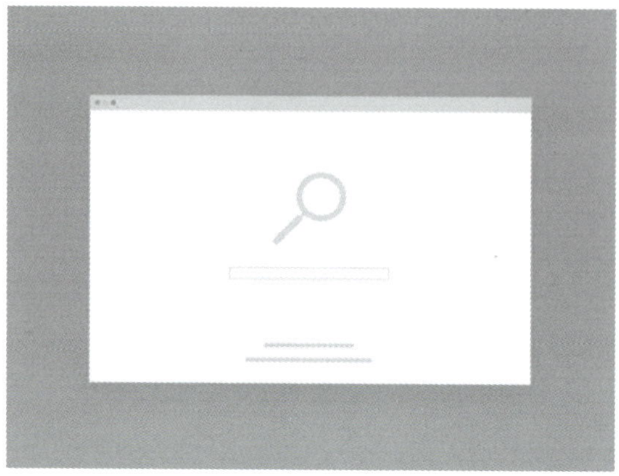

키워드 광고는 검색 사이트의 검색창에 특정 검색어(키워드)를 입력하면 검색 결과 화면에 광고주의 웹사이트가 노출되도록 하는 광고를 말한다. 특정 분야에 관심이 있는 사람들에게만 광고 내용을 보여줄 수 있기 때문에 타깃팅이 가능하고 광고 효과를 높일 수 있는 광고이다. 예를 들어 여드름 치료에 관심이 많은 사람이 치료할 병원을 찾기 위해 다음에서 '여드름 병원'이라고 검색하면 [그림 12-15]와 같이 다음 최상단에 위치한 '프리미엄링크'에서 여러 병·의원들을 볼 수 있게 된다.

그림 12-15 다음 키워드광고 여드름 병원 검색시 노출화면

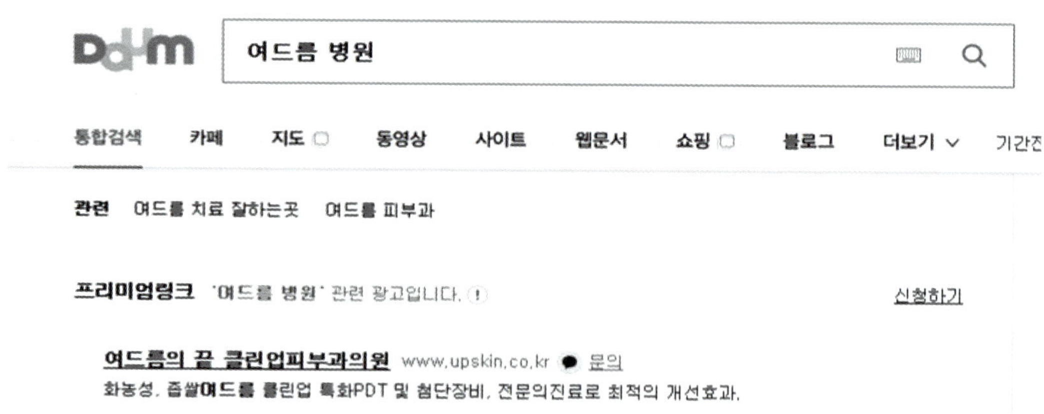

출처 : https://www.daum.net

이렇게 노출되는 병의원들은 '여드름 병원'이라는 키워드를 구매해서 광고하기 때문에 노출되는 것이다. 키워드 광고는 클릭당 차감되는 비용이 높은 순서부터 차례대로 노출된다. 여드름을 검색한 이용자들에게 포털사이트의 첫 페이지에서 우리 병원을 알릴 수 있는 광고이기 때문에 온라인 마케팅을 하는 병원에서는 키워드 광고에 관심을 많이 가지고 있다. 키워드 광고는 특정 정보를 원하는 이용자들에게만 노출되기 때문에 불특정 다수를 대상으로 하는 광고에 비해 효과적인 광고로 인식되고 있으며, 검색 마케팅 분야에서 인기 있고 높은 비중을 차지하고 있다.

① 메인키워드와 세부키워드

키워드 광고를 할 때 중요하면서도 신경을 써야 하는 부분이 키워드 추출이다. 고객의 니즈와 성향을 잘 파악해서 키워드를 잘 선택해서 광고해야 한다. 키워드 추출은 키워드 광고 외에도 블로그 또는 카페, 지식인 마케팅을 할 때도 활용되기 때문에 매우 중요하다. 네이버와 같은 포털사이트는 의료기관에 활용도가 높은 키워드를 추출하는데 도움을 주는 검색광고 페이지를 운영하고 있다. 광고주로 가입하면 키워드에 따른 검색수, 클릭수, 경쟁정도를 알 수 있는 자세한 키워드 정보가 제공되므로 참고하면 좋다.

키워드는 대표키워드와 세부키워드로 나눌 수 있다. 대표키워드는 검색량이 많은 대표적인 키워드를 말한다. 예를 들어 '보톡스', '필러', '지방흡입', '모발이식', '라식' 등과 같이 일반적이고 포괄적인 의미의 키워드이다. 세부키워드는 좀 더 구체적이고 세부적인 키워드를 의미한다. 예를 들어 '필러'는 메인키워드이다. 그러나 '강남역필러피부과', '애교살필러잘하는곳', '청담동이마필러', '필러시술잘하는곳' 등과 같이 수식어 또는 확장어가 붙어 있는 키워드는 세부키워드라고 한다.

키워드 광고를 할 때는 마케팅담당자가 대표키워드를 선별하고 세부키워드를 전략적으로 구성해서 진행해야 한다. 대표키워드와 세부키워드는 다음과 같은 차이점이 있다. 먼저 대표키워드는 대표적으로 검색하는 키워드이므로 노출수와 클릭수가 높은 편이고, 브랜딩 효과가 좋다는 장점이 있다. 따라서 입찰경쟁률이 높고 비용이 비싸다. 그에 반해 세부키워드는 노출수와 클릭수가 대표키워드에 비해 낮고 입찰경쟁률이 낮다. 경쟁이 낮기 때문에 비용은 저렴한 편이다. 세부키워드의 장점은 실구매자를 중심으로 검색하는 키워드이므로 구매전환율이 높은 편이다.

[표 12-2] 대표키워드와 세부키워드의 차이점

	대표키워드	세부키워드
노출수	노출수 많다	노출수 적다
클릭수	클릭수 많다	클릭수 적다
입장경쟁률	경쟁률 높다	경쟁률 낮다
비용	비용이 비싸다	비용이 저렴한 편이다
장점	브랜딩 효과가 좋다	구매전환율이 높다

② CPC와 CPM

키워드 광고는 돈을 지불하는 방식에 따라 크게 두 가지 방식으로 구분된다. 과금방식에 따라서 클릭당 비용을 지불하는 CPC(Cost Per Click) 방식과 월 정액제로 광고하는 방식인 CPM(Cost Per Millenium)으로 나누어진다. CPC는 클릭을 한 경우에만 비용이 발생되기 때문에 사용자들이 홈페이지에 방문할 경우만 비용이 지불되는 종량제 방식이다. 따라서 특정 키워드의 가격은 실시간 입찰에 따라 달라지기 때문에 정해진 가격이 없는 것이 특징이다. CPM은 클릭수가 아니라 노출수를 기준으로 하여 광고비를 책정하는 정액제 방식이다. CPM은 키워드의 전월 노출수를 기준으로 한 달 이용료가 책정되므로 클릭이 이루어지지 않고 홈페이지에 방문하지 않았어도 전월 노출수를 기준으로 광고비용이 책정된다.

(2) 키워드 광고의 장점과 단점

① 키워드 광고의 장점

스마트폰의 보급으로 인하여 사람들은 손쉽게 언제 어디서나 검색을 할 수 있게 되었고, 원하는 정보를 얻기 위해 인터넷에서 정보를 찾는 사람들이 급증하였다. 예를 들어 턱관절에 통증이 생겨서 급하게 병원을 알아볼 때 PC나 모바일을 통해 병원을 검색하고 전화 및 문의 등을 통해 방문하게 된다. 키워드 광고는 검색결과의 최상단에 우리 병원의 웹사이트가 노출되기 때문에 이것만으로도 광고 효과가 크다고 할 수 있다. 또한 우리가 타겟으로 하는 고객들에게 노출되기 때문에 타겟 고객과 만날 수 있고, 문의 및 진료예약으로 이어질 확률도 높아 효과적인 광고라 할 수 있다.

② 키워드 광고의 단점

키워드 광고의 치명적인 단점은 광고의 금액이다. 모든 키워드가 비싼 것은 아니지만 인기가 많고 타겟 고객들이 많이 검색하는 인기 키워드는 금액이 매우 비싼 편이다. 인기 있는 키워드의 경우에는 한 번의 클릭으로 몇 만원이 과금되는 경우도 있다. 의료기관의 경우 키워드 경쟁이 과열되어 있기 때문에 키워드 광고의 가격이 높아질 수 있다. 키워드 광고는 입찰 경쟁 방식이어서 금액을 너무 낮게 책정하면 노출이 안 되기 때문에 다른 의료기관보다 상위에 노출되기 위해서는 더 높은 광고비를 책정해야 한다. 그렇기 때문에 높아진 광고비가 부담스러운 의료기관들은 진입하기 어렵다.

두 번째 단점은 무효클릭이 발생할 수 있다는 점이다. 무효클릭은 광고비 소진을 목적으로 경쟁사가 허위로 클릭하는 것 또는 검색광고 취지에 맞지 않는 무의미한 클릭이 발생하는 것을 말한다. 광고비는 꾸준하게 발생되고 있는데 문의가 없는 경우에는 무효클릭을 의심해 볼 필요가 있다. 포털사이트에서는 무효클릭으로 인한 피해가 있는 경우 로그분석을 통해 비용을 환급받는 방식 장치를 마련하고 있지만 실제 사용자가 클릭한 것인지 악의적인 의도로 클릭을 한 것인지를 100% 모두 걸러낼 수 없다는 단점이 있다.

세 번째 단점은 키워드 광고를 통해 우리 병원 홈페이지에 방문해도 구매로 직결되는 것은 아니라는 것이다. 홈페이지에 많은 정보가 있더라도 제공되는 일방적인 정보만을 믿고 진료 및 치료로 연결되는 것은 의료의 특성상 쉽지 않기 때문이다.

(3) 키워드 광고 시 유의할 점

키워드 광고는 포털사이트에서 무언가를 검색했을 때 가장 최상단에 노출되는 광고이기 때문에 많은 기업과 의료기관들이 활용하는 광고 중의 하나이다. 키워드 광고는 반응이 빠르고 매출에 직 · 간접적인 영향을 많이 미치는 편이다. 그래서 경쟁이 높은 키워드는 비용이 계속 높아질 수 있고, 광고비용에 따른 계획을 잘 세워야 한다. 또한 대표키워드와 세부키워드의 적절한 구성 및 변화에 따른 세부키워드의 개발도 중요하다. 대표키워드를 많이 사용하여 광고를 한다고 해도 효과가 비례하는 것은 아니기 때문이다. 실제 구매로 전환될 수 있는 고객을 타깃으로 하기 위해 다양한 세부키워드 개발이 필요하다. 고객의 욕구 변화와 시대의 변화에 따라 지속적으로 키워드를 개발해야 하고, 광고 효과에 대한 분석을 통해 최적의 상황을 만들어 가야 한다.

키워드 광고를 하게 되면 클릭당 비용을 많이 지출하는 순서대로 광고의 위치가 달라진다. 그러나 맨 위에 노출된다고 해서 그만큼 고객을 많이 확보하게 되는 것은 아니다. 키워드를 대표하는 대표 문구와 설명 문구에 따라서 클릭수의 차이가 발생되므로 이런 부분도 잘 관리하여 고객에게 신뢰감을 주고 클릭을 유도할 수 있어야 한다.

네이버와 다음 같은 포털사이트에서 '잡티'를 조회하면 상단에 노출된 파워링크나 프리미엄링크에서 여러 병원들이 노출되고, 고객은 병원 이름과 대표 문구 그리고 병원명 아래의 설명 문구를 읽어본 후 검색 의도와 가장 부합되는 병원의 웹사이트를 클릭하게 된다. 이때 클릭해서 보이는 홈페이지의 이미지와 내용, 구성 등에 따라서 고객이 되기도 하고 그냥 떠나가기도 한다. 즉, 키워드 광고로 고객을 유입시킬 수는 있지만 구매로 전환되지 않고 이탈될 수 있으므로 키워드 광고전에 홈페이지를 잘 만들어서 관리할 필요가 있다.

학습정리

1. 병원 홈페이지의 중요성과 역할에 대해 설명하시오.
2. 개별 SNS의 특성에 대해서 설명하시오.
3. 메인키워드와 세부키워드에 대해서 설명하시오.

제3절

온라인 마케팅 관리

학습목표

1. 우리의 타겟고객이 누구인지를 명확히 알 수 있다.
2. 온라인상의 평판관리의 중요성을 이해하고 관리할 수 있다.
3. 고객의 구매 프로세스를 이해하여 온라인 마케팅 활동을 기획할 수 있다.
4. 온라인 마케팅과 오프라인 마케팅의 콘텐츠를 차별화시키고 일관성 있게 운영할 수 있다.

키워드

타겟고객, AIDA 모델, AISAS 모델, 온라인 현황 파악, 콘텐츠의 차별화, 일관성

1. 온라인 마케팅을 위한 준비

1) 고객에 대한 이해

마케팅을 할 때는 가장 먼저 고객에 대한 이해를 먼저 해야 한다.

첫째, 우리의 타겟고객이 누구인지를 명확히 해야 한다. 어떤 것에 흥미를 가지고 있고, 연령층은 어떠하며, 그들이 가장 많이 사용하는 소셜미디어는 무엇인지 알고 있어야 한다. 반드시 치료를 받는 환자고객이 우리의 마케팅 타겟고객과 일치하지는 않는다. 예를 들어 '소아청소년과'의 경우나 '아이전문한의원'의 경우에는 치료받는 대상자는 어린이 또는 청소년이지만 병원 선택의 결정권자는 '부모'이며 그중에서도 어머니일 가능성이 높다. 따라서 온라인 마케팅을 진행할 때 자녀를 둔 어머니의 연령층과 그들이 많이 속해있는 커뮤니티 그리고 자주 사용하는 SNS 등이 무엇인지를 알고 마케팅을 기획해야 한다.

두 번째, 고객이 원하는 것이 무엇인지 알아야 한다. 고객이 어떤 것을 원하는지, 무엇을 알기 원하는지, 무엇 때문에 치료를 망설이는지 등을 알지 못하면 아무리 화려하고 비용이 높은 온라인 광고를 진행해도 좋은 성과를 기대할 수 없기 때문이다. 우리 병원의 주 고객들은 온라인상에서 병원 검색 시 어떤 검색어로 가장 많이 검색하고 있는지, 치료에 관해 가장 중요하게 생각하는 것과 관련된 이슈 등에 대해서도 파악하고 있어야 한다. 마케팅 담당자는 먼저 고객의 소리에 귀 기울이며 고객이 어떤 것에 주목하는지를 파악할 필요가 있다.

온라인상에서 접하게 되는 많은 의료기관의 마케팅 활동을 살펴보면 대부분 주력하고 있는 부분을 노출하는 데 집중되어 있다. 예를 들어 우리 병원의 위치, 규모, 핵심 진료과목에 대한 소개와 장점, 보유하고 있는 장비, 여러 가지 시설과 인테리어 등에 관한 사진, 후기와 시술전후 사진 그리고 의료진의 전문성과 경력 등을 많이 노출하고 있다. 대부분 병원들은 이와 같은 것을 고객에게 알려야 하는 것이 기본이고 가장 궁금해 할 것이라고 생각한다. 그런데, 고객은 이 정도의 정보만으로 쉽게 병원 선택과 치료 결정을 하지 않는다. 의료기술의 평준화 시대인 지금은 어떤 병원에 가도 어느 정도 이상의 진료를 받을 수 있게 되었다. 그래서 자신이 원하는 그 무엇을 잘 충족해주는 병원이라면 더 선택할 가능성이 높아지게 된다.

고객들은 과연 어떤 것을 원하는 것일까? 그것을 알기 위해서는 고객의 관점으로 바라보며 고객의 소리에 귀를 기울여야 한다. 예를 들어 충치 치료를 많이 무서워하는 어린이의 어머니가 어린이 전문 치과를 찾고 있다면 어떤 점을 가장 중요하게 고려하며 찾을까를 생각해봐야 한다. 아이에게 치과를 친근하게 느끼게 해줄 동물 캐릭터로 꾸며진 시설과 인테리어도 중요하겠지만 치료를 거부하는 아이를 어떻게 달래는지, 치료받는 아이의 모습을 볼 수 있는지, 치료의 통증을 줄이기 위해서 어떤 것을 해주는지, 혹시 의료진들이 아이를 야단치지는 않을지 여러 가지가 궁금할 수 있다. 어린이 치과 중 한 치과는 진료실에서 치료를 받는 아이의 모습을 대기실에서 볼 수 있도록 모니터를 비치해두었다. 치료실에 부모 없이 혼자 있는 아이를 맘 졸이며 기다리는 부모의 마음을 이해하여 만든 것인데 호응이 좋다. 이와 같은 서비스를 알린다면 일방적인 광고들보다 훨씬 더 좋은 효과와 이미지를 얻을 수 있을 것이다. 마케팅의 가장 기본적인 질문인 고객이 원하는 것은 무엇인가를 찾고, 그 원하는 것을 만족스럽게 제공해주는 서비스를 하는 병원이라는 것을 인식시켜야 한다.

2) 온라인 현황 파악

온라인상에서 우리 병원과 진료과목이 같은 병원들 중 우리의 경쟁병원은 어떤 병원들이 있는지를 먼저 파악하고, 경쟁병원들이 우리 병원보다 온라인상에서 우위를 차지하고 있는 것은 무엇이며 어떤 부분을 강조하고 마케팅 활동을 하고 있는지 파악해야 한다. 또한 경쟁병원들이 온라인상에서 어떤 광고를 진행하고 있는지 등도 파악하여 우리가 온라인 마케팅 기획을 할 때 참고하여 활용하는 것이 좋다.

고객들이 많이 검색하는 키워드별로 포털사이트에 노출되는 현황을 체크하면 노출 경쟁 정도가 어떠한지를 확인할 수 있는데, 검색광고의 경쟁정도와 블로그, 카페 그리고 지식인 등을 통한 노출 경쟁상황을 알 수 있다. 온라인내의 경쟁 현황을 파악하고 우리 병원이 경쟁력을 갖기 위해 어떤 포지셔닝 전략을 세울 것인가를 생각해야 한다.

우리 병원이 현재 온라인을 통해 마케팅 활동을 하고 있다면 경쟁병원의 노출과 우리 병원의 노출 비중이 어떤지를 파악하고 영역별로 분석해야 한다. 우리 병원을 이용한 적이 있는 고객 그리고 내원할 가능성이 있는 잠재 고객들 사이에서 우리 병원은 어떤 병원인지 알고 있어야 한다. 온라인상의 소문과 평판은 매우 중요하다. 온라인상에서 퍼지는 입소문은 매우 강력하게 확산되며, 온라인상의 리뷰와 소문들이 내원을 결정하는 중요한 요소로도 작용할 수 있기 때문이다. 그래서 경쟁병원들의 평판과 우리 병원이 어떠한지를 파악해야 한다.

고객이 기대하는 것은 무엇이고, 우리 병원에서 만족해하는 부분과 불만족한 부분들은 무엇인지를 파악하여 잘하는 부분은 더욱 강조해야 하고, 부족하거나 잘못하고 있는 부분에 대해서는 개선활동을 해야 한다. 특히 병원에 내원했을 때의 부정적인 리뷰를 공유한 경우에는 그 파급효과가 매우 크기 때문에 잘 관리하고 대처해야 한다. 온라인 평판을 관리하기 위해 마케팅 담당자는 포털사이트와 우리의 고객이 많이 모여 있는 커뮤니티에서 우리 병원과 경쟁병원에 관한 글을 정기적으로 모니터링해야 한다.

3) 구매 프로세스 이해

고객은 무엇인가를 구매할 때 일정한 패턴을 보이게 되는데, 대표적으로 고객의 구매 프로세스에 대한 AIDA 모델과 AISAS 모델에 관해 알아보자. 고객의 구매 프로세스에 대한 전통적인 해석은 AIDA 모델이다. AIDA 모델은 E.S 루이스에 의해 1898년에 나온 것으로 시기적으로 공급자가 우위인 시대에 나온 모델이다.

그림 12-16 AIDA 모델

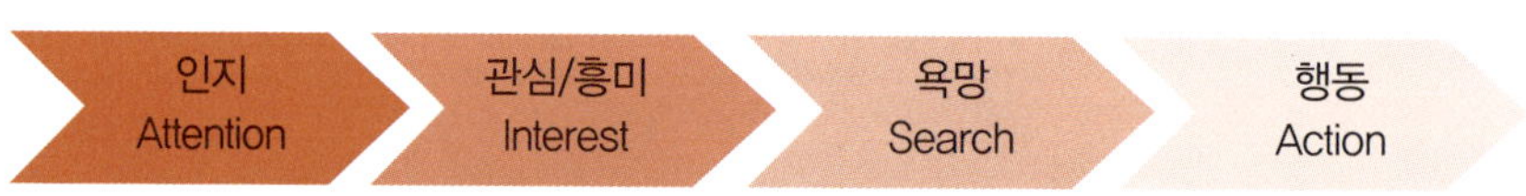

AIDA 모델은 인지(Attention), 관심/흥미(Interest), 욕망(Desire), 행동(Action)의 단계를 거쳐 구매에 이르게 된다고 설명한다. 쉽게 풀어서 설명하면 고객들에게 제품을 판매하기 위해 먼저 제품을 알리면 그다음에 그 제품에 관심과 흥미가 생겨나고 그리고 구매 욕구가 유발되도록 하면 고객은 구매한다는 것이 AIDA모델이다.

그런데, 시대가 변하고 발전하면서 고객은 새로운 구매형태를 보이기 시작했고, 2005년 일본의 덴츠라는 광고대행사에서 AISAS라는 새로운 구매행동모델을 만들었다.

그림 12-17 AISAS 모델

AISAS 모델은 인지(Attention), 관심/흥미(Interest), 검색(Search), 구매(Action), 공유(Share)의 단계로 구매한다는 것이다. 다시 말해 어떤 상품을 알게 되고 흥미를 갖게 되면 고객은 검색을 통해 알아보고 구매를 결정한다. 그 후 구매한 상품에 대한 여러 가지 경험들을 SNS 등을 통해 공유한다는 것이다.

이와 같이 상품을 구매한 사람들의 후기는 그 상품을 검색하는 다른 누군가에게 노출될 수 있고, 그 사람의 구매에도 영향을 미치게 된다. 만약 검색과정에서 우리 병원에 대한 정보가 노출되지 않고 경쟁병원의 정보만 노출이 된다거나 또는 우리 병원에 대한 좋지 않은 평가의 글들이 노출된다면 고객은 우리 병원보다는 다른 병원을 선택할 가능성이 높아지게 된다. 반대로 우리 병원의 정보가 상위에 노출이 되고, 우리 병원에서 진료받은 고객들이 만족스러운 경험을 공유하는 글이 많이 검색된다면 우리 병원에 문의하거나 진료상담을 받기 위해 오게 될 확률이 높아지게 된다.

건강과 밀접하게 관련 있는 진료상품을 구매할 때는 병원 선택부터 진료 방법을 선택하기까지 많은 시간과 정보탐색을 한 후에 결정하게 된다. 이때 검색, 공유 등은 신규고객 창출과 병원의 브랜드 및 이미지 관리에 매우 중요한 부분을 차지하기 때문에 온라인 마케팅 담당자는 이 점을 유념하고 마케팅 활동을 해야 한다.

2. 온라인 마케팅 유의사항

1) 콘텐츠의 차별화

온라인 마케팅에 많은 비용을 투자하면 고객이 우리 병원을 선택해 주고 방문해 줄 것이라고 막연하게 믿어서는 안 된다. 마케팅에는 정답이 없다. 늘 한결같지도 않다. 고객의 마음이 바뀌듯이 마케팅도 시대적인 흐름과 환경의 변화에 따라서 마케팅도 변화하게 된다. 예전부터 효과가 있는 방법이라고 해서 지금도 똑같이 그 방법이 통하는 경우는 많지 않다. 남들이 다하는 마케팅 기법을 단순히 따라 한다고 좋은 결과를 얻게 되는 것도 아니다.

마케팅에서는 온라인이든 오프라인이든 '차별화'가 매우 중요하다. 사람들은 어디서든 볼 수 있는 똑같은 종류의 광고에는 식상함을 많이 느끼게 되었고, 스팸이라고 인식하는 경우도 많아지고 있다. 치료 관련 검색을 해보면 대부분 같은 말을 반복적으로 하고 있거나, 핵심이 빠진 빈껍데기와 같은 글들이 많이 보인다. 같은 글을 복사하고 붙여 넣기 한 여러 개의 반복된 글들도 쉽게 찾아볼 수 있다. 고객이 치료와 관련된 검색을 했을 때 이와 같은 글들을 보게 된다면 해당 병원에 대해 신뢰감을 가질 수 있을까? 대부분의 고객들은 '이것은 광고구나'라고 인식하게 되며, 양질의 정보라고 생각하지 않는 경향이 있다. 고객은 광고성이 짙은 내용과 양질의 정보를 구분한다.

따라서 고객이 궁금해하는 것을 알려주는 것이 아니라 일방적으로 병원이 알려주고 싶어 하는 부분만을 광고처럼 반복적으로 알려주는 것은 오히려 상업적인 이미지를 더 강조하는 결과를 얻게 한다. 많은 병원들이 노출하는 것과 비슷하거나 같은 것을 노출하기보다는 우리 병원에서만 제공할 수 있는 차별화된 콘텐츠를 만들고 생산하는 것이 매우 중요하다. 차별화된 콘텐츠를 개발할 때 주의해야 할 사항들이 있다. 콘텐츠의 개발은 우리 병원 브랜드의 정체성을 기반으로 해야 한다는 것이다. 고객에게 우리 병원을 어떤 병원으로 인식시키고 싶은지, 그에 따라 어떻게 다른 병원과 차별화를 만들어 낼 것인지, 고객을 어떻게 설득할 것인지에 대한 전략을 세워야 한다. 그리고 그 전략을 기반으로 하여 콘텐츠를 생산하고 고객에게 인식되도록 마케팅 활동을 펼쳐야 한다.

2) 일관성

마케팅은 일관성이 있어야 한다. 온라인 키워드 광고는 '다크서클'에 주력하면서 정작 홈페이지를 들어가 보면 다크서클에 대한 정보들이 노출되지 않고, 여드름 치료나 각종 레이저 치료에 대한 설명들만 부각된다면 고객은 다크서클 치료를 잘하는 병원이 아닐 거라고 생각할 수 있다. 또한 온라인 마케팅에서 주력하는 부분이 '다크서클'로 일관성 있고 동일한 메시지를 어필하고 있는데, 막상 병원에 내원해보니 다크서클을 전문으로 치료하는 병원의 이미지가 연결되지 않는다면 이 역시도 일관성이 결여된 마케팅 활동이라 할 수 있다. 마케팅은 온라인과 오프라인상에서도 일관성이 있어야 한다. 우리 병원이 주력하는 진료상품이 '다크서클'이라면 다크서클과 관련된 여러 가지 정보들을 노출하기 위한 전략을 세워야 한다. 그리고 고객이 병원에 내원하였을 때 다크서클 치료를 잘하는 병원이라는 신뢰감을 병원 내부에서도 느낄 수 있도록 해야 한다. 병원 내 홍보물도 다크서클에 관련된 것으로 통일감을 줄 필요가 있고, 다크서클 관련 책자와 치료 정보를 담은 홍보물 등도 잘 비치해두어야 한다. 다크서클 치료를 얼마나 전문적으로 하고 있으며, 어떻게 치료하고자 하는지에 대한 진료 철학 등도 대기실에서 느낄 수 있도록 해야 한다.

3) 고객 상담 관리

온라인을 통하여 여러 가지 마케팅 활동을 활발하게 하고 있는 병원들 중 고객응대와 상담에 관해서 관리가 잘되지 않는 병원들이 있다. 온라인 마케팅 활동을 하는 기본적인 이유는 고객에게 우리 병원의 브랜드를 알리고, 우리 병원으로 유입하기 위함이다. 그런데 온라인 광고와 홍보, 그외 여러 가지 활동들은 중요시하면서 정작 병원에 내원할 가능성이 높은 고객이 병원에 문의할 때의 중요성은 간과하는 경우가 많다.

고객이 전화로 문의하거나 홈페이지의 실시간 상담과 게시판을 통해 문의하였을 경우 내부 직원이 어떻게 고객응대를 하고 상담하는지는 매우 중요한 단계이다. 이런 상담들이 바로 내원으로 이어지거나 병원에 대한 믿음을 줄 수 있는 중요한 부분이기 때문이다.

어떤 병원은 홈페이지에 실시간 상담 채팅창을 만들어 놓았지만, 고객이 문의를 하면 최소한 30분~한두 시간 정도가 지난 후에야 답변을 한다. 실시간 상담 메뉴를 만들어 놓았지만 고객이 체감하는 것은 실시간 상담이 아니었다. 또 다른 병원은 고객이 키워드 광고를 통해 병원을 인지하고 치료에 관해 궁금해서 전화문의를 했는데, 단답형의 짧은 답변과 성의 없는 태도로 고객의 불만을 사기도 했다. 고객이 병원과 접하게 되는 모든 순간을 만족스럽게 관리해야 하며, 특히 처음 소통하는 단계인 '문의'에 대한 응대와 상담이 만족스럽게 이루어지도록 해야 한다. 홈페이지를 통해 고객이 문의를 하면 빠른 답변을 제공하는 '3초 답변'을 시행하는 병원도 있고, 의사가 직접 답변을 하는 상담게시판을 운영하는 병원도 있다.

전화로 문의하는 고객에게 만족감을 줄 수 있는 상담을 진행할 수 있도록 정기적으로 상담 매뉴얼을 점검하고, 응대 서비스를 관리하여 운영하는 병원들도 있다. 고객의 질문과 요청 그리고 여러 가지 상담 등을 잘 수행해나갈 수 있는지 지속적으로 관리하는 것은 매우 중요한 부분이다.

학습정리

1. 온라인 현황 파악을 하기 위한 방법을 설명하시오.
2. 고객의 구매 프로세스를 설명하시오.
3. 온라인 마케팅시 주의해야 할 점에 대해서 설명하시오.

참고문헌

신용성, 아이보스의 온라인 마케팅 통찰(컨버전시, 2015)

이수재 외 3인, 『병원코디네이터』(서울 : 계축문화사, 2016).

이승윤, 한 권으로 끝내는 디지털·소셜미디어 마케팅(시그마프레스, 2015)

정혜연, 다시! 알아야 할 병원마케팅(북이십일 21세기북스, 2011)

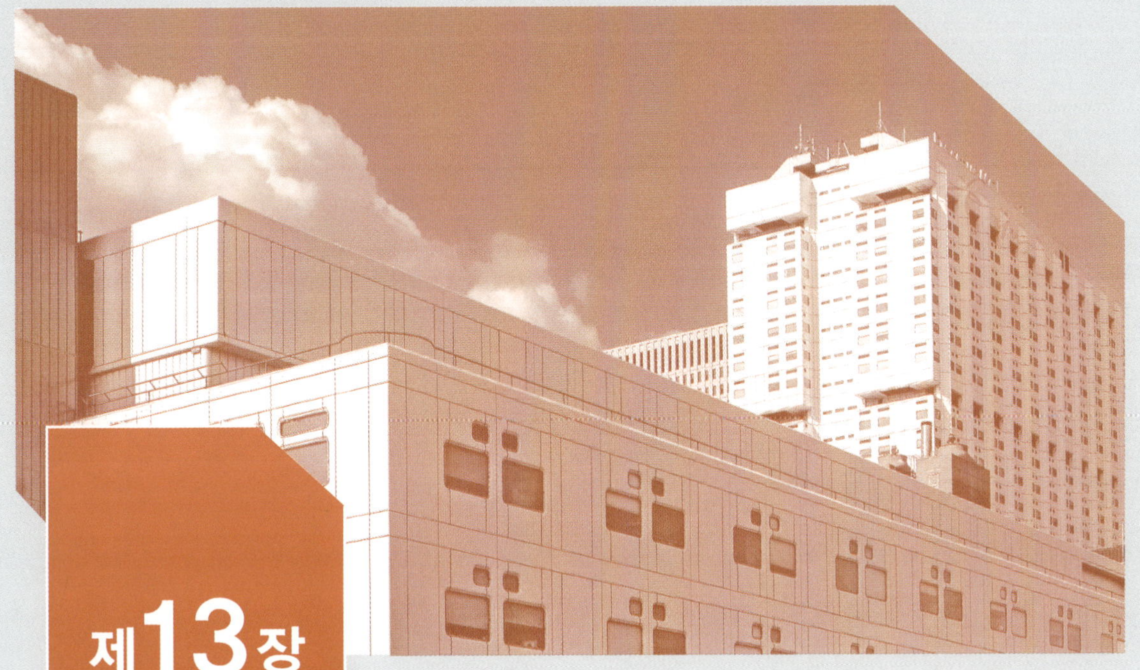

제13장

병원 데이터베이스 마케팅

제1절

데이터베이스 마케팅의 이해

학습목표

1. 데이터베이스 마케팅의 개념을 이해하고 설명할 수 있다.
2. 데이터베이스 마케팅의 중요성을 이해하고 설명할 수 있다.
3. 데이터베이스 마케팅의 필요성을 설명할 수 있다.
4. 매스 마케팅과 데이터베이스 마케팅의 차이점을 이해 할 수 있다.

키워드

데이터베이스 마케팅, 매스 마케팅, 직접 마케팅, 관계 마케팅, 데어터웨어하우스, 데이터마이닝

1. 데이터베이스 마케팅의 개념

매스 생산(mass products)과 매스 마케팅(mass marketing)의 개념은 산업혁명 때 출현하여 오늘날까지 이용되고 있으며, 이는 데이터베이스를 기반으로 한 데이터베이스 마케팅, 즉 일대일 마케팅의 새로운 접근방법에 의해 도전을 받고 있다. 이러한 데이터베이스 마케팅은 그 기본 개념과 성격에서부터 기존의 마케팅과 크게 다르다. 첫째는 고객 개개인의 요구와 가치가 서로 다르다는 기본 인식에서 출발한 데이터베이스 마케팅은 고객 개인의 평생 잠재 가치에 근거한 차별적인 대우를 통해 고객 가치의 극대화에 중점을 두고 있다. 둘째로는 기존 고객이 기업의 경영 활동에 중요하다는 새로운 인식의 변화에 따라 데이터베이스 마케팅 활동은 고객과의 지속적인 관계 구축과 정량화된 고객반응 분석을 통해 끊임없이 보완 및 개선된다.

데이터베이스 마케팅은 1980년대 카탈로그를 이용한 대기업의 통신판매업체들에 의해 도입되기 시작한 이후 개별 고객의 중요성에 대한 인식의 증대와 정보 기술의 발달에 따라 소매, 금융, 제조, 통신, 그리고 서비스업 등으로 급속히 확산된다. 데이터베이스 마케팅이 확산된 산업을 보면 몇 가지 공통점을 찾을 수 있다. 이들 산업은 공통적으로 고객 기반이 넓고 경쟁이 치열하며 고객과의 다양한 접촉을 통한 정보 획득 및 이용이 쉽고 고객의 평생 가치가 높다.

데이터베이스 마케팅의 등장이 갖는 가장 중요한 의미는 대량 고객 맞춤형(Mass-Customized) 마케팅의 실현이 가능하다는데 있다. 개별 고객에게 가장 적절한 상품 및 서비스를 제공한다는 개념은 기업 경영활동에 마케팅이란 개념이 도입되기 이전부터 일대일 대면 접촉을 통한 거래 형태로 이미 존재해 왔다. 이후 대량생산 및 대량소비의 매스마케팅 시대를 거쳐 고객 세분화(Customer Segmentation)를 바탕으로 한 세분화 마케팅, 그리고 강력한 정보 기술의 발달로 데이터베이스 마케팅이 등장하며, 이는 다수의 개별 고객을 대상으로 한 차별화된 마케팅을 가능하게 한다.

이러한 데이터베이스 마케팅(Database Marketing)의 개념은 고객에 대한 여러 가지 다양한 정보를 컴퓨터에 의해 데이터베이스화 하고, 구축된 고객의 데이터베이스를 전략적으로 활용하여 고객 개개인과의 일대일 접촉을 통해 직접적인 반응/판매를 유도하거나 장기적인 고객 관계를 구축하고자 하는 제반 마케팅 활동 과정으로 정의된다.[1] 고객의 데이터베이스를 기반으로 한 이 마케팅은 어떤 고객이 어떤 종류의 서비스와 제품을 얼마나 자주 이용 및 구매했는지, 어느 장소 혹은 매장에서 어떤 유형의 서비스와 제품을 구매했는지, 그리고 언제 이들을 재 구매 하거나 혹은 대체 구매를 할 것인지 등과 같은 데이터를 가지고 고객의 성향을 분석하여 향후 병원이나 기업이 필요로 하는 마케팅 전략을 수립하고 실행한다. 마케팅의 근간이 되는 데이터베이스는 고객의 이름과 주소, 전화번호, 이메일 주소, 구매내역, 가족관계 사항, 사이즈, 건강관련 정보, 브랜드 같은 기호(취향) 등 합법적이고 정확하게 수집할 수 있는 기타 정보로 구성된다[그림 13-1][2].

그림 13-1 데이터베이스 마케팅의 개념도

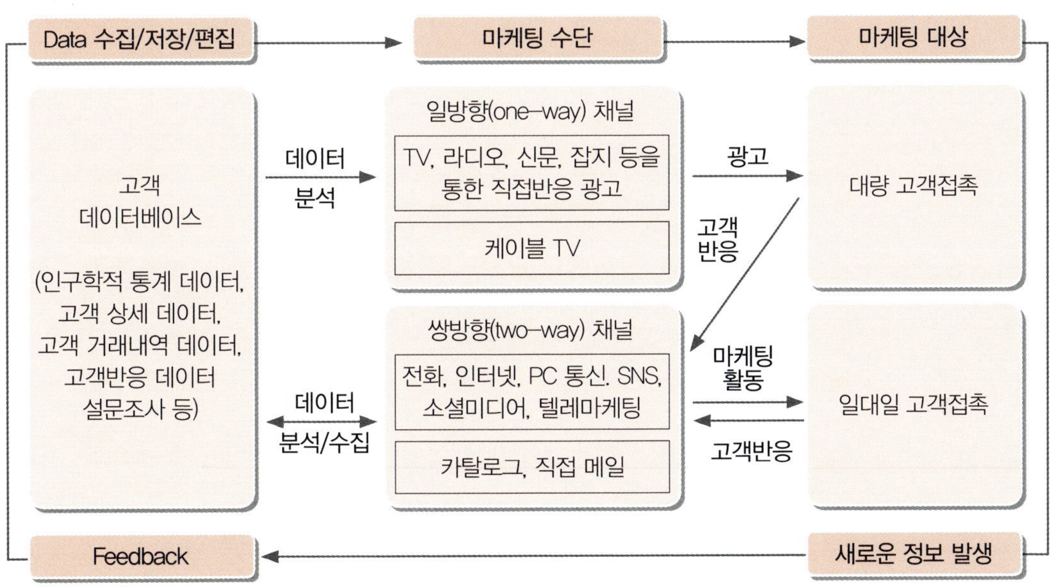

데이터베이스 마케팅은 기업이 성장 · 발전하는데 반드시 필요한 마케팅 중의 하나이며, 이에 대한 개념은 시대와 학자에 따라 여러 가지 방식으로 정의되고 있다[표 13-1].

1 안현정, DataBase Marketing[DBM]의 효율적 활용방안, WISEPOST, 2005

2 박경규, 데이터베이스 마케팅 도입의 핵심성공 요인 분석, 경희대학교 석사학위논문, 1998.

[표 13-1] 데이터베이스 마케팅의 정의[3]

연구자	개념 정의
Stone and Shaw(1987)	데이터베이스 마케팅은 마케팅 의사소통에 대한 상호작용적인 접근방법이며, 이는 미래의 모든 접촉을 향상시키는데 도움을 주는 고객, 유망고객과 모든 의사소통, 그리고 상업적 접촉의 전자 데이터베이스 메모리를 기록하고 유지시킴으로써 고객들에게 더 가까이 머물고, 청중을 목표로 하고, 그리고 고객의 수요를 자극하기 위하여 설득력 있는 의사소통 매체(메일, 전화, 영업인력)를 이용한다.
Roberts(1997)	데이터베이스 마케팅은 전산화된 개인수준의 데이터 집합에 대한 통계적 분석과 모형 기술의 응용이다. 이는 신원이 확인된 고객과 유망고객에 대해 직접 의사소통하는 비용 효과적 마케팅의 개발을 지원하고 특별한 판매촉진 노력의 결과를 추적하고 평가한다. 데이터베이스 마케팅은 관련 제품과 서비스의 반복된 구매를 촉진하기 위한 장기간의 유망고객과 개별 목표고객과의 계획된 의사소통을 의미한다.
Shani and Chalasani (1992)	데이터베이스 마케팅은 단순히 마케팅 성과를 향상시키기 위한 데이터베이스를 구축하기 위하여 과거, 현재, 그리고 잠재고객에 관한 정보를 수집하는 것이다. 정보는 인구학적 통계 자료, 소비자의 기호, 취미, 구매행위와 라이프스타일 등을 포함한다.
Gama (1997)	마케팅은 역사적, 환경적, 지리적, 인구학적 통계 및 심리적 통계 변수들을 포함한 다양한 측면에서 개인의 상업적 관계를 측정하도록 해주는 현재의 기술에 의해 도움을 받는다. 일부 기술은 개별 고객관계를 최적으로 관리하기 위해 개별 관계 데이터를 추출하도록 해 준다.
Schoenbachler et al.(1997)	데이터베이스 마케팅은 기업의 이익과 편익을 위해 고객과 유망고객에 관하여 최대로 많은 유용한 정보를 수집하고 저장하며 사용하는 것이다.
Cross and Smith(1994)	데이터베이스 마케팅은 핵심적인 고객정보의 구축으로 상호적 관계형성 마케팅이다.
Fletcher and Wright(1997)	데이터베이스 마케팅은 전자 데이터베이스 기억장치에 고객의 반응을 저장하고 다른 고객 정보(라이프스타일, 거래내역 등)를 추가하며, 모든 마케팅의 계획을 수립할 수 있고 향후 접촉을 용이하게 하는 장기 고객 충성도 사업으로써 이들 정보를 이용한다.

2. 데이터베이스 마케팅의 필요성

과거에 기업은 경영혁신 활동이나 정보시스템 구축에 많은 투자를 하여 기업의 효율성 향상에 집중해 왔다. 그러나 기업은 외환위기와 국제금융위기를 거치면서 고객을 통하여 수익

3 Marianne Seller & paul Gray, A survey of Database marketing, Unvi. of California, 1999.

을 창출하지 않으면 치열한 경쟁시장에서 더 이상 생존하기 어렵다는 것을 인식하게 된다. 기업들은 제품이나 서비스시장에서 경쟁의 과열로 고객의 충성도가 떨어지고 매출액 증대에도 어려움을 겪은 후, 기업의 성장과 발전에 대한 고객의 기여도를 인정하고 이에 대한 적절한 보상을 통해 고객의 이탈을 막으려는 노력을 한다.

시대적 환경변화에 따라 고객의 요구가 다양해지고 경쟁자들이 시장에 많이 진입하면서 서비스나 제품을 생산하는 병원이나 기업은 경쟁우위를 지키기 위해 고객의 욕망과 요구를 정확히 파악하고 이를 충족시켜 주려는 노력을 한다. 대부분의 산업현장의 생산자/공급자들은 경쟁상황의 증가와 경영상태의 악화, 그리고 서비스나 제품의 질적 수준의 향상에 대한 고객의 다양한 요구에 직면하고 있다. 고객의 다양한 욕구와 요구에 의하여 시장이 차별화되고 경쟁이 심화할수록 고객의 개인별 욕구를 잘 충족시켜 줄 수 있는 데이터베이스 마케팅의 필요성은 증가하게 된다.

기업들은 상품이나 서비스를 생산하면 모두 판매된다는 생각에서 벗어나 시장을 세분화하고 집단이나 개인별로 욕구를 맞추어주는 마케팅을 실행한다. 이는 컴퓨터와 정보기술의 발전, 그리고 고객의 욕구 변화에 기인한다. 기업은 생산기술의 발전으로 보다 질 좋은 상품을 생산하고 있고, 고객은 욕구의 변화로 소비에 대한 기대수준이 높고 상품에 대한 독특한 선호를 가지고 있으며 자신이 특별하다는 것을 인정받기를 바란다. 즉, 고객은 자신만의 특별한 서비스를 받기 바라며 기업이 제공하는 상품에 대해 세밀한 정보로 현명한 선택을 할 수 있기를 기대한다. 따라서 기업은 양질의 상품을 공급하여 고객의 변화하는 욕구를 만족시켜 주고 매출액 증가와 경쟁력을 강화시키기 위해 데이터베이스 마케팅이 더욱 필요하게 된다.

예컨대 미국의 항공회사는 경영수지의 악화에서 벗어나기 위하여 데이터베이스 마케팅을 잘 활용한 것으로 알려져 있다. 이 회사는 고객의 데이터베이스를 활용해 비행기 출발 전에 탑승객에 대한 자료를 파악하여 승무원에게 전달하여 고객이 좋아하는 와인과 식사, 그리고 취미까지 고려해 고객에게 감동을 안겨주는 서비스를 하고 있다. 이런 마케팅은 항공회사뿐만 아니라 은행, 유통, 제조업체, 그리고 서비스를 생산하는 업체에 도입되고 있다. 우리나라의 경우에도 대한항공이나 신한은행, 씨티은행, LG전자 등이 데이터베이스 마케팅을 초창기에 도입하였으며, 이제는 전 산업 분야에서 이를 활용하고 있다.

데이터베이스 마케팅이 필요한 이유는, ① 소비자의 인식변화로 자신만의 특별한 대우를 받고 싶어 한다. ② 시장의 경쟁 심화와 포화상태로 기업의 경영상태가 어려워지고 있다. ③ 고객의 평생가치 극대화와 기업의 수익성 증대 및 경쟁력을 확보할 수 있게 해준다.

그러나 병원이나 기업은 데이터베이스 마케팅을 성공적으로 도입하여 소기의 목적을 달성하기 위해서는 다음의 몇 가지 요인을 반드시 지켜야 한다. 첫째, 데이터베이스 마케팅의 개념을 활용해 현재의 비즈니스 전략을 재검토함으로써 명확하고 구체적인 방향성을 정립해야 한다. 둘째, 데이터베이스 마케팅을 이용하게 될 부서가 데이터베이스 구축 및 활용에 주도적인 역할을 해야 한다. 셋째, 기업의 업무 요구와 시스템의 통합을 구현할 수 있는 전문가 집단을 활용해야 한다. 마지막으로 데이터베이스 마케팅 개발에는 많은 시간과 자금, 그리고 우수한 인력이 소요되기 때문에 최고 경영진의 지속적이고 적극적인 관심과 지지가 있어야 한다.

3. 데이터베이스 마케팅의 목적

데이터베이스 마케팅은 일반 마케팅처럼 기업의 경쟁력을 제고시킨다는 측면에서는 동일하지만 그 경쟁력을 강화시킬 수 있는 구체적인 방법에서는 많은 차이가 있다. 데이터베이스 마케팅의 주된 목적은 고객에 대한 과학적 정보 분석과 관계 구축을 통하여 고객의 평생가치를 극대화하고, 유통채널 및 서비스 수행체계 확립과 장기 전략의 수립, 마케팅리서치 자동화 등 경영 전반에 걸쳐 신속 정확하게 의사결정을 함으로써 조직의 경쟁력을 강화하는 데 있다.

데이터베이스 마케팅의 구제적인 목적은[4], **첫째, 고객과 장기적인 관계형성을 통해 고객의 평생가치(life time value)를 최대화한다.** 고객의 평생가치는 기업 입장에서 본 고객의 가치이며 한 사람의 고객이 평생을 걸쳐 특정의 서비스와 제품을 구매하는데 지출한 총 소비금액으로 측정된다. **둘째, 기업의 주요 고객이 누구이며 수익공헌도가 높은 고객은 어떤 분류의 고객인지 파악한다.** 이에 대한 정보는 데이터베이스를 통해 세분 고객별로 거래금액과 거래

4 장동인, DB Marketing 솔루션과 국내구축 사례, 한국 Oracle,

량을 파악하여 알 수 있다. **셋째, 마케팅 활동과 판촉활동이 고객의 구매나 이용 패턴에 어떤 영향을 주었는지 파악한다.** 이는 마케팅 활동에 따른 서비스/상품과 구매고객 간의 인과관계 분석을 함으로써 알 수 있다. **마지막으로는 신규 고객을 개척하는 것 보다 기존 고객의 이탈방지에 중점을 둔다.** 이는 고객 이탈률 감소와 충성고객 증대, 그리고 영업력을 강화하는데 있다.

1) 기존고객의 이탈률 감소

기존고객의 이탈률 감소는 고객의 평균 거래유지기간이 길어지면 길어질수록 고객의 평생가치와 기업의 수익성을 증대시킨다. 이는 고객의 데이터베이스를 체계적으로 관리함으로써 연간 고객 이탈률 변화와 고객의 평균 거래기간, 고객 속성별 이탈률 성향 등을 파악할 수 있다.

2) 충성고객의 증대

충성도가 강한 기존고객은 자연적으로 반복구매를 하게 됨으로 충성도가 높은 고객을 증가시킨다. 금융업을 하는 은행은 고객의 충성도를 높이기 위해 고객에게 우대금리적용이나 신용한도의 증대, 그리고 특별 서비스 등 다양한 방식을 활용한다. 또한, 기존에 이용하고 있는 금융 상품보다 상위 상품을 구매하도록 유도(up-sale)하거나 고객의 요구에 맞는 다른 종류의 금융 상품을 이용하도록 유도(cross-sale)할 수 있다.

3) 영업력 강화

기업은 중앙 집중식의 고객관리도 필요하지만 각 영업점별 특성에 맞는 분산식 고객관리도 필요하다. 즉, 기존 영업점의 고객에 대한 통합적인 정보를 제공해 줌으로써 영업점의 상황에 맞는 직접마케팅 혹은 텔레마케팅을 할 수 있도록 한다.

이러한 데이터베이스 마케팅의 목적을 효율적으로 달성하기 위해서는 데이터베이스의 관리운영 방법이 잘 축적되어 있어야 한다. 첫째, 기존고객 및 잠재고객에 대한 적합한 데이터를 지속적으로 발견하고 수집한다. 둘째, 수집된 데이터를 유용하게 실용 가능한 마케팅

정보로 전환한다. 셋째, 기존 및 잠재고객의 데이터베이스에서 고객의 행동분석, 동질적 시장의 세분화, 개별 고객의 가치평가 등을 통계적 기법을 적용하여 분석한다. 넷째, 데이터를 수집하고 가공 및 분석하는 업무에 대해 경제성을 평가하고, 이를 기반으로 한 마케팅 프로그램을 개발하고 실행한다. 마지막으로 개별 고객과 관계를 증진시키고 사업을 확장시키기 위해 마케팅 프로그램 집행과정에서 나타나는 시장의 기회를 잡는다.

4. 데이터베이스 마케팅의 변천과정

재화나 서비스를 생산하는 기업이나 병원의 시장 환경이 성숙해 지면서 경쟁이 과열되고 시장점유율과 수익률을 유지하기가 점점 더 어려워져 기존의 마케팅 패러다임에 대한 대전환이 계속해서 요구된다. 시장의 주도권이 생산자/공급자에서 소비자인 고객에게 넘어감으로써 고객의 요구에 부응하지 못하거나 고객별로 상이한 가치를 파악하고 예측하여 적시에 이들을 충족시킬 수 있는 양질의 재화나 서비스를 제공하지 못하면 마케팅 활동은 동력을 상실하게 되고 기업은 현 상태를 유지하기가 힘들어진다. 이러한 경영환경의 시대적 변화와 컴퓨터 및 정보통신기술의 발전에 의해 마케팅의 변화도 과거 대량 생산체계의 매스 마케팅에서 세분화 마케팅으로 옮겨 가고, 이는 다시 니치 마케팅(niche marketing), 그리고 개별 마케팅으로 변화하게 된다.

토마스 피터스(Thomas peters)는 대량생산 체계하의 매스 마케팅은 시장에서 물러나고 데이터베이스 마케팅의 시대가 도래한다고 하였으며, 그 변천과정을 살펴보면 다음과 같다. 1950년대 이전의 데이터베이스 마케팅은 19세기 말 기업의 홍보를 위해 제작한 카탈로그를 통해 마케팅을 한다. 이러한 카탈로그는 소비자 개개인에 대한 의사소통의 수단이란 의미에서 데이터베이스 마케팅의 기원이라 할 수 있다. 카탈로그 마케팅은 초기에 목표고객의 개념이나 잠재고객의 반응 가능성에 대한 평가 없이 고객리스트에 수록되어 있는 사람들에게 카탈로그를 무차별적으로 발송하는 대량 직접 마케팅(mass directing marketing)의 성격을 지니고 있다. 카탈로그 마케팅을 하는 기업들은 과거 1년간의 거래실적이 없는 고객들을 리스트에서 삭제하는 방법을 주로 사용하였으며, 이후 RFM(Recency, Frequency, Monetary)모델을 개발하여 몇 년에 한 번씩 구매하는 고객을 조직적으로 삭제할 가능성이 있는 단점을 보완하고 있다. 또한 이 시기에는 데이터의 규모가 크고 보다 많은 정보를 가지고 있는 편집리스트가 본격적으로 등장하기 시작한다.

대량생산이 주축이던 1960년대의 데이터베이스 마케팅은 컴퓨터 기술의 발전으로 고객정보를 관리하고 지역을 세분화하는데 유용하게 사용된다. 또한 수집된 데이터를 비교 분석하여 구매 확률이 높거나 낮은 고객의 정보와 기존 고객이 구매한 목록을 통합 조정하는 것이 가능해지고 데이터의 질도 획기적으로 향상시키게 된다.

목표 마케팅이 등장하기 시작한 1970년대의 데이터베이스 마케팅은 신용카드의 보편화와 수신자부담 전화번호의 대중화로 고객이 유통점을 거치지 않고 마케팅 담당자에게 직접 주문하는 것을 가능하게 한다. 특히 우편에 의한 상품구입이 급증하게 되고, 고객의 평생가치(life time value) 개념이 직접 마케팅 담당자들 사이에서 널리 사용되기 시작한다.

인간의 삶에 대한 사고방식과 라이프스타일의 변화로 니치 마케팅(niche marketing)이 등장하기 시작한 1980년대 기업은 고객과 관계 구축을 통해 고객의 평생가치를 극대화시키는 경영철학을 확산시키며, 직접 마케팅의 실현을 위한 인프라 구축으로 데이터베이스 마케팅을 본격적으로 발전시키기 시작한다. 이 시대의 데이터베이스 마케팅은 데이터베이스 기술과 컴퓨터 성능의 발전으로 데이터베이스의 구축과 활용의 범주에서 벗어나 기업이 생산하는 제품의 내구재, 서비스, 생산재, 소비재 등으로 확산된다[표 13-2].[5]

1990년대는 시장 세분화 마케팅보다 더 발전된 형태로 수요는 있는데 다른 기업들이 간과하고 있는 시장을 찾아 이를 집중적으로 공략하는 형태의 틈새시장이 더욱 활성화된다. 2000년대 이후의 마케팅은 더욱 발달된 정보기술과 데이터베이스를 기반으로 시장과 고객을 세분화하고 차별화하여 고객 맞춤형 제품과 서비스를 제공함으로써 고객의 평생가치 극대화와 기업의 수익성 창출을 위한 제반 활동에 중점을 두고 있다. 2008년 미국에서 촉발된 세계금융위기의 여파로 기업의 파산과 성장이 둔화되고 실업률이 상승하는 심각한 경제침체의 상황을 맞이한 기업은 블루오션 시장의 개척과 데이터베이스에 의한 신뢰할 수 있는 고객관계 구축으로 직접 마케팅, 일대일(one to one) 마케팅을 적극적으로 활용한다.

5 김병욱, 데이터베이스 마케팅 시스템 구축 전략과 운용, 킴스정보전략연구소, 2015.

이렇게 데이터베이스 마케팅의 변천은 기업을 둘러싸고 있는 많은 경영환경의 문제들에 의해 일어났다. 플레처 등(Fletcher, Wheeler and Wright (1991))은 이들 경영환경의 문제를 크게 네 개의 주요 범주로 분류하고 있다[6].

첫째, 직접 마케팅의 역할 변화이다. 이는 전통적 광고 매체에 의한 효과의 감소로 경쟁적 이점을 위한 관계 마케팅으로 이동한다.

둘째, 비용구조의 변화이다. 컴퓨터와 정보처리기술의 발전으로 빅 데이터의 전자처리 비용이 감소한 반면, 기존 형태의 마케팅 비용은 증가한다.

셋째, 기술의 변화이다. 정보통신기술의 획기적 발전으로 쇼핑과 비용지불의 새로운 방법이 출현하고 개별 고객과 의사소통을 경제적인 방법으로 한다.

넷째, 시장상황의 변화이다. 시장 노력의 영향을 측정하기 위한 욕구가 출현하고 고객과 기업경영의 시장을 세분화한다.

[표 13-2] 시대별 마케팅의 변천과정

연대	경제정세	소비환경	데이터베이스 이용	주요 마케팅과 그 개념
1960 이전	• 대량생산 • 고도 성장기	동질 욕구	메일/카탈로그 발송	• 매스 마케팅 • 대량 상품 생산/대량판매 • 상품에 호소
1970	안정 성장기	이질 욕구	• 청구서 발송 • 다른 금융제품 • 교차판매	• 타깃 마케팅 • 욕구와 요구의 탐구 • 신제품 기획/출시
1980	성숙기	개성 욕구	• 구매활동 기록 • 고정고객 프로그램개발	• 니치 마케팅 • 품질과 서비스에 호소
1990	초성숙기	부가가치 욕구	• 청구서 발송 • 다른 배달 제품 • 교차판매	• 개별 마케팅 • 부가가치 정보 • 의사소통
2000 이후	안정 성장기	차별화 욕구	• 청구서 발송 • 신상품 정보제공 • 고객 차별화 • 우수고객 혜택 부여 • 교차판매	• 관계 마케팅 • 직접/일대일 마케팅 • 고객 관계 구축 • 쌍방향 의사소통

6 Fletcher, Keith, and Colin Wheeler, and Julia Wright. "Success in Database Marketing: Some Critical Factors." Marketing Intelligence & Planning 10 (1992): 18–23

학습정리

1. 데이터베이스 마케팅의 개념을 설명하시오.
2. 데이터베이스 마케팅의 필요성을 설명하시오.
3. 데이터베이스 마케팅의 목적을 설명하시오.

제2절

데이터베이스 마케팅의 특성

학습목표

1. 데이터베이스 마케팅의 특성을 설명할 수 있다.
2. 데이터베이스 마케팅의 장단점을 설명할 수 있다.
3. 데이터베이스 마케팅의 유형을 설명할 수 있다.

키워드

기존고객, 잠재고객, 표적 마케팅, 직접 마케팅, 관계 마케팅, 개별 마케팅, 인터넷 마케팅

1. 데이터베이스 마케팅의 특성

데이터베이스 마케팅은 고객의 데이터베이스에 대한 분석을 바탕으로 고객의 평생가치 극대화와 기업의 수익성 증대를 위하여 마케팅 전략을 수립하고 집행하는 것으로 다음과 같은 특성을 가지고 있다. 첫째, 데이터베이스 마케팅은 고객의 데이터베이스를 통해 파악된 고객 개개인을 관리하고자 하는 의도와 목적을 가지고 고객의 평생가치(life time value)를 극대화하고자 한다. 오늘날 마케팅의 흐름은 매스 마케팅에서 세분화 마케팅으로 이동하고, 세분화 마케팅은 다시 데이터베이스 마케팅으로 진화하고 있다. 매스 마케팅, 세분화 마케팅, 그리고 데이터베이스 마케팅은 서비스나 제품의 시장 환경에 따라 여전히 공존하고 있지만 기존의 마케팅이 기업의 당면 문제를 모두 해결해주지 못하는 상황에서 새로운 시장 현상들이 나타나고, 이에 따라 새로운 형태의 마케팅이 등장하곤 한다. 시장의 어떤 새로운 현상 때문에 새로운 형태의 마케팅이 등장했는가를 이해하는 것은 효율적인 마케팅의 수립과 집행을 위해서 매우 중요하다. 왜냐하면 기업은 효율성을 강조하므로 가장 비용이 적게 들고 가장 손쉬운 마케팅으로 매스 마케팅, 세분화 마케팅, 그리고 데이터베이스 마케팅의 순으로 보고 있다. 이들 중에서 데이터베이스 마케팅은 가장 복잡하고 초기 비용이 많이 소요되기 때문에 데이터베이스 마케팅이 필요하다는 기업의 정당성이 명확하지 않으면 이를 기꺼이 도입하려 하지 않을 것이다. 이러한 마케팅의 진화는 기업이 직면한 시장의 경쟁 심화와 포화상태, 그리고 경영상태의 악화라는 현상 때문이다. 둘째, 데이터베이스 마케팅은 마케팅 전략의 수립 및 집행과 관련되어 있는 부분에서는 일반 마케팅과 유사하지만, 기업의 수익성을 증대시키고 경쟁력을 강화하는 방법에서는 일반 마케팅과 다른 차이점이 있다.

1) 고객과 일대일 관계 구축

현대사회는 개인주의 의식이 확대됨에 따라 개별 소비자는 각자의 개성에 맞는 대접을 받으려는 경향이 뚜렷하고, 기업은 생존의 기반이 되는 이윤을 창출하기 위해 고객과 일대일 관계를 강화하도록 하는 경영방침을 수립하고 있다. 토마스 피터스 등은 최고의 일류 기업이 고객과 관계 구축을 어떻게 하고 있는지 다음과 같이 보여주고 있다.

"우수한 일류 기업은 하나 같이 자신들의 고객과 밀접하게 가까이 있다. 수 많은 기업들은 말로만 고객과 밀착성을 강조하지만 우수한 일류 기업은 이를 실천에 옮긴다."[7]

2) 고객과 쌍방향 의사소통

데이터베이스 마케팅은 기업이 제공한 정보에 대해 소비자들이 반응을 보이거나 의견을 피력하여 고객과 기업이 직접적으로 소통을 할 수 있다는 특징을 가지고 있다. 이는 소비자와 기업이 의사소통과정에 직접 참여하므로 기업은 일반광고처럼 일정기간을 기다리지 않고 즉각적으로 소비자의 반응을 알 수 있게 된다. 다시 말해서 고객과 기업 간의 쌍방향 의사소통을 통해 기업은 자신의 판촉활동에 대한 기록을 축적할 수 있기 때문에 각 제품라인의 목표시장이 누구이며, 어떠한 마케팅믹스 변수에 보다 민감하게 반응하는지에 대한 정보를 알아 낼 수 있고, 고객과 의사소통과정에서 수집된 정보는 이후의 마케팅 활동에 즉각 반영될 수 있다.

3) 고객 데이터베이스

데이터베이스는 기업이 컴퓨터를 이용하여 고객의 인구학적 통계, 지리적 특성, 고객의 심리적인 특성, 고객의 구매 리스트, 최근 고객의 이동 경로 등을 모두 저장해 두었다가 데이터베이스 마케팅의 적합한 대상을 데이터베이스에서 추출하거나 시장세분화와 포지셔닝 등을 위한 기초 자료로 사용된다. 데이터베이스는 데이터베이스 마케팅의 기획에서부터 집행과 효과의 측정에까지 모든 분야의 근간이 된다.

2. 데이터베이스 마케팅의 장점

데이터베이스 마케팅은 기업의 기존고객과 잠재고객 모두에 대한 데이터를 수집, 관리 및 분석, 그리고 활용하여 고객의 가치 극대화와 기업의 수익 증대 및 경쟁력을 강화시키고자 한다. 이러한 데이터베이스 마케팅은 인터넷 및 소셜 미디어와 혁신적인 마케팅 전략을 활

---

7 Thomas J. Peter & Robert H. Waterman, In Search of Excellence , Harpet Business, 2004.

용하여 고객에 대한 보다 상세한 프로필을 수집하고 향상된 정보를 사용하여 특정 분야의 특정 고객을 대상으로 정교한 마케팅을 수행할 수 있다. 기업은 고객의 욕구와 요구에 대한 정보를 가지고 그 욕구를 충족시켜 줄 제품이나 서비스를 제공할 수 있으므로 데이터베이스 마케팅은 궁극적으로 기업과 고객 모두에게 이익이 될 수 있는 장점을 가지고 있다.

① 마케팅 업무시간을 절약할 수 있다.

기업은 적절하게 범주화된 데이터베이스를 가지고 마케팅과 판매보고서 작성에 도움을 받을 수 있으므로 업무 시간을 절약할 수 있다. 데이터베이스에 의해 처리되고 분석된 정보는 기업의 현재 판매결과와 통합되어 과거 데이터와 비교할 수 있게 할 뿐만 아니라 향후 판매추이를 예측하고 판매목표 달성을 향한 진행상황도 모니터링할 수 있게 한다.

② 고객 대상 표적 마케팅을 할 수 있다.

데이터베이스 마케팅의 또 다른 장점은 기업의 노력에 가장 잘 응답해주는 기업의 최고 고객에게 접근할 수 있다는 것이다. 또한, 다른 잠재고객이 기업 최고의 고객과 공통점을 가지고 있다는 것을 인식하도록 하는데 도움을 준다.

③ 고객과 더 신뢰할 수 있는 관계를 구축할 수 있다.

소비자들은 매일 매일 범람하는 홍보 및 광고에 묻혀 지내므로 대부분의 고객들은 기업에서 하는 여러 가지 형태의 홍보나 광고에 대해 방어적이고 회의적인 반응을 보인다. 그러나 고객들은 데이터베이스의 일부분이 기업의 특별 행사 혹은 다른 인센티브를 통해 자신에게 어떻게 이익이 되는지 알게 되면, 그 고객들은 기업에 충성할 가능성이 높이진다.

④ 고객 맞춤형 마케팅을 할 수 있다.

데이터베이스 마케팅은 여러 플랫폼에서 대량의 소비자들에게 맞춤형 마케팅 캠페인을 할 수 있게 한다. 기업은 소비자에게 가장 적합한 매체로 맞춤형 메시지를 생성하기 위해 데이터베이스에서 고객의 프로파일을 분석하여 활용할 수 있다.

⑤ 마케팅에 소요되는 비용을 절감할 수 있다.

데이터베이스 마케팅은 비용측면에서 기존 광고 방법보다 저렴할 수 있다. 기업은 소셜 미디어 네트워크를 통해 이미 관심을 표명한 고객들에게 제품을 판매하고자 홍보할 것이다. 이런 고객들에 대한 마케팅은 이들의 친구나 가족들에게도 기업의 제품이나 서비스를 추천할 가능성이 높으므로 이 고객들을 만족스럽게 전환시켜준다.

⑥ 고객에게 양질의 서비스를 제공할 수 있다.

데이터베이스 마케팅은 고객이 필요로 하는 제품이나 서비스를 이해하고 이들의 요구를 기업이 충족시켜주도록 하는데 도움을 준다. 마케팅이 더욱 고객 중심적인 접근방식이 될수록 고객에게 양질의 서비스를 제공할 것이다. 데이터베이스는 고객의 구매행동을 추적한 데이터와 구매 후 피드백 및 제품 검토에 대한 고객의 데이터를 수집하여 저장하고 있으므로 마케팅 담당자는 향후 고객에게 전달할 메시지를 적절하게 수정할 수 있다.

이러한 장점에도 불구하고 데이터베이스 마케팅은 데이터베이스를 구축하여 관리하고 운영하는데 초기 비용이 많이 소요된다는 단점도 있다. 컴퓨터의 하드웨어와 소프트웨어뿐만 아니라 데이터의 수집과 입력, 편집, 그리고 분석하는데 많은 비용이 수반될 수 있다. 특히 고객의 정보를 확보하는데 비용이 많이 발생할 수 있으므로 사전에 고객의 어떤 정보가 필요한지, 어떻게 이 정보를 수집하고, 활용할 것인지를 신중하게 검토해서 결정한다.

3. 데이터베이스 마케팅의 유형

1) 직접 마케팅

직접 마케팅(Directing Marketing)은 어떤 장소에서 측정 가능한 반응을 얻거나 거래를 성사시키기 위해 하나 혹은 그 이상의 광고매체를 이용하는 쌍방향 마케팅의 체제이다. 직접 마케팅의 캠페인은 메일, 이메일, 텔레마케팅(전화), 문자 메시지, 팩스, 쿠폰, 통신(우편)판매, 직접반응광고, TV마케팅, 전자마케팅(e-Biz), 대면 판매, 전단지 등에 의해 이루어진다.

이러한 직접 마케팅에 효과적인 고객은 기업이 보유하고 있는 메일 목록에 가입되어 있는 사람이다, 예컨대, 온라인을 통해 제품을 구매하고자 하는 고객이 '기업의 향후 프로모션 정보를 보내주십시오'라고 표시된 상자를 클릭하면, 이러한 고객은 이미 이 기업의 제품에 관심을 표명하고 있고 신제품 및 판매에 주의를 기울이고 있는 것이다. 직접 마케팅의 일부 유형을 보면 다음과 같다[그림 13-2].

그림 13-2 데이터베이스 기반 직접 마케팅의 유형

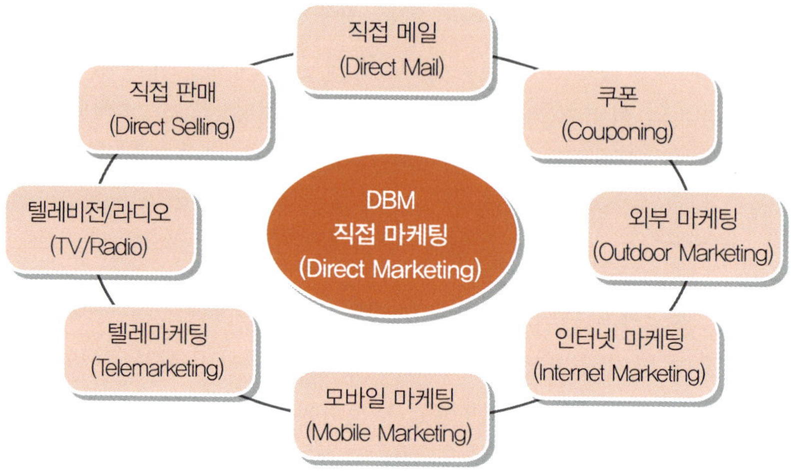

(1) 관계 마케팅

관계 마케팅(Relationship Marketing)은 장기간 상호작용적이고 개별적이며 부가가치적인 접촉을 통해 개별 소비자와 네트워크를 확인하고 유지 · 강화하여 지속적으로 기업과 고객 양측의 상호 이익을 위한 네트워크를 강화하는 통합적 노력이다.

(2) 개별 마케팅

개별 마케팅(Individual Marketing)은 개인 고객의 정체성과 구매성향이 광고주에게 알려져 있거나 알려지게 될 선별된 소비자 집단의 관심과 욕구를 이해하고 서비스를 제공할 수 있는 매우 개별화된 형태의 마케팅이다.

(3) 텔레마케팅

텔레마케팅(Telemarketing)은 기업이 고객에게 접근하기 위해 이용하는 마케팅 커뮤니케이션 믹스를 최적화한 것으로 텔레커뮤니케이션과 정보처리기술을 통합하고 응용한 것이다. 이 텔레마케팅은 일반적으로 비대면 접촉을 사용하는 인적 판매이며, 텔레커뮤니케이션 기술을 사용하는 마케팅이다.

(4) 인터넷 마케팅

인터넷 마케팅(Internet Marketing)은 컴퓨터의 환경에 의해 제공되는 가상공간(cyber space)에서 고객과 관계 형성으로 실시간 상호작용이 가능한 쌍방향 커뮤니케이션을 통한 마케팅이다. 이 마케팅은 컴퓨터의 보급과 각종 멀티미디어 기술의 발달, 그리고 정보의 상업화 등에 의해 인터넷 이용자 수가 급격히 증가하면서 확산하게 된다.

(5) 기타 마케팅

직접 마케팅에 속하는 기타 마케팅은 직접 메일, 쿠폰, 외부 마케팅, 직접 판매, 모바일 마케팅, TV/Radio 등이 있다.

2) 방문판매 마케팅

방문판매는 영업직원이 고객의 집이나 사무실을 방문하여 직접 물품을 판매하고자 하는 활동이다. 이는 기업의 본사 직원이나 대리점 직원, 그리고 영업 목적의 다른 조직원이 할 수도 있다.

3) 기업연합 마케팅

기업연합 마케팅은 기업의 매출액 증대와 경쟁력 강화를 위하여 이종 업체들 간 서로의 장점을 공유하면서 공생하기 위한 마케팅이다. 이는 이종 업체간 제휴 마케팅으로 매출 증대뿐만 아니라 파트너사의 고객층을 끌어들여 자사의 마케팅 전략에 활용할 수도 있다.

학습정리

1. 데이터베이스 마케팅의 특성을 설명하시오.
2. 데이터베이스 마케팅의 장점을 설명하시오.
3. 데이터베이스 마케팅의 유형을 설명하시오.

제3절

데이터베이스 마케팅의 구축과 활용

학습목표

1. 데이터베이스 마케팅의 성공적 실행을 위한 사전 검토 사항을 설명할 수 있다.
2. 데이터웨어하우스를 설명할 수 있다.
3. 데이터베이스 마케팅의 과정을 설명할 수 있다.
4. 데이터베이스 마케팅을 활용할 수 있다.
5. 데이터베이스 마케팅의 전략을 설명할 수 있다.
6. 데이터베이스 마케팅의 효과를 설명할 수 있다.

키워드

데이터웨어하우스, 교차판매, 데이터마이닝, 온라인분석처리, 고객충성도, 시장세분화

1. 데이터베이스 마케팅의 구축

데이터베이스 마케팅은 시대적인 발전상에 따라 그 수준이 매우 다르다. 초창기에는 기업이 회원의 명단을 보유하고 있는 카드회사나 우편물의 발송업무를 하고 있는 직접 마케팅 회사에 의해 고객리스트의 판매가 이루어지기도 하지만 대규모의 고객리스트 구축과 이의 판매 혹은 대여 사업이 활발하게 진행되지 않는다. 이때는 고객리스트를 보유하고 있는 회사들이 고객리스트에 대한 관리수준과 컴퓨터를 이용한 체계적인 세분화작업을 하는 수준에 이르지 못하고 있다.

직접 마케팅 수준은 선진국에 비해 우리나라가 상당히 뒤떨어져 있는데, 이는 연관 산업의 발전이나 사회의 전반적인 국민의 인식수준 및 라이프스타일과 같은 구조적인 측면에 기인한다. 기업은 직접 마케팅이 확산되는 시점에서 데이터베이스 마케팅을 도입하기 시작한다. 데이터베이스 마케팅은 서비스업종을 중심으로 기업차원에서 적용하려는 움직임이 활발히 일어났고, 이는 타 업종으로 확산되어 간다. 예컨대, 항공회사가 신용카드사와 전략적인 제휴를 통해 고정고객의 확보에 많은 노력을 기울이고, 보험업체는 직접반응 광고와 직접판매를 통해 신규고객을 확보해 성공을 거둔다.

그 후 데이터베이스 마케팅을 하는 기업들은 우량고객에게 우대프로그램을 적용하려고 하면서, 점수(마일리지, 포인트 등) 부여를 산정하기 위한 수리모델 개발에 많은 투자를 한다. 금융업체나 컴퓨터업체, 유통업체, 자동차업체, 화장품업체, 의료기관 등 내구소비재나 일용소비재, 그리고 서비스 등 각 부문에서 데이터베이스 마케팅을 적용하려는 경향이 점차 확산된다.

또한, 기업들은 인터넷을 통한 사이버 마케팅에 적극 참여하여 자사의 상품을 소개하는 차원을 넘어 적극적인 마케팅 수단으로 활용한다. 우리나라의 데이터베이스 마케팅은 컴퓨터산업의 기술발전과 초고속 인터넷의 보급으로 인프라 구축이 잘 되어 있고, 데이터베이스의 활용에 대한 기술의 축적과 기업 경영진들의 인식변화 등으로 급속히 확산되고 있다.

기업은 데이터베이스를 구축하여 마케팅을 성공적으로 실행하려면 다음과 같은 부분을 신중히 검토해서 결정해야 한다.

- 수집한 모든 데이터를 전략적이고 고객중심으로 통합한다.
- 고객서비스 내용을 조직 내의 다양한 부서와 통합한다.
- 다양하고 신속하게 데이터를 분석한다.
- 다양한 용도에 맞게 응용한다.
- 변화를 신속하게 수용할 수 있는 시스템을 갖춘다.
- 고객의 성향 변화를 신속하게 파악한다.
- 마케팅 전략에 대한 효과를 과학적으로 분석한다.

1) 데이터웨어하우스

기업은 데이터베이스 마케팅을 구현하기 위해서 가장 핵심적인 요소인 데이터웨어하우스를 구축하여 통합된 데이터로부터 통계와 데이터마이닝에 의한 각종 정보를 분석하여 활용한다. 기업은 데이터웨어하우스를 사용하여 훨씬 많은 양의 데이터를 처리할 수 있으며, 이용 가능한 데이터가 많을수록 고객 세분화 및 고객 그룹을 찾아 낼 수 있다[그림 13-3].

그림 13-3 데이터웨어하우스(Data Warehouse)

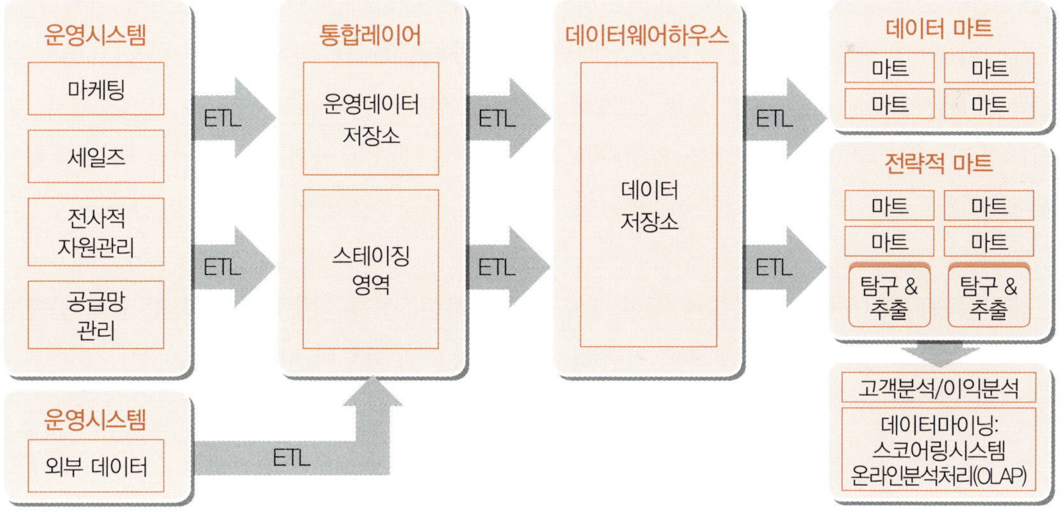

*ETL: Extract, Transform, Load(추출, 변환, 적재) *OLAP: On Line Analytic Process(온라인분석처리)

그리고 고객의 통합 데이터베이스는 온라인트랜젝션처리(On Line Transaction Process)와 콜센터, 외부 데이터베이스 등으로 구축된다. 이 데이터베이스에는 주로 원시 자료가 존재하며, 데이터 로딩, 정제, 통합 작업이 이루어지며, 데이터웨어하우스는 통합된 데이터베이스에서 데이터를 추출하여 구축된다.

이렇게 구축된 데이터웨어하우스로부터 데이터 마트를 구축하는데 이는 데이터웨어하우스에 있는 데이터를 샘플링하여 고객에 대한 다양한 분석 모델을 만들어준다. 통계와 데이터마이닝 기법을 활용하여 우수고객 점수, 이탈고객 점수 등을 부여할 수 있고, 이 점수모형은 다시 고객 통합 데이터베이스에 업데이트된다. 그리고 이 데이터는 다시 데이터웨어하우스로 추출되어 각종 점수별로 고객 분석을 할 수 있게 사용되며, 이러한 분석 내용을 데이터베이스 마케팅에 활용할 수 있게 한다.

2) 데이터베이스 마케팅의 과정

데이터베이스 마케팅의 구축은 고객에 대한 여러 가지 정보를 수집하여 데이터웨어하우스에 저장함으로써 시작된다. 그런 다음에는 데이터 저장 창고 역할을 하는 데이터웨어하우스에서 고객 예약정보시스템 및 고객정보, 기업의 상품 및 서비스정보시스템을 통합하여 마케팅 전략을 수립하고 실행하며, 데이터마이닝에 의해 데이터를 분석하는 과정을 거친다.

데이터마이닝에 의한 분석 결과는 고객확보를 위해서 교차판매와 up-selling(상위 제품판매), 재판매(re-selling)를 하고, 고객이탈방지를 위해서는 무료서비스와 이벤트행사, 파격세일, 그리고 고객가치 증대를 위해서는 우수고객에 대한 보상과 신상품개발 및 판촉활동 등을 한다.

데이터베이스 마케팅은 고객에 대한 정보를 획득하여, 이를 저장하고 분석해 고객 맞춤형 전략의 수립과 실행으로 그 성과를 창출해 내는 과정으로 이루어진다[그림 13-4].

그림 13-4 데이터베이스 마케팅의 과정

구분	데이터베이스 마케팅의 과정
투입	• 고객정보 : 성명, 주민등록번호, 주소, 전화번호, 이메일, 가족사항, 취미, 구매상품, 구매빈도 등 • 기존 고객 데이터, 이벤트를 통해 수집한 데이터, 연계업체 데이터, 설문조사 데이터, 기타 외부데이터 등
↓	↓
과정	• 데이터웨어하우스(DW) : 예약정보시스템 및 고객정보시스템, 그리고 상품 및 서비스 정보시스템을 통합하여 마케팅 전략수립과 실행 • 데이터마이닝에 의한 데이터 분석 : 고객 점수
↓	↓
산출	• 고객확보시스템 : 교차판매, 추가판매 제품판매, 반복판매, up-selling, down-selling • 고객이탈방지시스템 : 무료서비스 제공, 이벤트행사, 파격세일 • 고객가치증대 시스템 : 우수고객보상, 신상품개발, 판촉활동
↓	↓
데이터베이스 마케팅 성과	• 우수고객 차별화, 고객이탈방지, 고객충성도 향상, 잠재고객정보 획득, 교차판매, 반복구매유도, 추가판매, 틈새시장 창출 • 마케팅 비용 절감, 게릴라마케팅, 신규사업정보 획득, 판촉 효율성 증대, 브랜드스위칭 캠페인, 고객가치파악, 품질개선, 시범 마케팅
환류	

2. 데이터베이스 마케팅의 활용

데이터베이스 마케팅은 구축된 고객의 데이터베이스를 활용하여 고객의 평생가치 극대화와 기업의 수익성 증대를 창출하며 고객과 기업 모두가 도움이 되도록 한다. 이 마케팅은 경영활동의 효과성과 효율성을 동시에 증대시키는 기업의 중요한 전략적 수단으로 널리 인식되고 있다. 기업은 데이터베이스 마케팅을 통해 시장에서 경쟁우위를 달성하고 이를 지속시킴으로써 경영 성과도 계속하여 향상시킬 수 있다.

데이터베이스 마케팅은 고객의 데이터베이스를 바탕으로 고객을 기존고객관리, 신규고객 확보, 고객유지 및 이탈고객 등으로 분류하여, 기존고객관리와 고객유지 및 이탈방지에 대한 기본분석을 통해 수익성과 신용도별로 고객을 각각 세분화하고 이에 대응할 수 있는 전략을 개발한다. 또한, 신규고객확보에 대한 기본분석으로 목표고객 세분화와 고객접촉업무의 생산성 및 구매성향을 분석하여 이에 대한 대응전략을 마련하는데 활용한다.

데이터베이스 마케팅은 데이터웨어하우스에 저장된 데이터를 온라인분석처리와 데이터마이닝으로 분석하여 기존고객의 이탈을 사전에 감지하고, 유지고객 및 이탈방지에 대해서는 이탈고객 점수화와 불량 및 우수고객을 예측하고, 교차판매를 분석한다. 그리고 신규고객확보에 대해서는 고객의 구매행동 예측과 잠재고객 추출 등을 분석하여 마케팅 활동에 활용한다[8][그림 13-5].

또한, 기업은 데이터베이스 마케팅을 두 가지 측면에서 전략적으로 활용할 수 있다. 첫째는 고객 세분화를 통하여 고객활성화와 고객유지 등으로 마케팅을 차별적으로 전개한다. 두 번째는 우수고객을 대상으로 우대프로그램을 실시하는데 이를 위해서는 우수고객의 선정기준을 마련하고 우수고객에게 제공할 인센티브를 먼저 결정해 놓아야 한다. 고객을 세분화하여 시행하는 우수고객 우대프로그램은 고객활성화 전략의 핵심적 내용으로 주로 장기적인 관점에서 비금전적인 인센티브의 제공을 통해 고객의 충성심을 향상시킴으로써 이탈을 사전 방지하고 지속적으로 자사에 충성하도록 하는 것이다. 우수고객 인센티브제도는 고객의 매출액에 비례하여 점수(마일리지)를 부여하거나 이에 상응하는 혜택을 보너스 마일리지로 제공하며, RFM(최근 구입일, 구입빈도, 구입금액)을 분석하여 고객의 기여도에 따른 점수를 산출하고 이를 기준으로 차별화된 혜택을 부여한다.

8 안현정, Database marketing[DBM]의 효율적 활용 방안을 일부 편집한 것임, Wisepost, 2005.

그림 13-5 데이터베이스 마케팅의 효율적 활용

구분	신규고객확보	기존고객관리	고객유지 및 이탈방지
데이터 획득/입력	• 이메일, 텔레마케팅, 직접마케팅, 인터넷, 마케팅, 팩스, 영업직원, 인터넷, 안내데스크, 웹, 링크, 소셜미디어, SNS, facebook, 설문, 거래내역, 외부 연관업체 등		
데이터 정비/편집	• 잠재고객자료, 영업직원 보유자료, 이벤트 행사와 설문조사 자료, 기타 외부자료 • 데이터 표준화에 따른 신뢰성 확보 • 고객의 거래내역별 세분화		
기본분석/활용	• 목표고객 세분화 • 고객접촉업무 생산성 분석 • 고객구매성향 분석	• 수익성별 고객 세분화 • 신용도별 고객 세분화 • 세분화별 고객 대응전략	• 수익성별 고객 세분화 • 신용도별 고객 분석 • 세분화별 고객 대응전략
데이터마이닝/ OLAP(On Line Analytic Process)	• 고객의 구매행동 예측 • 잠재고객 추출 • 각종 캠페인의 계량적 운영	• 이탈고객 감지 • 고객 점수화	• 이탈고객 점수화 • 불량 및 우수고객 예측 • 교차판매 분석

3. 데이터베이스 마케팅의 전략

데이터베이스 마케팅은 고객 데이터베이스를 이용하여 세분화와 표적 전략을 구사함으로써 마케팅 효과를 향상시키고 그 비용을 감소시켜 기업의 이익을 증대시킬 수 있다. 기업은 데이터베이스 마케팅을 성공적으로 이끌어 내기 위해 먼저 어떤 데이터베이스를 구축하고 유지·관리할 것인지와 데이터베이스를 어떻게 활용할 것인지를 결정해야 한다. 데이터베이스 마케팅이 성공적으로 실현되는 데는 여러 가지 창의적인 전략 방법이 있다. 하지만 마케팅 담당자는 자신의 경영 모델에 적합한 마케팅 솔루션을 식별해 내고 그로부터 투자 수익을 높여야 한다. 인터넷과 소셜미디어 등 다른 많은 형태의 광고가 주목받는 시대에 자신의 데이터베이스를 소유하는 것이 경쟁자와 차별화될 수 있는 보이지 않는 큰 무기가 될 수 있다. 데이터베이스 접근방법을 사용한 성공적인 마케팅 전략은 다음과 같이 분류된다.

1) 기존고객 대상

기존고객은 일정기간 동안에 자사의 재화나 서비스를 구입한 실적이 있거나 현재 사용하고 있는 고객을 의미한다. 기존고객을 유지하려는 마케팅 활동은 고객의 충성심을 높여 향후에도 자사의 재화와 서비스를 구매하도록 유도하기 위한 것이다. 기존고객에 대한 데이터로부터 수립 가능한 전략은 다음과 같다.

(1) 고객활성화 전략

고객활성화 전략은 고객의 거래실적에 따라 이에 상응하는 인센티브를 제공함으로써 고객의 거래빈도를 촉진시키고자 하는 전략이다. 즉 고객의 상품/서비스 구매에 대한 실적에 따라 직접 고객에게 점수(포인트나 마일리지)를 부여하는 방법이 있고, 기업이 거래업체와 전략적 제휴를 맺고 고객이 제휴업체와 거래를 할 때 혜택을 부여하는 방법이 있다(고객점수 부여, 전략적 제휴). 이는 기존고객의 유지비용이 신규고객 창출보다 적게 발생하기도 하고, 파레토의 80대 20법칙에 기인하기도 한다.[9]

[표 13-3] 고객활성화 전략

구분	고객활성화 전략
항공회사	• 이용할 때 마일리지점수 부여 • 우수고객 “Advantage” 혜택 제공 • 은행/카드회사와 제휴하여 무이자 할부(항공권 할인)
은행/카드회사	• 우수고객 우대금리 제공 • 항공회사와 제휴하여 카드 이용 시 마일리지 제공 • 자사고객과 제휴업체 고객의 정보를 활용하여 홍보 가능
백화점/유통회사	• 고객에게 포인트 적립 부여 • 우수고객 특별 혜택 부여 • 신제품이나 할인행사 정보 제공

9 이탈리아 경제학자인 빌프레도 파레토(Vilfredo Federico Damaso Pareto)는 1906년 이탈리아 토지의 80%를 이탈리아 인구의 20%가 소유하고 있다는 사실을 연구했다.

(2) 고객 충성도 제고 전략

고객 충성도 제고전략은 재화나 서비스의 구매 빈도를 증가시키는 것 보다는 고객에 대한 특별한 마음이나 정신적인 배려를 통해 고객과 더욱 신뢰할 수 있는 관계를 구축하는 것이다. 이는 기존고객이 타 기업의 재화나 서비스를 구매하지 않도록 하는데 초점이 있다.

(3) 고객유지 전략

데이터베이스 마케팅을 이용한 고객유지 전략은 고객의 특성, 구매형태, 그리고 구매에 따른 만족 수준에 관한 정보의 수집과 저장을 통해 고객과 장기적 거래관계를 구축하는 것이다. 고객유지는 현재의 고객을 유지하는 것보다 새로운 신규고객을 확보하는데 비용이 훨씬 더 많이 발생하기 때문에 직접적으로 기업의 수익성 수준에 영향을 미친다. 게다가 고객이 기업에 오래 유지되면 될수록 기업은 고객의 지출금액을 증가시킬 수 있는 가능성이 더 많아지고 수익성에도 기여하게 만든다. 이를 위해 기업은 고객이 구매한 제품과 관련된 정보를 제공하는데, 그 수단으로 잡지나 이메일, 문자, SNS 소셜미디어 등을 사용할 수 있다.

(4) 교차판매 전략

기업이 구축하고 있는 데이터베이스를 통해 기존고객에게 판매한 상품 이외에 다른 상품도 판매하기 위한 수단으로 사용되는 전략이다. 기존고객의 구매빈도나 충성도의 제고는 경제의 규모를 증가시키는데 집중한 반면, 교차판매 전략은 경제 범위를 확대하는데 중점을 둔다.

2) 잠재고객 대상

잠재고객은 자신의 기업에 대해 알고 있지 않거나 알고 있어도 현재 관심이 없는 고객을 말한다.

(1) 신규고객 확보전략

기업이 직면하고 있는 시장이 경쟁이 심해지거나 포화상태에 이르게 되면 신규고객을 유치하는데 소요되는 비용은 기존고객을 유지하는 것보다 훨씬 더 많이 든다. 그러나 기업의 지속적인 발전과 성장을 위해서는 기존고객의 유지와 함께 신규고객의 확보도 이루어져야 한다. 이를 위해 잠재고객들을 대상으로 재화나 서비스에 대해 시험 사용을 해보게 하거나 접해볼 수 있도록 기회를 제공하는 것이 중요하다. 그리고 이들에 대해 지속적으로 관심을 가지면서 상품을 구매하도록 다음과 같이 노력한다.

첫째, 고객의 가치와 실질적인 혜택을 부여하도록 노력한다.

둘째, 기업에 대해 관심이 있고 구매의 가능성이 높은 고객을 집중적으로 접촉하고 설득한다.

셋째, 기업과 고객 간의 쌍방향 커뮤니케이션을 강화한다.

넷째, 기업의 잠재고객과 지속적으로 유대관계를 강화한다.

(2) 과거고객 재활성화 전략

과거에 재화나 서비스를 한번 구매한 경험이 있는 고객은 거래실적이 전혀 없는 고객에 비해 향후 가치 있는 고객으로 전환될 가능성이 매우 크다. 그러므로 기업은 RFM 등을 중심으로 과거 구매실적을 세밀히 분석하여 가치가 있다고 생각되는 고객에 대해서는 고객만족을 실현할 수 있는 방향으로 마케팅 활동을 전개한다. 그리고 기업은 고객과 심리적 물리적 거리를 최소화하고, 고객과 밀착을 강화함으로써 고객과 관계를 공고히 재구축하여 단골로 만들어 나간다.

3) 상품/서비스의 판촉전략

데이터베이스는 고객의 요구와 욕구 변화를 모니터링하고 평가한 정보를 제공함으로써 전체 상품/서비스 개발에 기여하게 할 뿐만 아니라 교차판매와 가망이 있는 판매를 통해 판촉 전략에도 기여하게 된다.

[표 13-4] DB를 이용한 상품/서비스 마케팅 전략

구분	기존시장	신 시장
기존 상품/서비스	DB 마케팅을 이용한 판촉전략 시장침투 교차판매(selling on, selling across, up-selling and down-selling)	시장개발 가망 있는 구매자
신/개량된 상품/서비스	DB 마케팅을 이용한 상품/서비스 개발전략 상품/서비스 개발 신/개량 상품/서비스 개발-기존고객	다양성 신/개량 상품/서비스 개발-가망 있는 고객

출처: Hoda McClymont & Graham Jocumsen, "How to implement marketing strategies using database approaches", Database marketing & Customer Strategy management, 2003.

4. 데이터베이스 마케팅의 효과

데이터베이스 마케팅은 마케팅 담당자로 하여금 기존고객과 잠재고객을 가장 정확하게 분류하여 마케팅 노력을 집중할 수 있게 함으로써 마케팅에 소요되는 비용을 최소화시키고 그 성과를 극대화할 수 있게 한다. 또한 고객이 상품과 서비스를 구매하는 금액과 빈도에 따라 고객의 가치가 달라지고 마케팅 비용도 그에 따라 차등 지출되게 한다. 데이터베이스 마케팅은 데이터마이닝에 의한 고객 세분화 분석으로 고객이 기업에 기여하는 효과와 그에 적합한 메시지를 개발할 수 있게 할뿐만 아니라 기업과 고객의 관계를 밀접하게 구축시킬 수 있게 한다. 이러한 데이터베이스 마케팅은 다음과 같은 효과가 있을 수 있다.

1) 고객 세분화에 의한 표적 마케팅이 가능하다.

① 고객 데이터베이스 질의 지속적 개선으로 고객활성화, 고객유지, 시장세분화, 그리고 교차판매 전략에 필요한 데이터를 제공하고 고객 반응을 신속하게 확보할 수 있다.

② 고객 데이터베이스 질적 제고로 우수고객을 차별적으로 관리가 가능하다. 즉, 이윤 중심적 고객 투자의 확대가 가능하고 파레토의 80대 20법칙의 적용이 가능하다.

③ 고객 데이터베이스의 분석을 통해 이탈고객을 최소화한다. 즉, 고객이 필요로 하는 정보를 즉시 제공하여 이탈고객을 방지한다.

2) 전략적 시장분석 및 의사결정이 가능하다.

① 고객 세분화를 통한 차별화 마케팅 전개 및 충성고객을 확보한다. 즉, 고객활성화, 고객유지, 신규고객, 이탈고객 재 활성화, 교차판매, 그리고 우수 충성고객에게 보상을 제공한다.

② 과학적 시장분석을 통한 신상품 개발이 가능하다. 즉, 신상품 개발과 시장의 적용이 수월하다.

③ 탄력적인 가격 전략이 가능하다. 즉, 고객의 충성도에 따른 인센티브 및 벌점을 부여할 수 있다.

④ 다양한 판매 경로의 확충이 가능하다. 즉, 직접 마케팅의 활용이 증대된다.

3) 고객중심 경영에 의한 미래고객의 확보가 용이하다.

① 원 스톱 서비스로 고객만족을 실현한다. 즉, 개별 고객에 필요한 다양한 정보를 즉시 제공한다.

② 고객 요구에 적합한 교차판매가 가능하다. 즉, 고객 요구의 사전 파악으로 차별 전략이 가능하다.

③ 미래 지향의 전략적 마케팅에 대한 기틀을 마련한다. 전 조직원 및 기존 고객의 가족, 친척, 주변지인, 거래처 등이 마케팅의 대상이 된다.

4) 기업의 경제적 가치를 극대화할 수 있다.

① 기업의 인지도가 확산된다. 즉, 목표 마케팅으로 시장점유율을 확대하고 잠재고객을 확보한다.

② 조직간 시너지 효과를 극대화한다. 즉, 고객의 통합화에 의한 교차판매와 경쟁우위로 최대 시너지 효과를 창출한다.

③ 조직간 중복비용 및 업무처리비용을 절감한다. 즉, 판촉 및 홍보 등의 비용을 절감한다.

④ 경쟁사와의 경쟁력 강화 및 자사의 수익성을 증대시킨다.

5) 신상품의 시장 도입과정이 수월해 질 수 있다.

신상품 출하 시기의 결정과 목표시장 선정이 가능하고 문제점의 조기 발견이 용이하다.

6) 고객서비스를 향상시킬 수 있다.

서비스의 질 향상 계획을 수립한다. 이는 자료수집 → 목표와 기준 설정 → 서비스 향상 계획 → 부서간 서비스 향상 → 고객 서비스 향상 → 고객만족의 순으로 이루어진다.

학습정리

1. 데이터베이스 마케팅의 구축에 대해 설명하시오.
2. 데이터베이스 마케팅의 활용에 대해 설명하시오.
3. 데이터베이스 마케팅의 전략과 효과에 대해 설명하시오.

제4절

병원 데이터베이스 마케팅

학습목표

1. 병원 데이터베이스 마케팅의 구축과정을 설명할 수 있다.
2. 병원 데이터베이스 유형을 설명할 수 있다.
3. 외래환자 입원환자별 데이터베이스 내용을 설명할 수 있다.
4. 병원 데이터베이스를 활용한 마케팅을 할 수 있다.

키워드

병원 데이터베이스, 외래환자, 입원환자, 정보화시스템, 진료내역

1. 병원 데이터베이스 마케팅의 기본 틀

병원은 의료서비스를 필요로 하는 환자인 고객에게 이를 생산하여 제공함으로써 고객의 욕구와 요구를 충족시켜 주는 한편, 자신의 수익도 창출하게 된다. 일반 기업과 마찬가지로 병원계도 내·외부 환경변화에 의한 병원간 경쟁의 심화와 경영수지의 악화 등으로 마케팅을 적극 도입하여 추진하고 있다. 병원이 마케팅을 해야 하는 이유는 첫째, 병원을 둘러싸고 있는 급격한 내·외부의 환경변화이다. 즉 병원간 경쟁의 심화와 정부의 정책에 의한 병원규제 강화 등의 외부적 요인과 직원의 임금과 관리운영비의 증가, 후생복지에 대한 요구 증가 및 조직에 대한 충성심의 감소 등 내부적 요인의 변화이다. 둘째, 병원의 재정상태의 악화이다. 정부와 보험자는 의료정책과 건강보험정책에 의한 보험급여 확대와 비급여 축소, 병원의 양적 증가에 의한 고객 수 감소 등으로 병원의 경영수지는 점차 악화되고 있다. 셋째, 인구의 노령화와 건강위해 요소의 증가 및 질병구조의 변화로 국민의 보건의료에 대한 요구와 이용 양상이 변화되고, 국민소득수준의 향상으로 의료에 대한 기대수준이 높아진다. 넷째, 병원은 고객의 데이터베이스를 바탕으로 한 마케팅의 중요성을 인식하고 이를 활용하고자 한다. 다섯째, 병원은 보건의료정보의 효과적 활용을 위한 방법으로 데이터베이스 마케팅을 들고 있다. 그 동안 병원은 정보화시스템 구축으로 많은 양의 의료정보를 저장 보관하고 있으며, 이의 효과적인 이용에 많은 관심을 가지고 있다.

병원의 데이터베이스 마케팅은 환자인 고객에 대한 각종 정보를 데이터베이스로 구축하여 이를 근거로 목표고객(환자)을 정하고 전화나 우편물 발송, 문자와 이메일, 소셜미디어 등을 통하여 특정 고객을 대상으로 집중 공략하는 마케팅 전략이다.

병원 데이터베이스 마케팅의 기본 틀은 병원이 구축하고 있는 데이터베이스에서 데이터 마이닝이나 통계로 데이터를 분석하여 기존고객 유지전략, 신규고객 확보전략, 그리고 고객 충성도 제고 전략으로 이루어진다.

2. 병원 데이터베이스 마케팅 시스템의 구축과 활용

1) 병원 데이터베이스 마케팅 시스템의 구축

병원 데이터베이스 마케팅은 병원의 고객(환자) 데이터베이스에서 분석된 정보로 진행되며, 그 데이터는 내부데이터와 외부데이터, 그리고 고객에 대한 설문조사 등으로 수집된다. 이렇게 수집된 데이터는 기존 소스와 기존 소스의 변환, 그리고 외부 소스로 분류될 수 있으며 이들은 하나의 거대한 데이터웨어하우스로 만들어진다[그림 13-6].

그림 13-6 데이터웨어하우스(Data Warehouse)

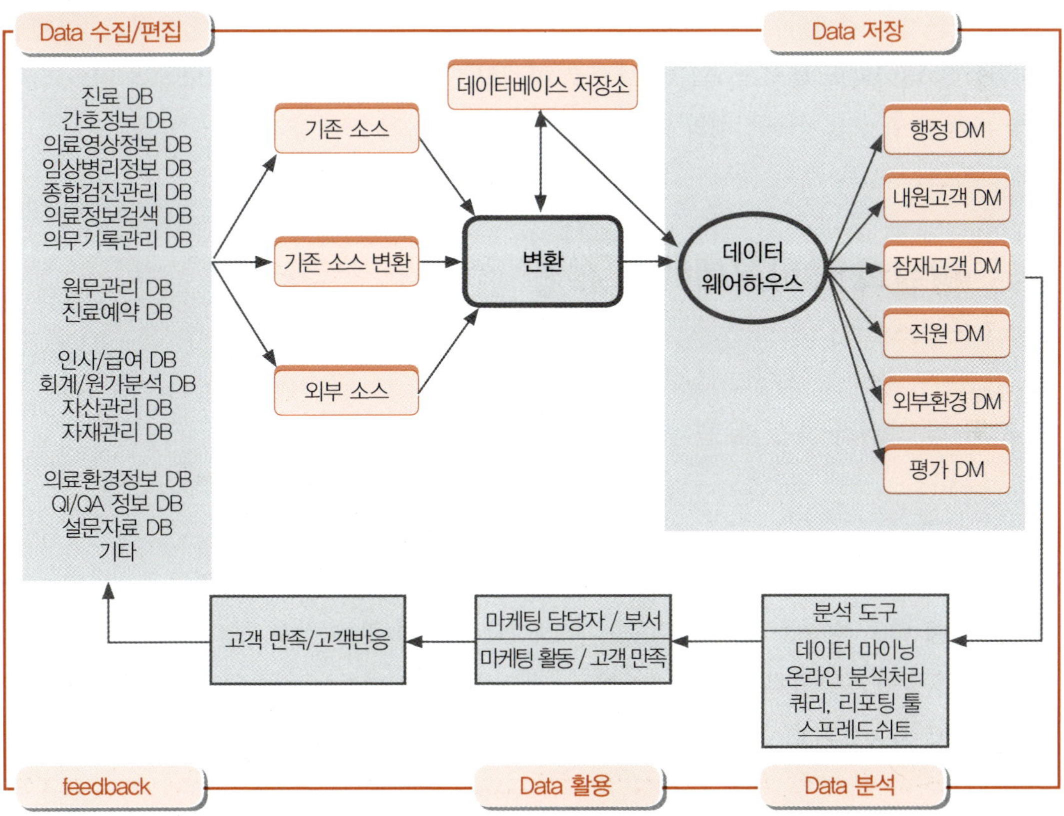

데이터웨어하우스는 소스 데이터의 변환과정을 거쳐 구축된다. 데이터의 변환은 소스 시스템(source system) 구조에서 데이터를 선택하고 추출하여 클리닝 한 후 일관성 있는 웨어하우스 데이터 구조로 만드는 과정이다. 데이터의 추출 및 변환 프로그램들은 기존의 코드화 방법으로 개발될 수도 있지만 자동화된 산출 도구들이 많이 이용되고 있다. 데이터웨어하우스는 병원 조직이 필요로 하는 데이터가 주기적으로 수집되고 저장되는 곳이다.

2) 병원 데이터베이스 마케팅의 활용

데이터웨어하우징을 거쳐 구축된 데이터웨어하우스(Data Warehouse)와 데이터마트(Data Mart)는 마케팅 담당자들에 의해 데이터마이닝, 온라인분석처리(OLAP), 쿼리, 리포팅 툴, 스프레드 쉬트 등의 분석도구에 의해 분석이 이루어진다. 마케팅 담당자들은 병원을 방문하는 환자수 증가와 고객만족을 향상시키기 위한 마케팅 분석도구를 활용한다. 마케팅 담당자들은 데이터의 분석 결과를 바탕으로 마케팅 전략수립과 이에 따른 마케팅 믹스의 개발 및 마케팅 활용 방안의 실행과 평가 등을 하는 여러 가지 마케팅 활동을 한다.

3. 병원의 데이터베이스 유형

1) 환자 데이터베이스 유형

(1) 외래환자

환자인 고객이 병원에 내원하면 초진이나 재진의 접수 과정을 반드시 거치게 되지만, 사전에 예약을 하고 병원을 방문한 경우는 재진접수를 하지 않고 간호 데스크로 가서 본인이 진료받으러 왔다는 사실을 알리면 담당자는 데이터베이스로부터 환자인적사항과 접수내역 자료를 확인하고 진료를 받을 수 있도록 안내한다.

진료과로 보내진 환자는 담당의사로부터 진료와 처방을 받게 되며, 이때 담당의사는 병원이 구축한 데이터베이스로 환자인적사항, 처방내역(약, 검사), 진료내역, 검사결과 내역을 조회하거나 새로운 정보를 생성할 수 있다. 담당의사로부터 진료를 마친 환자는 수납부서로 이동하여 진료비를 수납하고, 약을 처방받으면 약국으로 이동하고 검사를 받아야 하면 검사실로 각각 이동한다. 환자가 수납을 하려 할 때 수납부서의 담당자는 데이터베이스로부터 환자의 인적사항, 처방내역을 확인한다. 병원의 약국 및 검사부서에서 사용되는 데이터베이스는 환자의 인적사항과 각 부서에 대한 처방내역으로 구성되어 있다[표 13-5].

또한, 일반 건강검진 고객은 병원을 방문 및 예약하여 접수를 하고 건강검진을 받게 되며, 산업체 집단 건강검진은 산업체와 협의 하에 의료진이 산업체를 방문하거나 고객이 병원에 내원하여 검사를 받게 된다. 고객은 검사 후 이상 소견이 있는 것으로 판정받으면 정밀 검진을 요청하여 받을 수 있다.

[표 13-5] 외래환자 진료과정 데이터베이스

구분	데이터베이스 수집/내용	담당 부서
환자인적사항	• 진찰권 번호 • 환자명 • 주민등록번호 • 성별 • 전화번호 • 지역코드 • 주소 • 환자 종류: 건강보험, 산재보험, 자동차보험, 의료급여, 일반	원무과/외래진료부
접수내역	• 내원 경위 : 직접, 타 의료기관 경유 • 진료과 및 주치의 : 진료과, 담당의사	원무과/외래진료부
처방내역	• 약 처방 • 검사처방 : 임상병리검사, 방사선검사, 해부병리검사 등	외래진료부/약국 각 검사실 원무과
진료내역	• 상병내역 • 환자의 과거 진료내역 : 검사결과 내역, 병력 등	외래진료부 의무기록실
건강검진내역	• 검진내역 • 검진결과 내역 등	원무과 건강검진부서
미용 · 성형내역 치과진료내역	• 시술내역 • 과거 시술내역 등	원무과 담당의사

(2) 입원 및 퇴원환자

입원환자는 입원 및 퇴원업무를 담당하는 부서에서 입원수속을 하고 병실을 배정받은 후 여러 가지 검사 및 처치, 그리고 수술 등의 의료서비스를 받게 된다, 입원환자에 대한 진료가 모두 종결되면 입원환자는 퇴원부서에서 퇴원절차를 받게 된다. 이때 사용되는 데이터베이스 내역은 환자의 인적사항, 입원경로, 입원과 및 담당의사내역, 병실이동 및 전과내역, 진료비내역, 각종 처방내역, 퇴원과 및 담당의사내역, 식이처방 내역, 검사내역, 간호업무 내역, 상병내역, 중환자실 내역, 그리고 진료내역 등으로 구성되어 있다. 입원환자에게 제공되는 모든 의료서비스의 행위는 진료에 관한 정보로 기록 보관되어 진다[표 13-6].

[표 13-6] 입원 및 퇴원환자 진료과정 데이터베이스

구분	데이터베이스 수집/ 내용	담당 부서
환자인적사항	• 외래환자 정보와 동일	입원 및 퇴원부서
입원경로	• 입원경로 : 응급실, 외래, 기타	입원 및 퇴원부서/병동
입원과 및 담당 의사내역	• 입원과 : 입원과 코드 • 담당의사 : 담당의사 코드	입원 및 퇴원부서/병동
병상이동 및 전과내역	• 퇴원일자 • 진찰권 번호 • 협의진료과 • 협의진료의사코드 • 일련번호 • 의뢰과 환자명 • 사용자 ID	입원 및 퇴원부서/병동
진료 내역	• 질병명 • 처방내역 : 임상병리, 방사선, 해부병리, 약 • 검사결과내역	병동
중환자실 내역	• 중환자실 입실일자 • 중환자실 퇴원일자 • 중환자실 재원기간 • 퇴실시 상태 : 사망, 병동, 퇴원, 기타	병동
진료비 내역	• 처방내역 : 약, 처치, 각종 검사 사항 • 수술내역 : 수술코드, 수술과, 집도의사코드, 감염여부	입원 및 퇴원부서
퇴원 및 담당의사내역	• 입원과 : 입원과 코드 • 담당의사 : 담당의사 코드	입원 및 퇴원부서

2) 내부직원 업무관련 데이터베이스 유형

병원의 내부직원이 사용하는 데이터베이스 유형은 그 병원의 조직과 업무분장에 따라 다르게 나타난다. 일반적으로 병원의 행정업무는 원무업무, 구매업무, 재무회계업무, 총무업

무 등으로 구분될 수 있다. 원무업무에서 사용되는 데이터베이스의 내용은 일일 환자통계와 진료비 계산 내용, 진료비 발생분을 재무회계담당 부서에 인수인계한 내용, 빈 병실 파악 결과 내용, 건강보험진료비청구 및 관리업무 내용, 산재보험 및 자동차보험환자 관리업무 내용 등이 있다.

구매업무에 사용되는 데이터베이스 내용은 일반소모품, 약품 등의 구입 내용, 구입한 물품에 대한 검수내용, 구입된 물품 및 재고물품을 각 물품 사용부서로 불출한 내용, 기타 재고물품에 대한 내용으로 구성된다. 재무회계업무는 병원의 현금에 대한 수입내용, 각종 보험청구로 인한 수입내용, 각 부서에서 사용한 자금의 예산 대비 지출업무 내용, 이들의 월별 주기별로 정리한 결산 내용 등이 있다.

3) 외부기관과 상호작용 데이터베이스 유형

병원은 외부기관과 거래를 하며 데이터베이스를 구축하여 활용하고 있으며, 그 외부기관은 일반소모품 및 의료소모품, 그리고 약품을 공급하는 기관과 건강보험공단과 건강보험심사평가원, 집단 건강검진을 받는 산업체 등의 기관이 있다. 일반소모품과 의료소모품, 그리고 약품을 구매하는 기관에 대한 데이터베이스는 업체명, 주소, 전화번호, 담당자, 보유목록, 단가, 거래일자 등의 내용으로 구성되어 있다.

4. 병원 데이터베이스 마케팅의 사례

병원 데이터베이스 마케팅은 병원이 구축하고 있는 데이터베이스의 분석결과를 바탕으로 다양한 마케팅 전략을 구현할 수 있다[표 13-7].

[표 13-7] 병원 데이터베이스 마케팅의 사례

구분	데이터 분석	분석 결과별 가능한 마케팅 전략
기존 고객 유지 전략	치료결과, 진단명, 퇴원 형태	• 치료결과에 따른 마케팅 전략 수립
		예) 퇴원형태(자퇴, 탈원, 타병원 이송)에 따른 원인분석 예) 완쾌, 경쾌, 호전에 따른 추후 내원 예약, 안내, 후유증 예방 안내 예) 진단명에 따른 치료결과 분석
	협진과, 퇴원과	• 기존고객에게 부가정보제공 및 새로운 서비스 이용촉진 전략 수립
		예) 퇴원환자에게 퇴원과, 협진과에 대한 건강정보 동시 제공 예) 외래환자에게 협진진료에 대한 정보 제공
	진단코드, 주진단	• 질병의 특성별 마케팅 전략수립 • 향후 이용패턴 예측하여 전략수립
		예) 주기적 이용자와 만성이용자에게 마일리지 개념 도입, 우선편의제공(고혈압, 당뇨, 투석, 방사선 환자) 예) 질병(임신, 산부인과 질환)에 따른 산후관리 제공, 질환관리 제공
신규 고객 확보 전략	연령(주민등록번호)	• 연령별 마케팅 전략 수립
		예) 신생아 → 소아과 유치, 40~50대 → 성인병예방검진 20~30대 → 운동처방, 정기검진, 신생아, 유아 → 예방접종 안내
	성, 연령	• 성별, 연령별 마케팅 전략 수립
		예) 중년 여성 → 자궁암, 골다공증 안내 중년 남성 → 비만, 식이요법, 운동 안내
	성, 연령, 진단코드	• 성, 연령에 따른 다빈도 질병을 분석하여 마케팅 전략 수립
		예) 인터넷을 이용하여 정보를 공유함으로써 병원의 접근성을 간접적으로 강화시킴
	퇴원인	• Recency를 분석하여 마케팅 전략 수립
		예) 최근 퇴원한 환자를 중심으로 건강증진 안내, 병원소식지 제공
	산업체 집단검진	• 산업체 전 직원들이 건강검진을 받을 수 있게 마케팅 전략 수립
		예) 집단검진으로 이상 소견이 발견되어 차후 병원을 이용하면 진료비를 할인해 주는 제도 도입

고객 충성도 제고 전략	과거와 현재 진료내역	• 질병 발생과 내원 빈도를 분석하여 마케팅 전략 수립
		예) 내원빈도가 잦은 고객에게 병원 이용시설의 편의를 제공하고 각종 진료에 대한 정보를 지속적으로 제공
	건강검진 내역	• 건강검진의 빈도와 결과를 분석하여 마케팅 전략 수립
		예) 건강검진의 이상 소견이 있으면 이에 대한 정보제공과 치료과정에 대한 내용을 안내 예) 건강검진결과 정상일 때도 건강을 유지 증진시키는데 필요한 정보 제공
	성형 및 치과 내역	• 성형, 치과별 마케팅 전략 수립
		예) 편의시설과 친절을 베풀고 진료과정이 끝난 후에도 이와 관련된 정보를 계속하여 제공 예) 성형 진료과정에 대한 정보 제공 예) 편의시설을 고객의 눈 높이에 맞게 고급화

학습정리

1. 병원 데이터베이스 마케팅에 대해 설명하시오.
2. 병원 데이터베이스 마케팅의 활용에 대해 설명하시오.
3. 병원 데이터베이스 마케팅의 유형에 대해 설명하시오.

참고문헌

김병욱, 데이터베이스 마케팅 시스템 구축 전략과 운용, 킴스정보전략연구소, 2015

김태진, 데이터마이닝을 이용한 Hospital Client 데이터베이스 마케팅에 관한 연구, 2009

박경규, 데이터베이스 마케팅 도입의 핵심성공 요인 분석, 경희대학교 석사학위논문, 1998

박찬욱, 『데이터베이스 마케팅』, 서울: 연암사, 1997

송승희, 데이터베이스 마케팅 전략 연구, 숙명여자대학교, 2000

신형원, 기업의 효율적 DB 마케팅 전략, 삼성경제연구소, 2009

안현정, DataBase Marketing[DBM]의 효율적 활용방안, WISEPOST, 2005

장동인, DB Marketing 솔루션과 국내구축 사례, 한국 Oracle,

Fletcher, Keith, and Colin Wheeler, and Julia Wright. "Success in Database Marketing: Some Critical Factors." Marketing Intelligence &Planning 10 (1992): 18-23

Hoda McClymont & Graham Jocumsen, "How to implement marketing strategies using database approaches", Database marketing & Customer Strategy management, 2003.

Marianne Seller & paul Gray, A survey of Database marketing, Graduate School of Management and Department of Information and Computer Science, Unvi. of California, 1999

Thomas J. Peter & Robert H. Waterman, In Search of Excellence, Harpet Business, 2004.

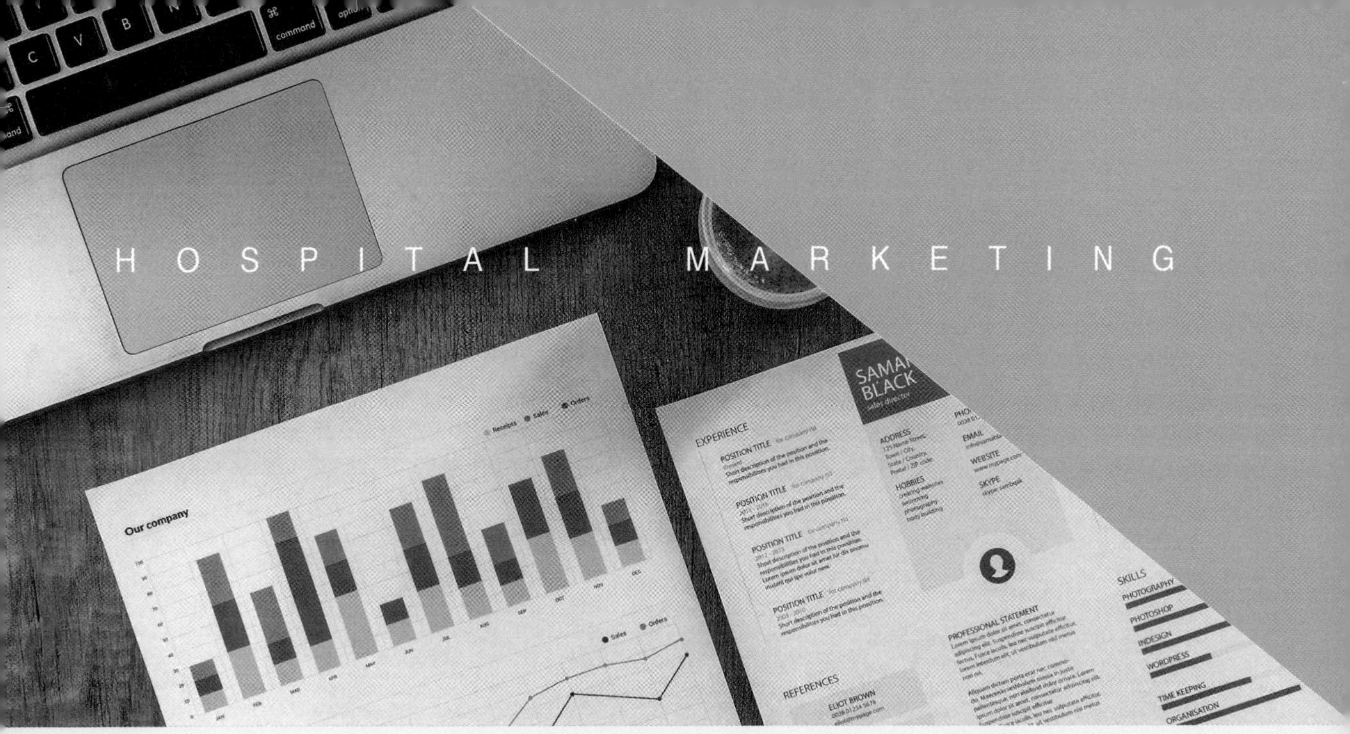

제6편

병원 고객만족도 조사

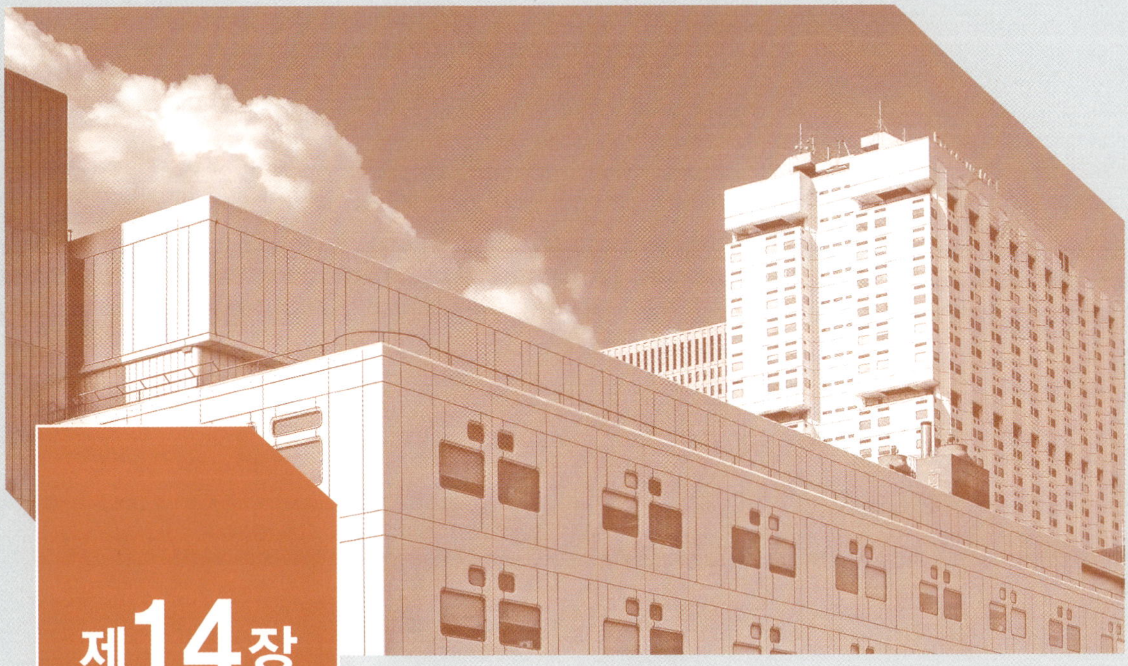

제14장

고객만족도 조사

제1절

고객만족의 개념과 접근방법

학습목표

1. 고객만족의 개념을 설명할 수 있다.
2. 고객만족도의 평가요소에 대하여 이해할 수 있다.
3. 고객만족도 평가도구에 대하여 이해할 수 있다.
4. 고객만족도 평가항목을 알 수 있다.

키워드

대조모형, 동화모형, 불일치모형, 충족이론, 형평이론, 고객만족, 고객만족 수준, SERVQUAL, Donabedian

1. 고객만족에 대한 이해

1) 고객만족의 개념

의료시장의 21세기는 4차 산업혁명의 시대로 이미 국내 병원에는 IBM의 '왓슨'과 같은 인공지능은 물론, 미국 인튜이티브서지컬이 개발한 복강경 수술로봇 '다빈치'가 도입됐다. 이처럼 빠르게 변화하는 기술 중심시대에 살고 있는 의료소비자들은 의료관련 정보의 접근이 더 용이해졌으며 교육수준과 생활수준이 높아짐에 따라 과거와는 다른 폭넓은 의료지식과 상식을 갖추고 있다. 이에 의료기관들은 고객들의 세분화된 다양한 욕구와 선택요인 등을 정확히 파악하여 환자중심의 의료서비스를 제공하여야 한다. 또한 의료서비스의 질 향상 측면과 더불어 고객만족을 위한 마케팅전략을 경영에 반영해야 한다.

의료서비스를 제공받은 후 고객은 바로 서비스에 대한 평가를 정확히 내리기는 어렵지만 자신의 기대와 실제의 서비스 경험을 바탕으로 만족 또는 불만족의 감정을 갖게 된다. 또한 병원은 아픈 사람과 가족이 방문하는 곳이라 늘 다른 감정으로 방문하기 때문에 같은 서비스라도 다른 경험으로 받아들일 수 있다. 이에 고객만족 서비스는 감성서비스가 더해져야 하며 세밀한 모니터링과 서비스마인드가 중요하다.

고객만족에 대한 개념은 여러 연구자들에 의해 상당히 다면적이고 복잡한 속성들로 구성되어 한마디로 정의 내리기는 어렵다.

(1) Gregory Pascoe의 정의

고객만족을 두 부분으로 나누었다. 하나는 고객들이 미리 상당한 정도의 지식과 판단 능력을 가지고 기대하는 부분이고, 또 다른 부분은 고객들이 알 수 없기 때문에 기대할 수 없는 부분이다. 대조모형(contrast model)과 동화모형(assimilation model)으로 분류된다(한국보건의료관리연구원, 1998, p.216).

① 대조모형

고객이 의료진과 만날 때 고객들은 어떤 일정한 기대를 가지고 있는데 이때 고객의 기대와 실제 경험하는 것과의 차이가 만족을 결정한다. 기대보다 더 나은 경험을 할 때 고객들은 만족을 느낀다.

② 동화모형

고객이 경험과 지식의 부족으로 스스로 완전히 이해할 수 없는 상황과 만나게 될 때, 실제의 경험이 기대수준에 미치지 못하더라도 사람들은 기대를 낮추어 경험에 적응한다고 한다. 일반적으로 만족도 조사를 시행할 때 임상의사에 대한 만족이 예상보다 상당히 높게 나타나는 이유에 대한 설명이 될 수 있다.

(2) Lawler의 정의

고객만족 정의는 다음과 같은 몇 가지 모형에 기초하고 있다고 하였다(한국보건의료관리연구원, 1998, p.218).

① 불일치(discrepancy)모형

고객만족을 개인적으로 바라는 것과 경험한 것의 불일치의 비율로 정의한다. 사람에 따라 '바라는 것' 대신에 기대(expectation), 중요한 것(what is important), 꼭 필요한 것(what should be) 등의 용어를 사용하기도 한다.

② 충족(fulfillment)이론

고객만족을 받기로 원하는 것과 실제 받은 것의 차이로 정의한다. 불일치모형과의 차이는 충족이론에서는 만족의 비가 아니라 단순한 차이로 나타내는 것이다.

③ 형평(equity)이론

만족을 형평에 대한 인식 혹은 투입과 산출 사이의 균형에 대한 인식으로 설명한다. 이 이론에서는 다른 사람과 비교한 각자의 균형을 평가하는 것이 중요하다고 강조한다.

(3) Strasser와 Davis(1991)의 정의

고객만족이란 고객들이 의료서비스를 이용하기 전이나, 이용하는 동안, 그리고 이용한 후에 서비스와 관련된 자극에 대해 인지한 가치판단이며 지속되는 반응이라고 정의할 수 있다. 즉 서비스 자극에 대해 고객은 나름대로의 기준에 의해 평가하고 서비스의 가치를 판단하며 이러한 결과로서 일정한 반응을 보이게 된다는 것이다. 이 과정에서 고객마다 동일한 서비스를 받고도 판단이나 반응이 달라질 수 있는데 이는 고객의 성격이나, 평소 지향하는 가치, 경험 등이 이들 과정에 영향을 미치기 때문이다(조우현외 3인, 2001, p.182).

(4) 종합적인 고객만족의 정의

고객만족(customer satisfaction)이란 상품이나 서비스에 대한 고객의 욕구와 기대에 최대한 부응함으로써 그 결과로 재구입이 이루어지고, 고객의 신뢰감이 연속적으로 이어지는 상태이다. 기대이상의 서비스를 제공받은 고객은 특별한 감정을 가질 것이며, 해당제품과 서비스를 반복해서 재구매할 것이다.

2) 고객만족에 대한 특징

고객만족에 대한 개념을 살펴보면 몇 가지 중요한 특징을 가진다(조우현외 3인, 2001, 재인용).

첫째, 고객만족도는 의료서비스의 다양한 차원과 속성들이 복합적으로 작용하여 고객에게 평가된다.

둘째, 고객만족도는 동적인 과정을 통해 형성되며, 시간이나 상황에 따라 변화한다.

셋째, 고객만족도는 태도나 행위 등을 통해 반응이 표현된다.

넷째, 고객만족도의 형성에는 고객의 다양한 특성이 반영된다.

3) 고객만족 개념의 도입과 고객만족 수준

고객만족의 개념으로 MOT의 개념을 소개하고자 한다. MOT를 기업경영에 처음 도입한 사람은 스웨덴의 스칸디나비아 항공사(SAS) 사장이였던 얀칼슨(Jan Calzon)이다. 1987년 [Moments of Truth] 라는 책을 펴낸 이후 MOT란 말이 급속히 보급되었다. MOT는 스페인의 투우용어 "Moment De La Verdad"를 영문으로 표기한 것이며, 황소의 급소를 찌르는 순간을 말한다. 실패가 절대 허용되지 않는 중요한 순간이라는 것이다. 또한 '진실의 순간'이나 '결정적 순간'이라는 번역으로 사용된다. 즉, 진실의 순간, 결정적 순간이란 고객이 병원에 도착하여 제공된 서비스에 대한 느낌을 갖는 순간을 의미하며 우리 병원을 선택한 것이 최선의 선택임을 고객에게 입증해야 할 결정적인 순간이라고 할 수 있다.

따라서 고객을 응대하는 직원들은 고객과 접촉하는 짧은 순간순간에도 만족할 수 있는 서비스를 제공하여야 한다. 고객과의 많은 접점 중에서 단 한 가지라도 나쁜 인상을 준다면 그것으로 고객은 병원이미지를 결정하고, 그 결정적 순간들이 하나하나 쌓여서 서비스 전체의 질을 결정하게 된다.

고객만족은 고객이 서비스를 받고 있는 과정이나 서비스를 받은 결과 이후에 느끼는 만족감이 서비스를 받기 전 인지된 기대와 얼마나 일치하는지에 대한 심리적 과정이다. 만족도는 고객이 경험한 과정과 결과에 따라 달라지며, 고객이 생각하는 어떤 가치에 대해서 적절하게 보상을 받았다고 느낄 때 높아진다.

이에 고객의 만족 또는 불만족을 파악하는 것이 고객이 받은 서비스 결과에 지각된 수준과 기대수준의 차이에 의해 결정되어 진다고 할 때 그 결정요인을 이해하는 것이 필요하다. 또한 고객의 사전기대보다 실제경험을 더 크게 하기 위해 고객 선호도가 높은 서비스로 고객의 기대이상을 충족시킬 수 있도록 계획을 수립하고 실행해야 한다. 고객만족 수준을 정리하면 [그림 14-1]과 같다(박종원 외 3인, 2010, p.51, 수정).

그림 14-1 서비스에 대한 사전기대와 실제경험과의 관계

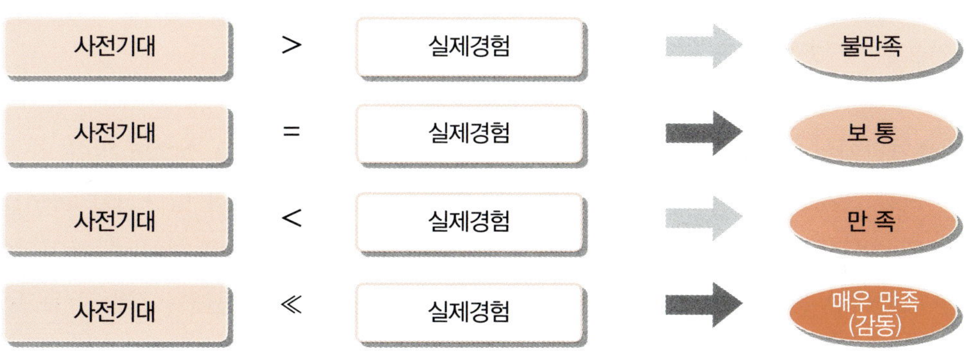

2. 고객만족도 평가와 접근

1) 고객만족도의 평가요소

의료기관에서 제공하는 서비스는 다양한 차원의 속성들을 가지고 있기에 이러한 복잡한 속성들을 반영할 수 있는 고객만족도 측정은 매우 어렵고 중요하다. 따라서 의료기관 전체의 총괄적인 고객만족도 평가보다는 의료서비스 항목별로 고객만족도를 평가하는 것이 개선 및 향상 방안을 모색하는데도 효과적으로 활용할 수가 있다.

앞서 살펴본 바에 의하면 고객만족도 개념은 복잡한 속성들로 이루어져 있어서 고객만족도를 측정하는 것은 어려운 문제라고 할 수 있다. 흔히 고객만족도의 총괄 지표로서 의료기관에서 받은 서비스에 대한 전반적인 만족도를 측정하는 경우가 많은데, 이런 형태의 지표는 타당성과 유용성이 낮다고 알려져 있다. 왜냐하면 사람들이 전체적인 만족도를 평가하는데 있어 모든 요소를 고려하여 평가하기 보다는 고객에게 의미있게 인지된 일부 요소에 의해 판단하는 경향이 있으므로 총괄지표에 의한 만족도 측정은 타당한 것이라고 보기 어렵기 때문이다. 따라서 전체적인 만족도를 측정하기 보다는 서비스 항목별로 만족도를 측정하는 것이 더 정확하고, 미래에 만족도를 높이기 위한 대안을 모색하는데 유용하게 이용할 수 있다.

의료기관에서 제공하는 서비스는 다양한 차원의 속성들을 가지고 있으며 많은 연구자들이 이러한 속성들을 범주화하여 고객만족도 평가 요소를 제시한 바 있다. [표 14-1]과 같다. 이들 연구들을 종합해보면 구조적인 측면은 시설과 접근과정의 편이성, 과정적인 측면은 기술적인 능력과 친절한 태도, 결과적 측면으로는 진료 후 상태나 지속성 등으로 크게 구분할 수 있다. 고객만족도를 구성하는 요소들을 정하는 문제 외에 동일한 구성요소라도 측정하는 항목에 따라 차이가 있을 수 있기 때문에 의료기관의 규모나 특징에 따라 탄력적으로 선택하여 측정할 수 있다(조우현외 3인, 2001, p.183).

[표 14-1] 연구자에 따른 고객만족도 구성요소

연구자	고객만족도 구성요소
Strasser & Aharony (1991)	• 구조 – 물리적 환경, 접근성, 경제성 • 과정 – 기술능력, 적정성, 친절성(인간적인 상호관계, 태도, 응답) • 결과 – 효율, 진료결과, 전반적인 만족도
Steiber & Krowinski (1990)	• 접근성/편의성, 자원의 유용성, 쾌적한 주변 환경, 친절성, 정보수집, 정보제공, 의료의 지속성
The Health Policy Advisory Unit(1989)	• 의료와 정보, 시설, 무형적 환경, 식품의 양, 간호서비스, 예약진료
Hall & Dornan (1988)	• 시설, 접근성, 친절성, 사회심리적 문제에 대한 고려, 기술능력, 정보제공, 비용, 관료주의, 전반적인 의료의 질, 결과, 의료의 지속성
Ware et al (1978)	• 물리적 환경과 유용성, 접근성, 편리성, 경제성, 기술적인 질, 상호간 예절, 효능, 결과, 지속성

출처: 조우현외 3인, 1999, 대한병원코디네이터협회, 2017, 수정

2) 고객만족도에 대한 평가 접근방법

(1) 구조, 과정, 결과 평가의 접근방법

Donabedian(1980)은 질 평가의 측면을 구조, 과정, 결과로 분류하였고, 최근의 전반적인 경향은 구조와 과정보다는 결과 중심의 접근법이 강조되고 있다. 환자 만족도는 결과를 구성하는 중요한 요소이다. 또한 구조적인 측면은 시설과 접근과정의 편이성 등을, 과정적인 측면은 기술적인 능력과 친절한 태도 등을 제시할 수 있다. Williams와 Torrens(1980)에 의하면, 환자만족도는 진료의 결과, 과정, 구조를 가장 총체적으로 반영할 수 있는 척도이며, 진료의 비용, 진료의 용이성, 진료의 기술적이고 인간적인 면, 진료성과를 포함한 다차원적인 개념이 반영된 지표라고 하였다.

이에 맞추어 국내 병원에서도 고객만족도 조사방법들이 지속적으로 연구되고 개발되고 있다. 특히, Donabedian의 접근방법에 맞추어 이선희 등(1998)이 수행한 의료기관 고객만족도 설문지 분석한 결과에 의하면 대부분의 의료기관들이 물리적 시설과 절차의 편리성에 대해서 고객만족도 구성요소로 측정하고 있는 반면, 과정에 대해서는 주로 친절성만을 중심으로 조사하였다. 또한 결과에 있어서도 종합적인 만족도와 주위의 이용을 권유할 의사가 있는지를 묻는 항목 정도를 포함하고 있을 뿐이어서 상대적으로 결과에 대한 조사 내용은

적었으며 거의 구조중심으로 평가를 하고 있음을 알 수 있었다. [표 14-2]에서 제시하고 있다.

[표 14-2] 구조, 과정, 결과적 평가항목 사례

구분	분류	내용
구조적 평가항목	물리적 시설과 환경	시설환경
		주차장이용
		부대시설(이용편이성)
		전반적 시설 및 환경만족도
	절차의 편리성	교통
		예약절차
		신청, 수납
		대기시간 만족
		이동
		전반적 외래이용 시 만족도
	의료인력과 기술수준과 전문성	의사, 간호사, 기타 의료지원인력
		의료장비 만족
		전반적 의료기술 만족도
과정적 평가항목	직원의 친절성	의사, 간호사
		상담직원, 자원봉사자 등
		전반적인 직원의 친절성
	정보제공	병원이용절차
		진료내용, 진료서비스, 검사절차
		약복용, 부작용
		부작용
결과적 평가항목	진료결과	서비스 만족도
		진료결과 만족
		전반적 건강
		종합적 만족도
	진료비	진료비 만족도

출처: 이선희 외 3인, 1998

(2) SERVQUAL 측정도구

고객만족을 평가하는데 공인된 평가도구는 아직 없으며, 가장 일반적으로 활용하는 방법은 평가항목들에 대한 고객들의 평가수준을 점수화하는 방법이다. 평가는 리커트 척도를 이용하거나 100점 만점의 점수로 환산하여 절대적 수준을 비교하고 있다. 그러나 이 방법은 측정이 용이하다는 장점은 있으나 기대이론에 입각한 고객의 기대를 반영하지 못하고 있으며, 상대적 평가의 성격을 갖기 때문에 측정된 만족도만으로는 고객들의 의료서비스에 대한 평가 이유를 파악하기 어렵고 지나치게 단면적이라는 제한점이 있다. 또한 설문과 조사방법의 신뢰성에 문제점이 많으며 조사방법의 차이로 인해 객관적인 비교나 평가가 곤란한 실정이다.

이를 보완하기 위해 Parasuraman 등(1998)은 서비스 산업분야의 서비스 질을 측정하기 위한 도구로서 SERVQUAL(comprehensive service quality measurement scale)을 개발하였다. 이 도구는 은행, 신용카드업, 수리 및 보수, 장거리 전화서비스 등 서비스 산업의 서비스 질을 측정하기 위한 도구로 개발되었으며, Babacus 등(1992)이 이를 보완하여 의료서비스 고객만족도를 측정하는 도구로 활용하였다. 이 SERVQUAL 평가도구의 기본 전제는 서비스의 질은 고객의 기대수준과 성과의 차이에 의해 측정할 수 있다는 것이다. 즉 기대된 서비스가 지각된 서비스보다 클 때 지각된 서비스 질은 만족스럽지 못하고 그 간격이 커질수록 서비스 질에 대해 수용하지 않는 경향이 있는 반면, 기대와 지각이 일치할 때 지각된 질은 만족스러우며 기대된 서비스보다 지각된 서비스가 클수록 만족 정도는 높아진다는 것이다.

SERVQUAL은 다음과 같이 5개의 차원으로 구성되어 있으며 Babacus 등이 의료기관에 적용한 예는 [표 14-3]과 같다. 이 SERVQUAL 모형은 기대와 지각 수준 간 차이가 큰 분야 중심으로 개선의 노력을 집중하는 등 대안의 우선순위를 결정하는데 유용하기 때문에 서비스 산업에서 활발하게 활용되고 있으며 특히, 의료기관에서 활용되고 있다(조우현 외 3인, 1999, p. 187).

[표 14-3] **의료기관의 고객만족도 적용한 사례**

구분	SERVQUAL의 5개 차원에 대한 의료기관 적용 사례
유형성 (tangibles)	서비스 평가를 위한 외형적인 시설, 장비, 인력 등 예) 의료기관의 장비, 시설, 직원들의 외모 및 차림새
신뢰성 (reliability)	약속한 서비스를 정확하게 제공하는 능력 예) 약속한 진료 및 서비스 시간 준수, 환자의 문제 발생 시 대처 태도, 진료비 청구의 적절성
고객반응성 (responsiveness)	고객들의 다양한 요구에 즉각적으로 서비스 제공하려는 의지 예) 의료서비스의 적시성, 즉각적인 서비스 제공, 고객에 대한 적극적 지원

확신성 (assurance)	서비스를 수행할 수 있는 기술과 지식의 보유. 즉, 직원들의 예의바른 태도와 고객들의 신뢰 및 능력을 느끼게 해주는 능력 예) 고객의 안락함 정도, 직원들의 지식, 태도, 근무여건, 의료서비스 질
공감성 (empathy)	고객에 대해 주의를 기울이는 정도 예) 고객욕구파악에 대한 이해와 배려, 고객에 대한 관심, 고객요구의 경청, 대기시간, 진심을 다하는 태도

출처: 조우현외 3인, 1999, 대한병원코디네이터협회, 2017, 수정

3) 국내 고객만족도 평가항목 조사 현황

(1) 국 · 공립병원의 고객만족도 평가항목

국 · 공립병원들[국립마산병원(2011), 국립춘천병원(2007), 지역거점공공병원(2006)]의 입원 및 외래 고객을 대상으로 평가한 만족도 조사 내용을 요약하면 [표 14-4]와 같다.

[표 14-4] 국 · 공립병원들의 평가항목 사례

구분	내용
병원이용의 접근성	병원정보 획득의 용이성(안내책자, 홈페이지 등)
	인터넷 홈페이지 내용에 대한 만족도
입원	입원 수속 시 소요시간 및 절차의 편리성
	병실 도착 후 입원생활에 대한 안내
	병실에서 사생활 보장 만족도
	면회시간의 적절성
	입원 기간 중 제공하는 식사의 양과 질 만족도
	환자복 및 침구류 개인위생 서비스에 대한 만족도
퇴원	퇴원 진료비 납부 절차의 충분성
	퇴원수속 시 소요시간 및 절차의 편리성
	퇴원 후 주의사항과 추후 관리에 대한 설명 만족도
	퇴원 시 안내서 수령 여부
	퇴원 후 도움제공 가능 정보
병원 내 대기시간	대기시간 만족도
	대기시간 사전 설명
	대기시간 이유 설명

의사의 진료서비스	진단과 치료에 대한 의사의 지식 및 기술 만족도
	의사의 설명력
	의사의 경청성
	의사의 예의/존중성
	의사의 친절도
간호사의 의료서비스	혈압측정, 투약 주사 등 기술의 숙련도
	간호사의 예의/존중성
	간호사의 경청성
	간호사의 설명력
	간호사의 도움 신속성
	간호사의 전반적 만족도
의료기기 우수성	의료기기 및 장비의 수준
병원환경	병실/화장실 청소상태
	야간병실의 조용성
	병실의 소음상태
	병실의 냉방/온방 상태
	병실의 환기상태
	병원 내부의 조명상태
진료비	진료비
전반적 만족도	전반적 만족도
병원의 편의시설	병원구내 안내표지판
	주차시설의 적정한 확보상태
	환자목욕시설
	자판기/매점에 대한 만족도
	간호사 호출방법
	환자보호자의 간호편의시설
	환자보호자 휴게실
	환자보호자 식당
	공중전화
	화장실
	장애자용 편의시설

기타	향후 주위 추천 의향
	이용 동기
	향후 이용 의향
	입원당시 건강상태
	입원 후 건강전망
	환자의 병세 호전 정도
	질병치료 도움 정도

(2) 외국인 고객만족도 평가항목

외국인환자 유치사업 등록제도가 2009년 5월 시행된 이후, 의료기관 2,705개소(2015년 1월 31일 기준)가 유치사업에 참여하고 있다. 한국은 의료관광 시장에서 우수한 의료기술, 최신 의료장비 및 의료기관 시설, 체계화된 교통 및 편의시설 등과 같이 의료기반 시설에 대한 부분은 한국의료의 강점으로 작용하고 있다. 그러나 외국인의 만족도에 직접적인 영향을 미치는 언어, 종교, 문화적 차이를 고려한 차별화된 서비스, 의료진의 태도, 행정절차 등은 정기적인 만족도 모니터링을 통해 지속적인 서비스 개선이 필요하다(한국보건산업진흥원, 2015, p.3).

① 외국인 환자 만족도 평가항목

㉠ 한국의료 이용목적 및 방문과정(8개)

- 한국방문목적
- 한국의료 선택경로 및 고려 요소
- 동반 보호자수
- 메디컬 코리아 인지도
- 여행사 및 유치업자 이용여부
- 타 국가 의료서비스 이용여부
- 의료 외 서비스 이용여부
- 소비예산

㉡ 의료서비스 만족도(5개)

- 전반적 만족도

- 재이용 의향
- 추천 의향
- 한국의료수준
- 의료서비스 항목별 만족도
- 의사, 정보 및 교육, 병원생활 및 진료비, 병원편의, 직원서비스, 의사소통과 환자존중, 접근성

② 의료서비스 만족도 세부사항

㉠ 의사소통 및 환자존중(4개)

- 의사의 진료시간 제공
- 본인의 질환 및 상태에 대한 설명
- 치료 후의 결과
- 의사의 의료지식과 기술의 질

㉡ 정보 및 교육제공(7개)

- 환자안전 정보 제공
- 투약 정보에 대한 설명제공(효능, 용법, 부작용 등)
- 치료계획에 대한 설명
- 대기시간(입원, 수술, 검사 등)
- 병원 및 진료안내 등의 자료제공
- 입원 및 퇴원 안내
- 퇴원 후 의료정보 제공

㉢ 진료비(2개)

- 진료비의 적정성
- 진료비 청구 및 설명

㉣ 병원생활(6개)

- 전반적인 병원 환경

- 병실공간크기 및 병실 온도
- 식사메뉴와 음식의 맛
- 개인사생활 보호환경 조성
- 문화와 종교적 차이 고려(의료시스템 및 종교활동)
- 청소/린넨 서비스

ⓜ **병원편의(5개)**

- 진료 접수 및 수납서비스
- 간호서비스 제공
- 코디네이터 서비스 제공
- 통역 서비스
- 불만과 고충처리

ⓑ **직원서비스(3개)**

- 의료진의 환자 존중적 서비스
- 비의료진과의 의사소통
- 비의료진의 환자 존중적 서비스

ⓢ **접근성(4개)**

- 진료예약의 용이성
- 병원위치의 접근 용이성
- 병원홈페이지 접근 용이성
- 전화문의 시 요청에 대한 수용

학습정리

1. 고객만족의 개념 중 동화모형과 대조모형에 대하여 설명하시오.
2. 고객만족의 개념 중 충족이론에 대하여 설명하시오.
3. 고객만족의 특징에 대하여 설명하시오.
4. SERVQUAL 측정도구에 대하여 설명하시오.
5. 고객만족도 조사방법 중 과정중심의 평가에 대하여 설명하시오.
6. MOT의 개념에 대하여 설명하시오.

참고문헌

대한병원코디네이터협회, 『NCS병원안내 기반 병원코디네이터』, (서울 : 계축문화사, 2017).

박종원 외 3인, 『의료서비스마케팅』(서울 : 보문각, 2010).

의료의 질 향상, 한국보건의료관리연구원, 1998.

이선희 외 3인, 국내종합병원 환자만족도 조사현황 분석, 한국의료질향상학회, Volume5, Number 1, 42-57, 1998.

조우현 외 3인, 『의료서비스마케팅』(서울 : 퇴설당, 1999).

지역거점공공병원 외래, 입원환자 만족도조사 결과보고서, 현대리서치연구소, 2006.

최영진, 『의료서비스 매니지먼트』(경기도 : 수문사, 2018).

2007년도 국립춘천병원 고객만족도조사 결과 공표 자료, 2007.

2015년 외국인환자 만족도조사 보고서, 한국보건산업진흥원, 2016.

2011년도 국립마산병원 만족도 조사 결과보고서, 한국보건산업진흥원, 2012.

http://blog.naver.com/save07/220965819358

http://www.doctorsnews.co.kr/news/articleView.html?idxno=116933

제2절

고객만족도 조사

학습목표

1. 고객만족도 조사과정을 설명할 수 있다.
2. 자료분석과 정리 시 자료요약방법을 알 수 있다.
3. 서베이조사를 분류하고 장점과 단점에 대하여 설명할 수 있다.
4. 심층 면접조사와 표적집단 면접법을 설명할 수 있다.

키워드

조사과정, 조사목적과 목표설정, 조사방법결정, 자료수집계획, 자료분석과 정리, 자료결과분석, 대안수립, 면접 설문조사, 전화 설문조사, 우편 조사법, 인터넷 조사법, 심층면접조사, 표적집단 면접법

1. 고객만족도 조사과정

1) 조사과정

의료서비스의 질을 평가하기 위해 고객만족도를 조사하고자 할 때 체계적이고 과학적인 접근이 필요하며 알아야 할 방법들이 있다. 여기에서는 고객들이 의료라는 상황 안에서 그들이 받은 진료에 대하여 어떻게 느끼는가를 측정하는 자료조사 방법에 대해 살펴보기로 한다.

고객만족도 조사과정은 [그림 14-2]와 같이 4단계로 구분할 수 있다.

그림 14-2 고객만족도 조사과정

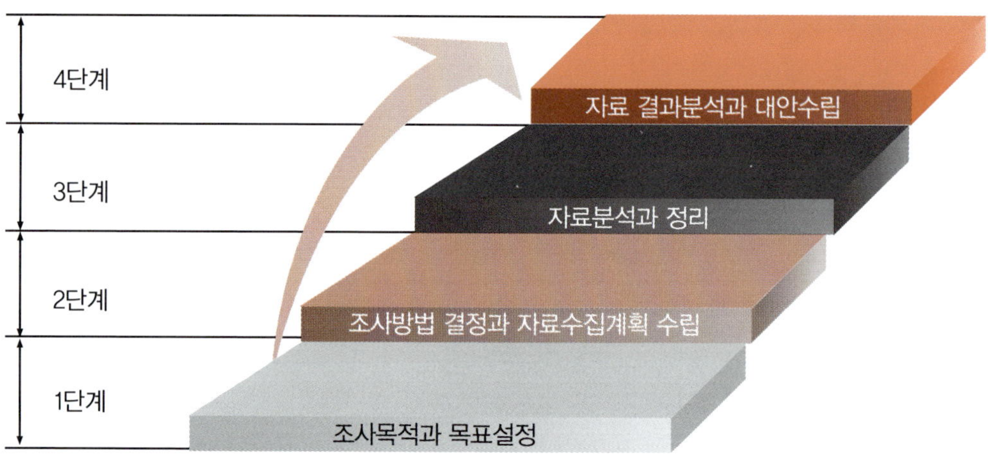

(1) 조사목적과 목표설정

고객만족도를 조사하는 목적과 목표에 따라 조사내용과 방법이 달라질 수 있어서 이를 명확히 설정하는 것이 필요하다. 고객만족도 조사의 목적과 목표를 설정할 때 다음을 고려해야 한다.

첫째, 누가 고객인가?
둘째, 이 조사를 통해 얻고자 하는 것이 무엇인가?
셋째, 이 조사를 통해 고객들이 얻을 수 있는 것은 무엇인가?

넷째, 이 조사의 책임자는 누구이고 이 조사 결과는 누가 이용하게 되는가?
다섯째, 이 조사는 우리 기관의 어느 분야에 활용될 수 있는가?

그림 14-3 고객만족도 담당 조직 구성

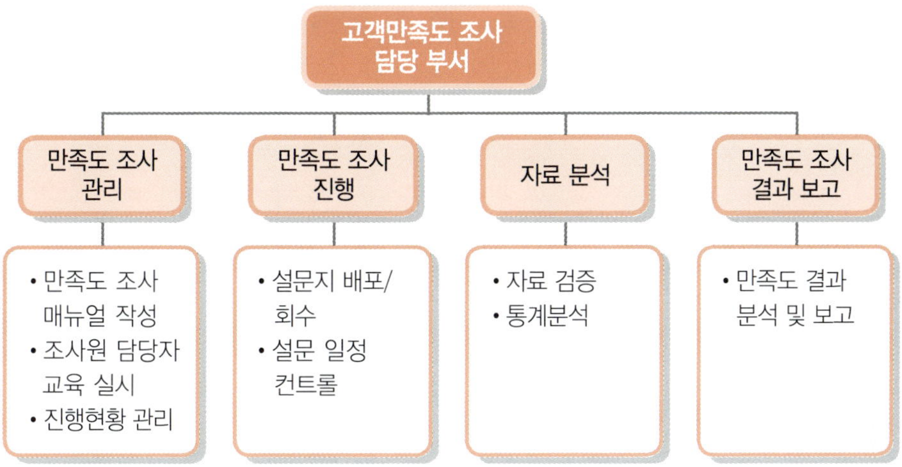

출처: 대한병원코디네이터협회, p.629

(2) 조사방법 결정과 자료수집계획 수립

고객만족도 조사의 목적이 명확해지면 이 목적을 달성하기 위한 조사방법을 결정하여야 한다. 조사방법으로는 설문조사, 불만사례분석, 초점 집단조사 등 다양한 사회조사 방법들이 활용될 수 있으나 조사의 정확성과 효율성을 높이기 위하여 예비조사 및 분석을 통해 미리 정보를 파악한 후 본 조사를 계획해야 한다.

고객만족도 조사방법이 결정되면 자료수집을 위한 구체적인 계획을 수립한다. 자료수집 과정에서 특히 고려할 점은 충분한 조사시간과 신뢰성 있는 답변이 나올 수 있도록 환경을 배려해야 한다는 것이다. 이 과정에서는 다음과 같은 사항을 고려해야 한다.

① 자료수집 시점
② 조사대상자 범위와 규모
③ 조사요원 모집
④ 조사표 개발

■ 자료수집 설계 단계에서 고려할 사항

- **상황적 변이**
  조사환경의 쾌적성 등과 같은 환경적 변수들에 따라 응답수준이 달라질 수 있기 때문에 가능한 보편적 상황을 평가할 수 있는 시점을 선택해야 한다.
- **응답자 편견**
  조사를 받는 고객의 상황에 따라서 응답내용이 달라질 수 있다. 즉 환자가 치료를 받고 고통스런 상태에 있거나 정서가 불안정한 상태에 있을 경우 응답 내용의 신뢰성이 떨어질 수 있다. 또한 설문항목이 너무 많을 때도 피곤해진 환자가 성의 없게 응답할 수 있다.

(3) 자료분석과 정리

그림 14-4 자료요약방법 예

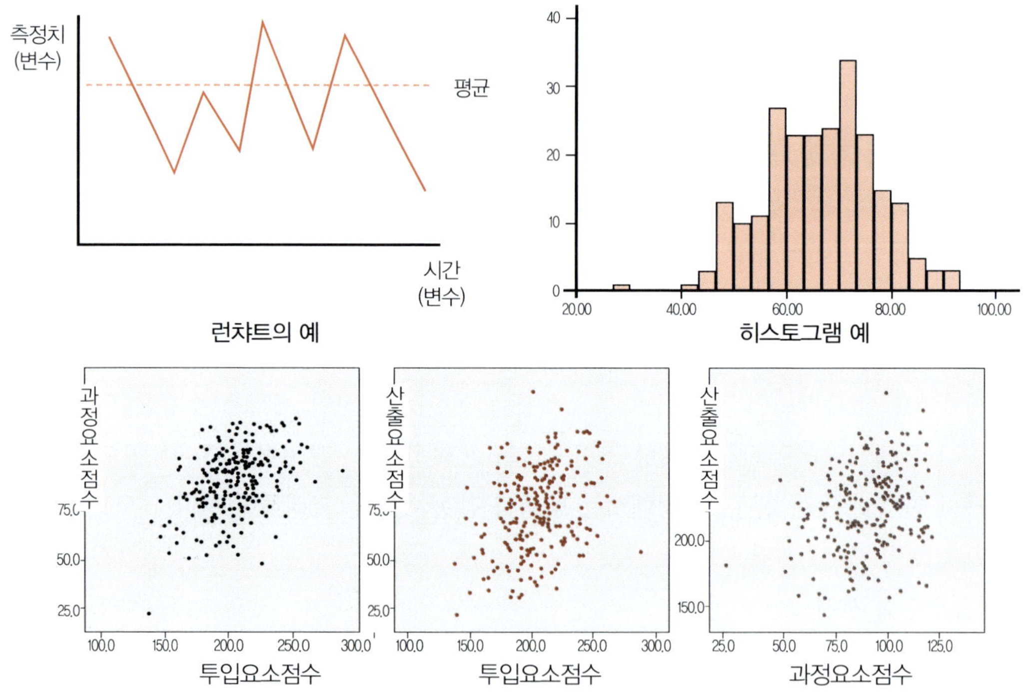

출처: 오지영외 3인, 의료의 질 관리, 2012

고객만족도 조사를 실시한 후 자료를 수집하여 분석이 용이한 형태로 정리하고 저장한다. 조사 결과의 분석은 SPSS 또는 SAS 등의 통계 프로그램을 이용하여 분석할 수 있으며, 자료를 요약하는 방법으로는 표(table), 그림(diagram), 숫자(number)를 이용하는 방법이 있다. 그림을 이용하여 자료를 요약하는 방법으로는 막대그래프, 원그래프, 파레토도표, 런챠트, 관리도, 히스토그램, 산점도 등이 있으며, 숫자를 이용하는 방법에는 대표값이나 산포도가 있다(그림 14-4 참조).

(4) 자료 결과분석과 대안수립

① 자료 결과분석

조사 결과를 분석한 후 검토하여 결과가 시사하는 바를 토의한다. 또한 이중 개선해야 할 과제들을 사안의 심각성에 따라 우선순위를 정한 뒤 실행계획을 수립하여 실천한다.

매우만족과 만족의 점수는 1점 차이라도 그 점수의 차이가 매우 크다. 매우만족의 점수가 1점 올라가면 고객의 재내원율이 5배 이상 상승되는 효과가 있기 때문이다. 그러므로 만족의 점수가 높다고 해서 안도해서는 안 되며, 매우만족의 점수를 더욱 향상시키기 위해서 개선안을 도출해야 한다. 만족도 조사 분석 결과를 통하여 얻게 되는 자료를 근거로 문제점을 분석하고 각 팀의 책임자와 문제점 보완을 위한 대책에 회의를 진행한다. 그리고 개선안의 중요 순서도를 결정하고, 각 팀에서 적용 가능하며 꼭 시정해야 하는 부분에 대하여 논의하고 방법론을 결정한다(대한병원코디네이터협회, 병원코디네이터, 2017, p.636).

② 대안수립

도출된 각각의 문제점들에 대하여 원인을 분석하고, 분석결과를 토대로 타당성이 높은 개선안을 선정하여, 대안을 수립하는 단계이다. 수립 계획은 팀원 및 팀 관리자와의 논의를 통해 수립한다. 의료서비스의 특성상 개선단계에서 중요한 것은 현장 실무자들의 아이디어가 최대한 반영된 개선안을 찾는 것이다. 왜냐하면, 현장 실무자의 의견을 수렴하지 않고 개선안을 만들게 되면 실행에 많은 어려움을 겪을 수 있고 효과적이지 않기 때문이다. 그렇기 때문에 대안수립 과정에서 실무담당자를 참여시켜 문제점을 인식시키고 해결 방안을 찾아 대안을 수립하는 것이 가장 좋은 방법이다(대한병원코디네이터협회, 병원코디네이터, 2017, 수정, p.637).

2. 고객만족도 조사방법

1) 서베이 조사(survey)

(1) 면접 설문조사

미리 훈련된 조사원이 고객을 직접 만나서 설문지에 포함된 내용을 조사하는 방법이다. 조사를 실시하기 앞서 조사의 목적, 문항검토, 작성법, 간단한 의사소통 기술 등에 대해 조사원 교육을 시행해야 한다. 면접 설문조사 시 고객에게 설문 내용을 정확히 이해시킴으로써 설문작성의 주관성을 극복할 수 있고 설문의 완결성도 높일 수 있으나, 조사자가 직원일 경우 실제 평가보다 긍정적인 방향으로 답변하게 하여 응답의 왜곡을 초래할 수 있다.

면접 설문조사는 자기 기입식과 타기 기입식이 있다. 자기 기입식은 고객이 직접 설문을 읽고 작성하는 방법이다. 타기식은 설문지에 근거하여 조사원이 구두로 질문을 하고 응답자의 응답을 조사원이 설문지에 직접 기입하는 방법이다.

① 장점

㉠ 응답자를 직접 대면하여 조사를 실시하기 때문에 질문 내용을 정확하고 자세히 설명해 줄 수 있어 양질의 정보를 얻어낼 수 있다.
㉡ 응답자의 확인이 가능하고, 상대적으로 응답률이 높은 편이다.
㉢ 정해진 조사기간 내에 조사를 실시할 수 있다.
㉣ 표본분포의 통제가 가능하다.

② 단점

㉠ 현장조사로 인해 조사비용이 비교적 많이 소요된다.
㉡ 질의응답 과정에서 조사원의 편견과 의견이 개입될 수 있다.
㉢ 응답자의 익명성이 보장되지 않는다.

(2) 전화 설문조사

전화 조사법은 조사원이 응답자에게 직접 전화를 하여 자료를 수집하는 방법이다. 전화설

문의 문항은 약 10문항 이내로 하는 것이 신뢰도를 높일 수 있는 가장 좋은 방법이다. 설문 문항이 많아지면 건성으로 대답할 가능성이 점차 높아지기 때문에 신뢰성이 낮아진다. 전화 설문 대상자는 동일 기간 내에 동일 진료서비스를 제공받은 고객을 그룹으로 하여 선별하는 것이 좋다.

① 장점

㉠ 비교적 저렴한 비용으로 조사를 실시할 수 있다.

㉡ 신속하고 간편하게 실시할 수 있다.

㉢ 익명성이 보장되어 응답률도 높은 편이다.

㉣ 지역과 거리에 관계없이 조사표본 분포의 폭을 넓힐 수 있다.

② 단점

㉠ 조사시간이 짧아야 하는 특성으로 질문내용이나 유형을 다양하게 활용하는 데 한계가 있다.

㉡ 응답자와 통화가 불가능한 경우 표본에서 제외되는 문제점이 있다.

(3) 우편 조사법

우편 조사법은 응답자에게 설문지를 우편으로 발송한 후 이에 응답하게 하여 반송을 받아 자료를 수집하는 방법이다.

① 장점

㉠ 조사비가 적게 든다.

㉡ 익명성이 보장되어 솔직한 응답을 기대할 수 있다.

㉢ 조사 대상이 넓은 범위에 퍼져 있는 경우에는 유리하다.

㉣ 지역 관계없이 조사표본의 분포 폭을 넓힐 수 있다.

② 단점

㉠ 응답자가 질문내용을 이해하지 못할 경우 보충 설명이 불가능하다.

㉡ 응답률(회수율)이 낮다.

(4) 인터넷 조사법

인터넷 조사법은 홈페이지 또는 운영하는 카페, 블로그 등을 이용하여 응답자로부터 자료를 수집하는 방법이다. 이때, 고객의 니즈를 더욱 세밀하게 파악하기 위해서는 서술형 문항을 몇 가지 추가하는 것이 도움이 된다.

① 장점

㉠ 조사 대상자 수의 증가에 따른 추가 비용의 발생이 미미하다.

㉡ 설문문항에 동영상, 3차원 이미지, 사운드 등의 입체적인 질문이 가능하다.

㉢ 24시간 장소를 구애받지 않고 쌍방향 커뮤니케이션을 통해 조사를 수행할 수 있다.

㉣ 설문의 회수가 빠르고 실시간으로 분석이 가능하다.

㉤ 조사 대상자의 범위를 광범위하게 할 수 있다.

② 단점

㉠ 인터넷 설문을 스팸 메일로 생각하여 응답에 참여하지 않을 가능성이 있다.

㉡ 조사 대상자가 인터넷을 사용하는 사람으로 한정되고, 조사에 능동적인 사람만이 응답하게 되어 조사의 대표성을 상실할 가능성이 있다.

2) 면접법

(1) 심층 면접조사

서비스 제공 과정에 문제가 생겼거나 고객이 제기하는 문제를 의료기관 차원에서 검토할 필요가 있을 때 사건 중심으로 관련 고객들에게 심층 면접조사를 하는 방법이다. 심층 면접법은 응답자의 잠재적 동기나 신념 및 태도 등을 파악하기 위해 정형화된 설문지를 이용하지 않고 면접자와 응답자가 자유로운 일대일 면접을 통해 조사에 필요한 자료를 수집하는 방법이다.

(2) 표적집단 면접법

표적집단 면접법(focus group interview)은 한 장소에 소수 6~12명의 응답자들을 모아서 조사목적에 관련된 주제에 대해 자유롭게 의견을 개진하게 하여 자료를 수집하는 방법이다. 표적집단 면접법은 대인 면접조사 등에서 파악할 수 없었던 정보를 찾아낼 수도 있으며, 여러 사람이 의견을 개진하면서 발전된 아이디어를 끌어낼 수도 있는 장점이 있다.

학습정리

1. 고객만족도 조사 시 4단계 과정에 대하여 설명하시오.
2. 고객만족도 조사의 목적과 목표를 설정할 때 고려해야 할 사항을 설명하시오.
3. 고객만족도 조사방법 중 면접 설문조사의 개념과 장·단점을 설명하시오.
4. 고객만족도 조사방법 중 전화 설문조사의 장·단점을 설명하시오.
5. 고객만족도 조사방법 중 우편 조사법의 개념과 장·단점을 설명하시오.
6. 심층 면접조사의 개념에 대하여 설명하시오.
7. 표적집단 면접법의 개념에 대하여 설명하시오.

참고문헌

대한병원코디네이터협회, 『NCS병원안내 기반 병원코디네이터』, (서울 : 계축문화사, 2017).

의료의 질 향상, 한국보건의료관리연구원, 1998.

조우현 외 3인, 『의료서비스마케팅』(서울 : 퇴설당, 1999).

제3절

불만고객관리

학습목표

1. 고객만족과 불만족이 의료기관에 미치는 영향을 이해할 수 있다.
2. 고객이 불만족할 때 취하는 행동의 여러 형태에 대하여 이해할 수 있다.
3. 불만을 표출하는 고객을 응대하는 방법을 알 수 있다.

키워드

고객만족/불만족, 고객불평과 재구매, 고객 불편행동 유형, DISC유형, 불만고객 관리, 고객의 소리함, 마법의 공간

1. 불만고객 관리방법

1) 고객의 만족과 불만족 경험

최근 의료기관들은 불만고객을 발생시키지 않도록 감성마케팅으로 환자의 감성적인 부분을 세심하게 배려하여 감동을 주는 서비스로 호응을 얻고 있다.

의료기관에서 고객만족/불만족(customer satisfaction/dissatisfaction)이란 의료서비스를 제공받은 후 고객이 느끼는 기쁨 또는 실망감 같은 심리적 반응을 말한다. 즉, 고객이 느끼는 욕구나 기대의 충족 정도를 의미하는 것이다.

고객이 불만을 제기할 때 통로를 만들어 주는 것만으로도 불만족 해소에 도움이 되며, 고객의 불평을 처리하는 것은 고객의 재구매 창출에도 매우 중요한 영향을 미친다.

예를 들어 다음 [표 14-5]에서는 고객불평과 재구매의 관계에 대하여 보여주고 있다. 개인적으로 중요한 문제일 때 불만족 고객의 재구매율은 불만이 있어도 아무런 불평행동을 하지 않았던 경우는 9%뿐이고, 불평을 제기했으나 기업의 대응에 여전이 불만이 있는 경우는 19%, 불평을 토로하고 기업의 불평해결에 만족스러운 경우는 54%, 불평이 신속히 해결되었을 경우는 82%였다. 여기서 중요한 것은 불평을 제기했으나 여전히 불만이 있는 경우(19%)가 불만을 말하지 않았던 고객들(9%)보다 재구매율이 더 높다는 사실이다.

[표 14-5] 고객불평과 재구매 관계

고객의 유형	재구매율	
	중요한 문제일 때 (손실이 100달러 이상)	덜 중요한 문제일 때 (손실이 1-5달러)
불평하지 않는 고객	9%	37%
불평하는 고객 중에서 불평이 해결되지 않는 경우	19%	46%
불평이 해결된 경우	54%	70%
불평이 신속히 해결된 경우	82%	95%

출처: 박종원외 3인, 보문각, 2010, p.73

이와 같이 고객의 만족과 불만족 경험은 고객의 태도 및 의료기관 이용에 직접적이고 결정적인 영향을 주게 되므로, 고객의 만족/불만족이 의료기관에 어떤 영향을 미치는가를 알아보는 것은 매우 의미 있는 일이다.

만족한 고객은 자사고객으로 계속 유지될 가능성이 매우 높으며, 다음과 같이 여러 측면에서 기여하게 된다.

(1) 만족한 고객은 재방문할 가능성이 높아 매출액 증대를 기대할 수 있다.
(2) 만족한 고객은 단골고객이 될 가능성이 높아 시장점유율 유지에 기여할 수 있다.
(3) 만족한 고객은 여러 사람에게 긍정적 구전광고(word-of-mouth advertising)를 해주기 때문에 확실한 커뮤니케이션 효과를 기대할 수 있다. 즉 신규고객 창출에 기여할 수 있다.
(4) 만족한 고객은 경쟁 의료기관의 유인에 덜 민감하고, 그 결과 다른 의료기관의 고객으로 이탈할 가능성이 낮다.

한편, 불만족한 고객은 다음과 같은 부정적인 영향을 주게 된다.

(1) 불만족한 고객은 다른 의료기관의 고객으로 이탈할 가능성이 높다.
(2) 불만족한 고객은 다른 사람들에게 부정적 구전광고를 하기 때문에, 잠재고객을 상실할 가능성이 높다.

고객의 만족/불만족이 의료기관에 미치는 영향을 종합해 볼 때, 고객을 만족시키고 만족한 고객을 단골고객으로 확보하는 것이 의료기관의 매출액 증대 및 시장점유율 확대에 크게 기여함을 알 수 있다.

2) 고객 불편행동 유형별 커뮤니케이션

(1) 5가지 유형의 불만족 고객행동

의료기관에서 고객의 불평(불만)을 야기시킬 수 있는 요인은 많다. 의료기관을 이용하면서 의료서비스에 대하여 크고 작건 불만을 경험해 보지 않은 고객은 별로 없을 것이다. 고객이 불만을 느꼈을 때 취하는 행동은 상황이나 개인 특성에 따라 여러 형태로 나타난다. [표 14-6]과 같다.

의료기관 입장에서는 고객이 직접 문제를 제기함으로써 그와 커뮤니케이션을 할 수 있는 기회를 갖는 것이 바람직하다. 커뮤니케이션을 하는 과정에서 고객의 불만을 해소시켜 줄 수 있기 때문이다. 그러나 고객이 재방문을 거부하거나 부정적인 구전을 하게 되면 의료기관은 치명적인 해를 입을 가능성이 크다.

[표 14-6] 고객이 불만족할 때 취하는 행동의 형태

유형	행동의 형태
Ⅰ type	불만에 대해 아무런 행동도 취하지 않는 유형을 말한다. ☞ 불만 수준이 낮거나, 불만을 호소한다 해도 달라질 것이 없을 것으로 기대할 때 나타나는 반응으로 볼 수 있다.
Ⅱ type	불만족한 의료기관의 재이용을 회피하는 행동유형을 말한다. ☞ 매출 및 시장점유율 감소에 직접적인 영향을 주게 된다.
Ⅲ type	불만을 친구나 친지, 이웃에게 구전함으로써 부정적인 정보를 유포하는 행동을 말한다. ☞ 부정적 구전은 신규고객을 유치하는 데 치명적인 피해를 줄 수 있다.
Ⅳ type	의료기관에 직접 불만을 호소하고 보상을 청구하는 행동유형이다. ☞ 고객이 원하는 대로 보상을 해 주면 비용은 소요되지만 고객이탈은 어느 정도 방지할 수 있다. 그러나 고객이 원하는 대로 보상을 해 주지 못하면 고객을 상실할 가능성이 매우 높다.
Ⅴ type	정부기관이나 소비자단체 등에 고발하거나 불만을 호소하는 불평행동을 말한다. ☞ 의료기관은 상당한 비용부담을 해야 할 뿐만 아니라, 이미지 실추에도 영향을 받을 수 있다.

(2) DISC유형에 따른 커뮤니케이션 방법

의료기관에서 환자 고객을 만나고 파악하는 데 긴 시간이 주어지지 않는다. 이에 보다 효율적인 맞춤 응대를 위하여 행동유형을 미리 짐작하고 고객의 행동경향을 이해하는 행동지침인 DISC 이론을 알아보고자 한다.

① D 주도형

주도형 고객의 경우는 능동적이며, 치료에 적극적인 개입을 통하여 본인이 치료의 최종 진행 여부를 결정하고 싶어 한다. 또한 한 번에 많이 치료하기를 원하며, 병원 방문 시에 깍듯한 응대를 좋아한다.

■ 커뮤니케이션 방법

- 상대를 존중해 준다는 표정을 지으며, 시선은 계속 고정한다.
- 명료하고 간단하게 핵심을 이야기하며, 결론을 먼저 말한다.
- '어떻게'가 아니라 '무엇'을 묻는 질문을 한다.
- '다까체'의 어미를 많이 사용해서 가볍게 보이지 않도록 한다.
- 분명한 목표를 제시하여 준다.
- 권한을 인정하고 위임한다.
- 경과, 결과, 성취 등에 대하여 간결하게 직접적 표현으로 칭찬한다.

② I 사교형

자신의 감정을 적극적으로 표현하는 유형으로 말수가 많고, 적극적이며 사람을 좋아하는 성향을 가지고 있다. 병원과의 관계를 좋게 유지하려는 경향이 강하고 소개 환자로 왔을 경우는 특별한 응대(대우)를 원하는 경우가 많다.

■ 커뮤니케이션 방법

- 적극적 감정 표현, 관심이 많은 것을 시선으로 표현한다.
- 제한된 시간 안에 주제를 벗어나지 않도록 방향을 제시한다.
- 강압적 환경이나 부정적인 정보는 피한다.
- 긍정적이고 열정적인 상호접촉 기회를 제공한다.
- 상황이나 해결 방안을 안내 시에 실제 사례를 들어 설명한다.
- 사교능력, 언변, 긍정적 태도에 대해 열정적이고 공개적으로 칭찬한다.

③ S 안정형

조용한 성향의 고객으로 말수가 적은 편이고 말이 느리다. 관계유지를 잘하며 선택한 병원에 대한 충성도가 높으나 한꺼번에 많은 치료를 제시하면 불안해하는 경향이 있다.

■ 커뮤니케이션 방법

- 따뜻하고 반기는 표정, 부드러운 시선으로 응대한다.
- 진실하고 친밀하고 즐거운 분위기를 제공한다.
- 명료성을 위해 '어떻게'에 대한 답변을 하는 것에 초점을 맞춘다.
- 적응할 시간을 준다.
- 상세한 설명으로 문의에 대한 구체적인 해결책을 제시한다.
- 꾸준한 결과와 협조적이고 온화함에 따뜻한 말과 잔잔한 억양으로 칭찬한다.

④ C 신중형

분석적이며 정보를 많이 알고 오는 유형의 고객들이 많다. 대부분이 조용한 편이며 얼굴표정에 변화가 없어 상담할 때 어려움을 느낄 수 있다. 필요한 치료나 납득한 치료에 대해서는 치료진행에 동의를 얻어 내기가 용이하다.

■ 커뮤니케이션 방법

- 과장된 친절한 표정보다는 예의 있는 표정으로 응대한다.
- 정확한 수치를 가지고 논리적이고 체계적으로 접근한다.
- 더 많은 데이터와 시간으로 지원한다.
- 끈기 있고 차분한 태도로 설명한다.
- 핵심 내용을 재확인하고 과장보다는 적절한 맞장구를 사용한다.
- 육하원칙 중 일부를 활용하는 체계적이고 상세한 표현법을 활용한다.

3) 불만고객 관리

불만을 표출하는 고객은 가장 귀한 고객일 수 있으며 고객의 불만에 대한 소리는 의료기관에게 매우 귀중한 자산이 될 수 있다. 문제점이 무엇인가를 조기에 파악하고 해결할 수 있게 해 주기 때문이다. 고객의 불만을 일찍 해소시켜 줌으로써 부정적인 구전효과를 줄일 수 있을 뿐만 아니라 오히려 충성고객으로 만들어 고객의 신뢰를 회복할 수 있다. 따라서 고객의 불만을 유용한 정보로 활용하는 고객응대 노하우나 전략적 접근이 필요하다.

고객 불만 관리는 특히, 다음과 같은 두 가지 측면에 초점을 두고 실행해야 한다.

첫째, 고객들의 불만을 듣고 개선할 수 있는 소통창구가 마련되어야 한다. 최근 대부분의 의료기관들이 고객정보관리 시스템을 구축하고 다양한 통신망을 통해 고객과 의사소통하는 데 적극적이다. 의료기관들은 홈페이지, 전담인력을 통한 유선의 고객센터, 안내데스크의 고객의 소리 등을 활용하여 고객들의 불편과 불만사항을 신속히 접수하고 이를 정보화하고 있다.

둘째, 고객들의 불만에 공감하여 즉시 사과하고 정확하고 빠르게 대응하여야 한다. 고객은 불만이 있을 때 분노해서 창구를 찾으며, 불만을 호소했음에도 불구하고 즉각적인 응답이 없으면, 불만이 더욱 가중되는 경향이 있다. 고객의 입장이 되어보지 않고서는 누구도 그 마음을 이해할 수 없으며, 불만고객이 곧 나 일수도 있다. 따라서 고객의 입장에서 공감하는 자세를 가져야 하며, 고객의 불만을 정확히 파악하여 불편사항에 대한 업무처리가 늦어지지 않도록 신속하게 접수, 처리하는 것이 바람직하다.

2. 사례로 보는 고객 중심 마케팅

1) 고객의 목소리에 귀 기울이기

의료기관들은 고객의 소리함(VOC) 설치를 통해 불편을 제안하거나 따뜻함의 감동을 안겨준 직원을 칭찬하는 등 내부서비스를 점검하고 관리하고 있다. 고객의 소리함 운영은 우리 병원의 고객서비스에 대한 불만족이나 불편했던 부분을 알려주며, 고객의 소리에 귀를 기울이고 있다는 점에서 고객에게 호감도를 상승시킬 수 있다. 또한 고객의 불만과 불편사항에 대해 전 직원이 함께 공유하고 그에 대한 대처방안도 모색함으로써 직원들의 고객서비스 마인드가 개선되며 의식이 변화된다.

고객의 불만사항을 제안하는 소리가 있다면 그 불만을 신속하게 처리해야 하므로 전담직원을 미리 선정해주는 것이 좋으며, 원내 프로세스 및 절차에 따라 해당고객에게 처리현황 및 결과를 알려주고 어떤 개선활동을 하고 있는지 알려주는 것이 필요하다. 칭찬해 주는 목소리라면 전 직원이 참석하는 공식적인 회의에서 칭찬의 내용을 공개하는 것이 바람직하다.

■ 고객의 소리를 운영하지 않으면?

고객의 불만은 다른 채널을 통해서 전파되고 그 파급력은 크다는 것을 잊지 말아야겠다.

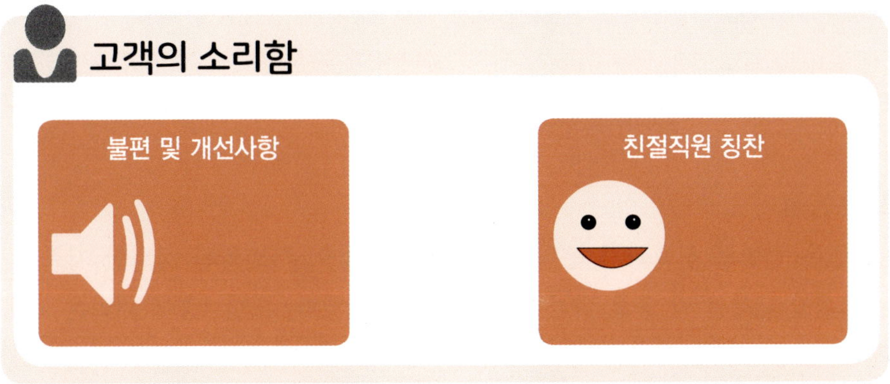

2) 고객접점(MOT)을 활용한 안내데스크

(1) 고객접점 점검

○○병원은 국내 의료계에 고객접점(Moment Of Truth; MOT)의 개념을 첫 도입한 곳이다. 고객접점은 환자인 고객이 의료서비스를 제공하는 제공자와 만나는 지점을 의미한다. 이것은 단지 장소와 시설에만 적용되는 것이 아니다. 고객접점은 분류기준에 따라 다음과 같이 세 가지 요소로 구분할 수 있다. [그림 14-5]와 같다.

그림 14-5 고객접점 분류

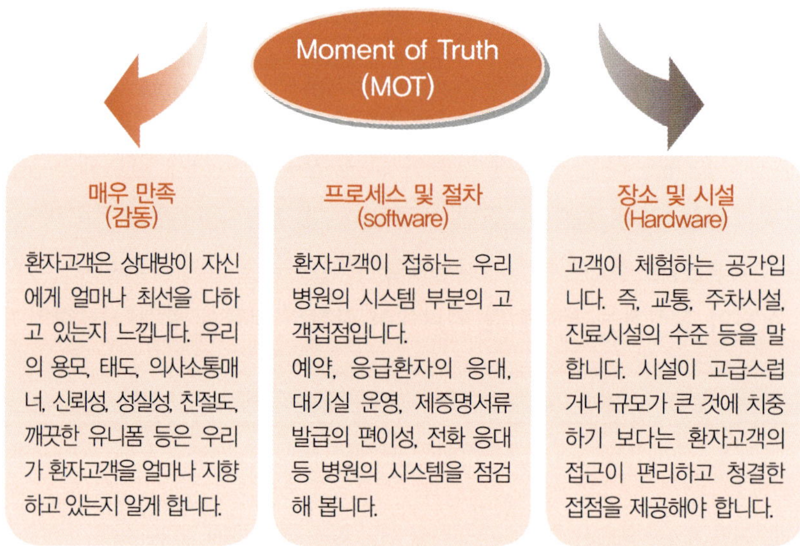

출처: 조혜숙, 2015

(2) 안내데스크를 마법의 공간으로 활용

① 불편한 동선

○○병원은 층별로 진료과가 분리되어 있어 고객들이 차별화된 정밀한 치료를 받을 수 있지만 고객들 대부분 각 층을 다른 병원으로 인식하였다. 또한 1층에 내려온 고객이 무언가 다시 문의하려고 할 때에는 다시 해당 층으로 이동해야 하는 불편함이 있었다. 이러한 점을 보완하기 위해 1층에 소통창구를 만들어 환자고객과 소통하게 되었다.

② 1층 안내데스크를 활용한 후 성과

1층 안내 데스크를 누구나 소통할 수 있는 휴식의 공간으로 활용한 후 다음과 같은 성과가 발생하였다.

㉠ 고객이 방문했을 때 초진, 재진, 소아, 교정과 등 정확한 진료 층으로 안내할 수 있어 고객이 느끼는 불편함과 번거로움이 줄어들었다.

㉡ 진료 전이나 후에 고객의 문의사항이나 불편사항에 대한 해소창구로 매우 효과적이었다.

㉢ 환영인사와 치료 전의 소통으로 고객의 마음을 안정시켰고, 진료 후에도 바로 가지 않고 대화를 나눌 수 있는 공간이 되어 래포(rapport)를 형성할 수 있었다.

㉣ 실시간으로 각 층에서 진행되는 전반적인 진료를 파악할 수 있어 유기적으로 도움이 되었다.

㉤ 유아를 동반한 환자, 노인, 장애인 고객을 응대하는데 용이하며 눈이나 비가 올 때 그 응대가 용이해졌다.

㉥ 병원홍보, 의료진 스타마케팅이 보다 효과적이고 집중적으로 가능하였다.

㉦ 한결같이 같은 자리에서 고객을 응대할 수 있어 고객이 느끼는 편안함과 만족도가 증가된다.

학습정리

1. 의료기관에서 제공받은 의료서비스에 만족한 고객이 미치는 영향에 대하여 설명하시오.
2. 의료기관에서 제공받은 의료서비스에 불만족한 고객이 미치는 영향에 대하여 설명하시오.
3. 고객이 불만족할 때 취하는 행동의 형태를 설명하시오.
4. DISC유형에 따른 고객응대 커뮤니케이션 방법에 대하여 설명하시오.
5. 불만을 표출하는 고객을 어떻게 응대해야 하는지 설명하시오.

참고문헌

대한병원코디네이터협회, 『NCS병원안내 기반 병원코디네이터』, (서울 : 계축문화사, 2017).

박종원 외 3인, 『의료서비스마케팅』(서울 : 보문각, 2010).

오지영 외 3인, 『의료의 질관리』(서울 : 보문각, 2012).

조혜숙, 병원내부자료, 2015.

찾아보기

편/저/자/소/개

유형식 [2장, 11장]	전) 경북전문대학교 보건행정과 교수
권기홍 [10장]	영남이공대학교 보건의료행정과 교수
김귀현 [7~9장]	경인여자대학교 보건의료행정과 교수
오지영 [14장]	한국폴리텍대학 서울강서캠퍼스 의료정보과 교수
우영국 [13장]	전) 한림성심대학교 의무행정과 교수
윤현경 [12장]	스몰빅서비스연구소 대표
이수재 [1장]	여주대학교 보건의료행정과 교수
정희라 [7~9장]	여주대학교 보건의료행정과 교수
황성완 [3~6장]	백석예술대학교 보건복지학부 보건행정전공 교수

〈제2판〉 병원마케팅 값 26,000원

2019년 8월 23일 제1판 발행
2025년 1월 25일 제2판 발행

편저자 : 유형식 · 권기홍 · 김귀현 · 오지영 · 우영국
윤현경 · 이수재 · 정희라 · 황성완
발행인 : 주 영 일
발행처 : **계 축 문 화 사**

서울특별시 종로구 통일로12길 16-17
우편번호 : 03029
TEL : 735-2257 · 738-9746
FAX : 723-9025
E-mail : gyechuk@hanmail.net
홈페이지 : http://gyechuk.co.kr
1973. 10. 31 등록번호 제300-1973-8호
ISBN 978-89-5629-797-2 93510